Uni-Taschenbücher 552

UTB

Eine Arbeitsgemeinschaft der Verlage

Birkhäuser Verlag Basel und Stuttgart
Wilhelm Fink Verlag München
Gustav Fischer Verlag Stuttgart
Francke Verlag München
Paul Haupt Verlag Bern und Stuttgart
Dr. Alfred Hüthig Verlag Heidelberg
Leske Verlag + Budrich GmbH Opladen
J. C. B. Mohr (Paul Siebeck) Tübingen
C. F. Müller Juristischer Verlag – R. v. Decker's Verlag Heidelberg
Quelle & Meyer Heidelberg
Ernst Reinhardt Verlag München und Basel
F. K. Schattauer Verlag Stuttgart-New York
Ferdinand Schöningh Verlag Paderborn
Dr. Dietrich Steinkopff Verlag Darmstadt
Eugen Ulmer Verlag Stuttgart
Vandenhoeck & Ruprecht in Göttingen und Zürich
Verlag Dokumentation München

1000 Merksätze
Innere Medizin

Mit Beiträgen von

J. E. ALTWEIN, Mainz · H.-W. BAENKLER, Erlangen
W. BOLT, Köln · H. BRAUNSTEINER, Innsbruck · M. v. CLARMANN, München
W. CREUTZFELDT, Göttingen · E. DEUTSCH, Wien · M. EGGSTEIN, Tübingen
H. FREYBERGER, Hannover · H. A. GERLACH, Fürstenfeldbruck
W. D. GERMER, Berlin · W. GEROK, Freiburg · H. GILLMANN, Ludwigshafen
R. GROSS, Köln · F. HARTMANN, Hannover · K. HEINKEL, Stuttgart
F. HENI, Tübingen · H. HERZOG, Basel · J. HIRSCHMANN, Tübingen
R. HOHENFELLNER, Mainz · D. KLAUS, Dortmund · E. KLEIN, Bielefeld
F. KOLLER, Basel · H.-P. KRUSE, Hamburg · F. KUHLENCORDT, Hamburg
H. LEITHOFF, Mainz · G. W. LÖHR, Freiburg · H. LOSSE, Münster
H. LUDES, Wuppertal-Barmen · G. A. MARTINI, Marburg
H. NOWAKOWSKI, Hamburg · H.-F. v. OLDERSHAUSEN, Friedrichshafen
C. OVERZIER, Köln · R. A. PFEIFFER, Lübeck · W. PRELLWITZ, Mainz
W. PRIBILLA, Berlin · F. SCHEIFFARTH, Erlangen · C. SCHIRREN, Hamburg
P. SCHÖLMERICH, Mainz · H. SCHÖNBORN, Mainz · M. SCHULTE, Köln
M. SCHWAB, Berlin · H.-G. SIEBERTH, Köln · R. THOMA, Köln ·
H. VENRATH, Porz · K.-O. VORLAENDER, Berlin · H. D. WALLER, Tübingen
W. WEISSEL, Wien · L. K. WIDMER, Basel · N. ZÖLLNER, München

Herausgegeben von

R. Gross, Köln
P. Schölmerich, Mainz

Zweite, völlig neu bearbeitete Auflage

F. K. Schattauer Verlag · Stuttgart – New York

Professor Dr. Rudolf Gross, Jahrgang 1917, ist seit 14 Jahren Direktor der Medizinischen Universitätsklinik Köln. Seine klinische Ausbildung – besonders in den Fächern Hämatologie und Onkologie – erhielt er bei H. H. Bennhold und H. E. Bock in Tübingen und Marburg, seine experimentelle bei H. Lettré am Krebsforschungsinstitut in Heidelberg.

Prof. Dr. med. Paul Schölmerich, Jahrgang 1916, hat seine theoretische Ausbildung in der Physiologie durch H. Schaefer am W. G. Kerckhoff-Herzforschungsinstitut in Bad Nauheim (heute Max-Planck-Institut), seine klinische Weiterbildung unter A. Schwenkenbecher und – 12 Jahre lang – unter H. E. Bock in Marburg erfahren. Seit 1963 ist er Direktor der II. Medizinischen Klinik und Poliklinik der Johannes-Gutenberg-Universität in Mainz.

CIP-Kurztitelaufnahme der Deutschen Bibliothek

1000 [Tausend] Merksätze Innere Medizin / mit Beitr.
von J. E. Altwein ... Hrsg. von R. Gross ; P.
Schölmerich. – 2., völlig neu bearb. Aufl. –
Stuttgart, New York : Schattauer, 1978.
 (Uni-Taschenbücher ; 552)
 ISBN 3-7945-0511-5

NE: Altwein, Jens E. [Mitarb.]; Gross, Rudolf [Hrsg.]

ISBN 3-7945-0511-5

In diesem Buch sind die Stichwörter, die zugleich eingetragene Warenzeichen sind, als solche nicht besonders kenntlich gemacht. Es kann also aus der Bezeichnung der Ware mit dem für diese eingetragenen Warenzeichen nicht geschlossen werden, daß die Bezeichnung ein freier Warenname ist.

Alle Rechte, insbesondere das Recht der Vervielfältigung und Verbreitung sowie die Übersetzung in fremde Sprachen, vorbehalten. Kein Teil dieses Werkes darf in irgendeiner Form (Fotokopie, Mikrofilm oder ein anderes Verfahren) ohne schriftliche Genehmigung des Verlages reproduziert werden.

© 1971 and 1978 by F. K. Schattauer Verlag GmbH, Stuttgart, Germany.

Printed in Germany

Satz und Druck: Schwetzinger Verlagsdruckerei GmbH

Aufbindung: Sigloch, Stuttgart

Vorwort zur zweiten Auflage

Ein Jahr nach Erscheinen der 5. Auflage des Lehrbuches der Inneren Medizin legen die gleichen Herausgeber eine Neuauflage auch der 1000 Merksätze Innere Medizin vor, die von den Autoren des Lehrbuches neu konzipiert sind. Den Bearbeitern oblag die Aufgabe, eine streng zugeteilte Anzahl von Merksätzen aus ihren im Lehrbuch viel ausführlicheren und reich bebilderten oder tabellierten Darstellungen jeweils in einer Kurzfassung (nicht streng durch einen Satz nach den Kriterien der Grammatik) unter Berücksichtigung des Wesentlichen oder für die Praxis Wichtigen auszuarbeiten. Die Auswahl entspricht weitgehend dem *Gegenstandskatalog* des Mainzer Zentralinstituts. Sie stellt insofern ein Schnell-Repetitorium der gesamten, heute schon kaum noch als Ganzes übersehbaren Inneren Medizin dar. Sie soll aber auch ein Lehr-, Lese- und Nachschlagebuch in Kurzform sein, das beim Anfänger den Wunsch nach vertieftem Studium erwecken, beim Fortgeschrittenen früher Gehörtes außer seiner eigenen Spezialität in Erinnerung rufen soll.
Viele Ziele und Zielgruppen! Wenn wir einiges davon erreichen, besonders wenn wir eine Anzahl junger und älterer Kollegen ansprechen sollten, wäre das Wagnis eines Kompendiums der großen Inneren Medizin gelungen.

Köln und Mainz, im Juli 1978   R. GROSS · P. SCHÖLMERICH

Vorwort zur ersten Auflage

Die Erfahrungen im Unterricht haben die Autoren des im gleichen Verlag erschienenen Lehrbuchs der Inneren Medizin veranlaßt, den gesamten Stoff in 1000 Merksätzen zusammenzufassen. Die komprimierte Darstellung soll dem Studenten die Möglichkeit geben, nach Lektüre eines Lehrbuchs und ausführlicher Besprechung des Sachgebietes in Vorlesungen und Unterricht am Krankenbett den gesamten Wissensstoff rasch zu wiederholen und auf diese Weise einprägsamer zu machen. Herausgeber und Autoren ließen sich dabei auch von der Vorstellung leiten, daß diese Form der Stoffvermittlung eine Vorstufe für die Ausarbeitung des Fragenkatalogs darstellen kann, dessen Verwendung im schriftlichen Examen der Approbationsordnung Grundlage der Prüfung am Ende der drei klinischen Studienabschnitte sein wird.

Ein besonderer Vorteil scheint es uns zu sein, daß sich die gleichen Autoren zu dieser Darstellung bereit gefunden haben, deren Zusammenarbeit sich bei der Herausgabe des Lehrbuchs bereits bewährt hatte. Wir haben die Auffassung, daß auch bei dieser Art der Wissensvermittlung nur der speziell Erfahrene imstande ist, den Akzent im Rahmen des Gesamtstoffgebietes richtig zu setzen, und sind allen Autoren für die bereitwillige Mitarbeit an diesem Werk verbunden. Frau Dr. THEILE sei für sorgfältige Durchsicht und Korrektur der Fahnen, dem Verlag, insbesondere Herrn Prof. Dr. P. MATIS, für großzügiges Eingehen auf alle Sonderwünsche gedankt.

Köln und Mainz, im Juli 1971   R. GROSS · P. SCHÖLMERICH

Inhaltsverzeichnis

Untersuchungsgang bei inneren Erkrankungen
  H. Braunsteiner und W. Weissel 1

Humangenetische Grundlagen innerer Erkrankungen
  R. A. Pfeiffer 3

Übertragbare Krankheiten
  W. D. Germer 6

Lungentuberkulose
  H. Ludes 19

Sarkoidose · H. Ludes 23

Erkrankungen der roten Blutzellen (Erythropoese)
  W. Pribilla 24

Erkrankungen der weißen Blutzellen (Leukozytopoese) und
  der blutbildenden Organe · R. Gross 29

Hämorrhagische Diathesen · E. Deutsch 36

Untersuchung und Beurteilung des Herzens. Herzinsuffizienz
  H. Gillmann 41

Rhythmusstörungen · H. Gillmann 48

Ischämische Herzmuskelerkrankungen · H. Gillmann . . 50

Erworbene Herzklappenfehler und angeborene Herz- und
  Gefäßmißbildungen · P. Schölmerich 53

Erkrankungen des Endokards, Myokards und Perikards (einschließlich Herztraumen und Herztumoren)
  P. Schölmerich 61

Hypertonie – Hypotonie. I. Arterielle Hypertonie, II. Arterielle Hypotonie · H. Losse 67

Schock · H. Schönborn 70

Angiopathien · M. Schulte 72

Venenkrankheiten · L. K. Widmer 74

Thrombose und Embolie · F. Koller 76

Lungenkrankheiten · H. Herzog und R. Thoma 79

Erkrankungen der Speiseröhre, des Magens und des Zwölffingerdarms · K. Heinkel ... 90

Erkrankungen des Dünn- und Dickdarms · G. A. Martini ... 93

Malassimilationssyndrom und exsudative Enteropathie
W. Creutzfeldt ... 98

Erkrankungen der Bauchspeicheldrüse · W. Creutzfeldt ... 101

Erkrankungen der Leber und der Gallenwege · G. A. Martini 105

Hereditäre Enzymopathien und Stoffwechselkrankheiten
M. Eggstein, W. Gerok, G. W. Löhr, H. D. Waller und
N. Zöllner ... 114

Gicht · N. Zöllner ... 119

Avitaminosen · W. Gerok ... 120

Erkrankungen des Hypothalamus-Hypophysen-Systems
H. Nowakowski ... 122

Erkrankungen der Schilddrüse · E. Klein ... 125

Erkrankungen der Nebenschilddrüsen · F. Kuhlencordt und
H.-P. Kruse ... 129

Erkrankungen der Nebennierenrinde · D. Klaus und F. Heni 131

Erkrankungen des Nebennierenmarks · D. Klaus ... 136

Diabetes mellitus · H.-F. v. Oldershausen ... 137

Fettsucht und Magersucht · N. Zöllner ... 144

Andrologie · C. Schirren ... 146

Intersexualität · C. Overzier ... 147

Störungen des Wasser- und Elektrolythaushaltes
M. Schwab ... 149

Nierenkrankheiten · H.-G. Sieberth ... 152

Erkrankungen des Urogenitalsystems · R. Hohenfellner und
J. E. Altwein ... 161

Erkrankungen der Knochen · F. Kuhlencordt und H.-P.
Kruse ... 163

Erkrankungen der Gelenke · F. Hartmann ... 166

Erkrankungen der Muskeln (Myopathien) · F. Hartmann ... 170

Immunologisch bedingte Erkrankungen · F. Scheiffarth und
H.-W. Baenkler 172

Kollagenosen · K. O. Vorlaender 175

Neurologie (Ausgewählte Kapitel) · J. Hirschmann 179

Psychosomatik und Psychotherapie · H. Freyberger 185

Akute Vergiftungen · M. von Clarmann 190

Erkrankungen durch äußere physikalische Ursachen
H. Venrath 195

Internistische Behandlung von Tumorleiden · R. Gross .. 197

Präventivmedizinische Gesichtspunkte bei inneren Krankheiten · W. Bolt und P. Schölmerich 200

Grundlagen und Praxis der Begutachtung in der Inneren Medizin · H. Leithoff 202

Sachverzeichnis 207

Autorenverzeichnis

Prof. Dr. Jens E. Altwein,
    Oberarzt der Urologischen Klinik der Universität,
    Langenbeckstraße 1, 6500 Mainz

Priv.-Doz. Dr. Hanns-Wolf Baenkler,
    Institut und Poliklinik für klinische Immunologie der Universität
    Erlangen-Nürnberg,
    Krankenhausstraße 12, 8520 Erlangen

Prof. Dr. Wilhelm Bolt,
    Direktor des Instituts und der Poliklinik für Arbeits- und Sozial-
    medizin der Universität Köln,
    Joseph-Stelzmann-Straße 9, 5000 Köln 41

Prof. Dr. Herbert Braunsteiner,
    Vorstand der Universitätsklinik für Innere Medizin,
    Anichstraße 35, A 6020 Innsbruck

Dr. Max von Clarmann,
    Leitender Arzt der Toxikologischen Abteilung der II. Medizinischen
    Klinik und Poliklinik r. d. Isar, Technische Universität,
    Ismaninger Straße 22, 8000 München 80

Prof. Dr. Werner Creutzfeldt,
    Geschäftsführender Direktor der Medizinischen Klinik und
    Poliklinik der Universität Göttingen,
    Robert-Koch-Straße 40, 3400 Göttingen

Prof. Dr. Dr. h. c. Erwin Deutsch,
    Vorstand der I. Medizinischen Universitätsklinik,
    Lazarettgasse 14, A 1090 Wien IX

Prof. Dr. Manfred Eggstein,
    Vorstand der Abteilung Innere Medizin IV der Medizinischen
    Universitätsklinik,
    Otfried-Müller-Straße 10, 7400 Tübingen

Prof. Dr. Hellmuth Freyberger,
    Direktor der Abteilung für Psychosomatik, Medizinische Hochschule
    Hannover,
    Karl-Wiechert-Allee 9, 3000 Hannover 61 (Kleefeld)

Dr. Heinrich Anton Gerlach,
   Kögelstraße 2, 8080 Fürstenfeldbruck

Prof. Dr. Wolfdietrich Germer,
   Bitterstraße 7b, 1000 Berlin 33

Prof. Dr. Wolfgang Gerok,
   Direktor der Abteilung Innere Medizin II der Medizinischen Universitätsklinik,
   Hugstetter Straße 55, 7800 Freiburg i. Br.

Prof. Dr. Helmut Gillmann,
   Direktor der I. Medizinischen Klinik der Städtischen Krankenanstalten,
   Bremserstraße 79, 6700 Ludwigshafen a. Rhein

Prof. Dr. Rudolf Gross,
   Direktor der Medizinischen Universitätsklinik,
   Joseph-Stelzmann-Straße 9, 5000 Köln-Lindenthal

Prof. Dr. Fritz Hartmann,
   Zentrum für Innere Medizin,
   Medizinische Hochschule Hannover,
   Karl-Wiechert-Allee 9, 3000 Hannover 61 (Kleefeld)

Prof. Dr. Klaus Heinkel,
   Ärztlicher Direktor der Medizinischen Klinik des Krankenhauses Stuttgart – Bad Cannstatt,
   Prießnitzweg 24, 7000 Stuttgart 50

Prof. Dr. Felix Heni,
   Direktor der Medizinischen Universitäts-Poliklinik,
   Liebermeisterstraße 14, 7400 Tübingen

Prof. Dr. Heinrich Herzog,
   Leiter der Abteilung für Atmungskrankheiten des Departements für Innere Medizin der Universität am Kantonsspital,
   CH 4031 Basel

Prof. Dr. Johannes Hirschmann,
   Emerit. Direktor der Neurologischen Klinik und Poliklinik der Universität,
   Liebermeisterstraße 18–20, 7400 Tübingen;
   Privat: Bohnenbergerstraße 26, 7400 Tübingen-Eberhardshöhe

Autorenverzeichnis

Prof. Dr. Rudolf Hohenfellner,
  Direktor der Urologischen Klinik der Universität,
  Langenbeckstraße 1, 6500 Mainz

Prof. Dr. Dieter Klaus,
  Direktor der Medizinischen Klinik der Städtischen Kliniken,
  4600 Dortmund

Prof. Dr. Erich Klein,
  Leitender Chefarzt der Städtischen Krankenanstalten, Chefarzt der I. Medizinischen Klinik,
  Ölmühlenstraße 26, 4800 Bielefeld 1

Prof. Dr. Fritz Koller,
  Vorsteher der 1. Medizinischen Universitätsklinik, emeritus,
  Kantonsspital, CH-4031 Basel

Priv.-Doz. Dr. Hans-Peter Kruse,
  I. Medizinische Universitätsklinik,
  Martinistraße 52, 2000 Hamburg 20

Prof. Dr. Friedrich Kuhlencordt,
  Direktor der Abteilung Klinische Osteologie der I. Medizinischen Universitätsklinik,
  Martinistraße 52, 2000 Hamburg 20

Prof. Dr. Horst Leithoff,
  Direktor des Instituts für Rechtsmedizin der Universität,
  Langenbeckstraße 1, 6500 Mainz

Prof. Dr. Georg Wilhelm Löhr,
  Direktor der Abteilung Innere Medizin I der Medizinischen Universitätsklinik,
  Hugstetter Straße 55, 7800 Freiburg i. Br.

Prof. Dr. Heinz Losse,
  Direktor der Medizinischen Universitäts-Poliklinik,
  Westring 3, 4400 Münster

Prof. Dr. Hans Ludes,
  Chefarzt der I. Medizinischen Klinik (Petrus-Krankenhaus) der Kliniken St. Antonius, Wuppertal. Beratender Arzt der Tuberkulosestation an der Medizinischen Universitätsklinik Köln,
  Carnaper Straße 48, 5600 Wuppertal 2

Prof. Dr. Gustav Adolf Martini,
: Direktor der Medizinischen Universitätsklinik,
: Emil-Mannkopff-Straße 1, 3550 Marburg a. d. Lahn

Prof. Dr. Henryk Nowakowski,
: II. Medizinische Universitätsklinik und Poliklinik,
: Martinistraße 52, 2000 Hamburg 20

Prof. Dr. Dipl.-Chem. Hans-Felch Frhr. v. Oldershausen,
: Chefarzt der Medizinischen Klinik I des Städtischen Krankenhauses,
: 7990 Friedrichshafen

Prof. Dr. Claus Overzier,
: Chefarzt der Medizinischen Klinik der Städtischen Krankenanstalten,
: Neufelder Straße 32, 5000 Köln 80 (Holweide)

Prof. Dr. Rudolf Arthur Pfeiffer,
: Leiter der Abteilung für Humangenetik der Medizinischen Hochschule,
: Ratzeburger Allee 160, 2400 Lübeck

Prof. Dr. Walther Pribilla,
: Ärztlicher Direktor am Krankenhaus Moabit und Chefarzt der II. Inneren Klinik,
: Turmstraße 21, 1000 Berlin 21

Prof. Dr. Friedrich Scheiffarth,
: Vorstand des Instituts und der Poliklinik für klinische Immunologie der Universität,
: Krankenhausstraße 12, 8520 Erlangen

Prof. Dr. Carl Schirren,
: Direktor der Abteilung für Andrologie der Universitäts-Hautklinik,
: Martinistraße 52, 2000 Hamburg 20

Prof. Dr. Paul Schölmerich,
: Direktor der II. Medizinischen Universitätsklinik und Poliklinik,
: Langenbeckstraße 1, 6500 Mainz

Prof. Dr. Hartwig Schönborn,
: Oberarzt der II. Medizinischen Universitätsklinik und Poliklinik,
: Langenbeckstraße 1, 6500 Mainz

Dr. Marianne Schulte,
    Oberärztin an der Medizinischen Universitätsklinik,
    Joseph-Stelzmann-Straße 9, 5000 Köln-Lindenthal

Prof. Dr. Max Schwab,
    Abteilungsleiter an der Medizinischen Klinik und Poliklinik der Freien
    Universität Berlin im Klinikum Steglitz,
    Hindenburgdamm 30, 1000 Berlin 45

Prof. Dr. Heinz-Günter Sieberth,
    Medizinische Universitätsklinik,
    Joseph-Stelzmann-Straße 9, 5000 Köln-Lindenthal

Dr. Rudolf Thoma,
    Medizinische Universitätsklinik,
    Joseph-Stelzmann-Straße 9, 5000 Köln-Lindenthal

Prof. Dr. Helmut Venrath,
    Chefarzt der Inneren Abteilung des Krankenhauses Porz a. Rh.,
    Urbacher Weg 19, 5000 Köln 90

Prof. Dr. Karl-Otto Vorlaender,
    Apl. Prof. der FU Berlin, Immunologische Laboratorien,
    Keithstraße 9–11, 1000 Berlin 30

Prof. Dr. Hans Dierck Waller,
    Direktor der Abteilung Innere Medizin II der Medizinischen
    Universitätsklinik,
    Otfried-Müller-Straße 10, 7400 Tübingen

Prof. Dr. Werner Weissel,
    Primarius und Vorstand der III. Medizinischen Abteilung des
    Wilhelminenspitals,
    Montleartstraße 37, A 1171 Wien XVI

Prof. Dr. med. et rer. nat. Leo Widmer,
    Leiter der Angiologischen Abteilung des Medizinischen
    Departements,
    Spitalstraße 21, CH 4031 Basel

Prof. Dr. Nepomuk Zöllner,
    Direktor der Medizinischen Poliklinik der Universität,
    Pettenkoferstraße 8a, 8000 München 2

Untersuchungsgang bei inneren Erkrankungen

H. Braunsteiner und W. Weissel

1 Voraussetzung für *zielführende* **Krankenuntersuchung** sind vor allem eine vernünftige Zeiteinteilung und Gliederung.
Die 4 *Blocks der Krankenuntersuchung* sind Anamnese,
physikalische Krankenuntersuchung,
Labor-, Röntgen- und Spezialuntersuchung,
Auskunft über Diagnose und Heilplan.

2 Die erhobenen Befunde der diagnostischen Krankenuntersuchung – sowohl pathologische als auch normale – bilden die *Bausteine* der **Therapiekontrolle.**

3 Der Aufbau der **Anamnese** richtet sich nach der Situation, in der sie aufgenommen wird (Krankenhausaufnahme, Sprechstundenberatung, Hausbesuch).

4 Eine möglichst genaue Erhebung früher durchgeführter Medikationen mit Angabe von Erfolg, Mißerfolg oder Nebenwirkung – **Medikamentenanamnese** – fördert gleichermaßen die Diagnosestellung wie den Heilplan.

5 In diesem Rahmen (Medikamentenanamnese) ist *gesondert* nach Schmerzmitteln, Beruhigungsmitteln, Laxantien und Antikonzeptiva zu *fragen,* da diese erfahrungsgemäß oft spontan *nicht* angegeben werden.

6 Bei der **physikalischen Krankenuntersuchung** empfehlen wir einen „zentripetalen" Untersuchungsgang, d. h. dasjenige Organ, dessen Erkrankung durch die Anamnese wahrscheinlich ist, wird bei der Aufnahme des Status zuletzt untersucht; der Untersucher korrigiert so am leichtesten ein Vorurteil aufgrund fehlerhafter Gewichtung der Anamnese und wird Krankheiten, die nicht zur Sprache kamen, aufdecken können.

7 *Laboratoriumsbefunde, Röntgenuntersuchung und spezialistische Beratung* werden herangezogen, um die vorläufige Diagnose zu beweisen und zu präzisieren bzw. sie zu widerlegen.

8 Der aus den **Laboratoriumsuntersuchungen** zu erzielende Informationsgewinn ist von der Vertrautheit des Arztes mit den Methoden abhängig.

9 Man kann durch verhältnismäßig einfache *allgemeine* Laboratoriumsuntersuchungen (Blutsenkung, Harn, Thoraxröntgen, EKG und morphologisches Blutbild) in kurzer Zeit wichtige Daten bezüglich Lokalisation und Ausmaß einer bestehenden Krankheit gewinnen. Spezielle Laboratoriumsuntersuchungen sollen gezielt je nach Art der vorliegenden Krankheit eingesetzt werden.

10 Der Beginn der Krankenbehandlung setzt keineswegs den vollständigen Abschluß der Diagnostik voraus. Nach Möglichkeit wird aber die *vorläufige* **Therapie** so verordnet, daß sie noch durchzuführende diagnostische Tests nicht beeinflußt. Ein Therapieversuch kann unter Umständen die Diagnose erleichtern (z. B. Anfallskupierung bei Angina pectoris mit Nitroglyzerin).

Humangenetische Grundlagen innerer Erkrankungen

R. A. Pfeiffer

11 Bei jedem 200. lebendgeborenen Kind muß mit einer **Chromosomenaberration** gerechnet werden. Etwa jeder 2. *Spontanabort* geht auf eine Trisomie oder Monosomie zurück. Mit wenigen Ausnahmen (XXX, XYY, XXY, XO) verursachen Trisosomien und Monosomien, Duplikationen und Defizienzen von Chromosomen multiple Mißbildungen und Intelligenzdefekte.

12 Nur ein einziges intaktes **X-Chromosom** gibt genetische Informationen ab. Alle übrigen X-Chromosomen und ihre Gene werden inaktiviert und erscheinen heterochromatisch (*X-Chromatin* = Barrsches Körperchen, „drumsticks" der polymorphkernigen Leukozyten). „Chromatin negativ" bedeutet, daß nur 1 X-Chromosom, „Chromatin positiv", daß 2 oder mehr X-Chromosomen vorhanden sind. Der mit Quinacrine (Q) gefärbte, im ultravioletten Licht brillant fluoreszierende Abschnitt des Y-Chromosoms erscheint als heller Punkt im Interphasekern (*Y-Chromatin*).

13 Autosomal dominante Erbleiden sind Manifestationen *eines einzigen mutierten Gens* (Heterozygotie). Jeder Nachkomme eines Gen = Merkmalsträgers erbt dieses Gen mit 50%iger Wahrscheinlichkeit. Charakteristisch ist das Vorkommen in mehreren Generationen unabhängig vom Geschlecht des Trägers. Sporadische Fälle beruhen in der Regel auf *Neumutationen*.

14 Autosomal rezessive Erbleiden sind Manifestationen der *beiden mutierten Allele* (Homozygotie). Heterozygote Anlageträger sind gesund. Wenn beide Ehepartner heterozygot sind, besteht für jedes Kind die Wahrscheinlichkeit von 25%, homozygot zu sein. Autosomal rezessive Erbleiden treten fast immer nur bei Geschwistern in Erscheinung.

15 Dominanz und **Rezessivität** bezeichnen das Verhältnis der beiden Allele zueinander. Ausnahmen:
a) das *dominante* Gen kann latent bleiben (fehlende *Penetranz*), in diesem Fall würde eine Generation „übersprungen".

b) *rezessive* Gene können auf einer unteren Stufe der Genwirkung erkannt werden (Heterozygoten-Test).

c) die zufallsbedingte Inaktivierung von X-Chromosomen läßt ein zelluläres *Mosaik* der Genwirkungen entstehen, deren Summe ein intermediärer Phänotyp ist.

16 Rezessive Gene können nachgewiesen werden *(Heterozygoten-Test)*, wenn
a) primär das *Gen-Produkt* (Polypeptid) vermindert ist (z. B. antihämophiles Globulin bei der Hämophilie A) oder die *Enzymaktivität* reduziert ist (z. B. Galaktose-1-Phosphat-Uridyl-Transferase bei Galaktosämie) bzw. wenn der Stoffumsatz verringert ist (Heterozygote für Phenylketonurie setzen weniger Phenylalanin in der Zeiteinheit um) (s.a. Nr. 560, 563);
b) sekundär *abnorme Metaboliten* erscheinen (Phosphoaethanolamin bei Hypophosphatasie) oder Enzymaktivitäten verändert sind (Kreatinphosphokinase bei Muskeldystrophie).

17 Geschlechtsgebundene Vererbung liegt vor, wenn die Anlage auf dem X-Chromosom lokalisiert ist und sich praktisch nur im männlichen Geschlecht (XY) manifestieren kann. Weibliche „Konduktorinnen" (XX) sind in der Regel gesund (Beispiele: Hämophilie A, Muskeldystrophie) (s. a. Nr. 179).

18 Multifaktorielle Vererbung liegt vor, wenn ein Merkmal die Summe der Wirkungen mehrerer Gene ist. Charakteristisch dafür sind besonders die Variabilität der Manifestationen in einer Familie und das Wiederholungsrisiko in Abhängigkeit vom Verwandtschaftsgrad.

19 *Multifaktoriell* bedingte Merkmale *(additive Genwirkung)* sind häufig in einer Population um ein Maximum normal verteilt (z. B. Körpergröße, Intelligenz, Blutzucker, Blutdruck). Bei *monofaktoriellem Erbgang* dagegen verteilen sich die Erscheinungen um 2 oder 3 Maxima, welche die Heterozygotie und Homozygotie für normale und pathologische Allele repräsentieren.

20 *Eineiige Zwillinge* haben alle Gene, *zweieiige* Zwillinge nur durchschnittlich 50 % der Gene gemeinsam (wie Geschwister oder Eltern und Kinder). Konkordanz eineiiger Zwillinge spricht für, Diskordanz gegen Erbbedingtheit. Überwiegende Konkordanz zweieiiger Zwillinge läßt an eine peristatische Ursache denken. Die *Zwil-*

lingsdiagnose beruht auf Eihautbefunden, auf der Ähnlichkeit genetisch fixierter alters- und umweltstabiler Körpermerkmale (z. B. Augenfarbe, Ohrmuschelprofil, Hand- und Fingerleisten), auf der Identität der Blutgruppenantigene und Serumeiweißkörper, auf der Verträglichkeit reziproker Hauttransplantate.

21 Die **Pharmakogenetik** beschäftigt sich mit den genetischen Grundlagen der individuellen Reaktion auf Pharmaka. Gene werden erst dann erkannt, wenn ihre Funktion beansprucht wird. Beispiel: Defekt der Glukose-6-Phosphatdehydrogenase als Ursache der Hämolyse nach Malariamitteln oder nach Genuß von dicken Bohnen (Favismus) (s.a. Nr. 565).

22 **Chromosomenaberrationen** sind ein typisches Phänomen (Ursache oder Folge?) von *neoplastischen Prozessen*. Es kann sich um eine Veränderung der Chromosomenzahl *(Aneuploidie)* oder um eine Strukturaberration handeln. Wichtigstes Beispiel ist das (diagnostisch bedeutsame) „Philadelphia Chromosom", bei dem ein Stück des Chromosom 22 fehlt, weil es auf ein anderes transloziert ist.

23 Die **genetische Beratung** setzt die genaue Diagnose und Kenntnis des Erbgangs voraus. Erbbelastung sollte immer nur auf *ein* Merkmal begrenzt werden. Das A-priori-Risiko ist für jedes Kind der Familie gleich groß. **Empirische Risiken** unter 5 % werden als klein, zwischen 5 % und 10 % als kritisch (gilt meist für multifaktorielle Vererbung), über 10 % als hoch bezeichnet (gilt für rezessiven und dominanten Erbgang). 2,5 % aller Neugeborenen weisen irgendeinen Defekt auf.

24 **Chromosomenaberrationen,** z. B. Trisomien, deren Häufigkeit mit dem Alter der Frau korreliert sind, und *Stoffwechselstörungen* können bereits in Zellen der Amnionflüssigkeit nach der 16. Schwangerschaftswoche nachgewiesen werden *(Pränatale Diagnostik).*

Übertragbare Krankheiten

W. D. Germer

25 Als **übertragbar** bezeichnet man **Krankheiten,** die unmittelbar oder mittelbar von Mensch zu Mensch, von Tier zu Tier, von Tier zu Mensch oder aber durch die Umwelt (Luft, Staub, Erdreich, Wasser, Nahrungsmittel usw.) auf Mensch oder Tier übertragen werden können.

26 In welchem Umfang ein Erreger *pathogen* ist, wird durch seine **Virulenz** bestimmt. Letztere ist das Produkt aus Infektiosität (Ansteckungskraft), Invasionsfähigkeit und Toxizität.

27 Der Körper des Menschen verfügt über verschiedene **Abwehrmechanismen** gegenüber Mikroben. Folgende Faktoren dienen der *unspezifischen Resistenz:* Entzündung, Phagozytose, Fieber, Komplementsystem, Interferon, Lysozym.

28 Unter **Immunität** versteht man eine *spezifische Schutzreaktion,* die gegen eine schädliche Substanz oder einen Krankheitserreger gerichtet und die Folge eines vorangegangenen Kontaktes mit einem solchen Agens ist. Der Schutz wird durch die Produktion von spezifischen Serum-Proteinen *(Antikörpern)* (s.a. Nr. 146, 829) oder von spezifisch veränderten (sensibilisierten) Zellen vermittelt, welche die Fähigkeit besitzen, das angreifende Agens *(Antigen)* (s.a. Nr. 828) zu erkennen, mit ihm zu reagieren und es zu neutralisieren.

29 Der **Ausbreitungsmodus** einer Infektionskrankheit ist abhängig von der Eintritts- und Austrittspforte des Erregers (Atem- oder Verdauungswege, Haut, z. B. Tierbiß, Insektenstich, Injektionsnadel, Schleimhäute, z. B. Konjunktiva) sowie dessen Resistenz oder Empfindlichkeit gegenüber Umweltbedingungen.

30 Scheidet ein Wirt den Parasiten über Sputum, Urin, Stuhl, Milch u. ä. aus, so ist die betreffende Krankheit *kontagiös.* Bei *nichtkontagiösen Infektionskrankheiten* erfolgt die Übertragung durch blutsaugende Insekten (Mücken, Zecken, Flöhe).

31 Die **Mundhöhle des Menschen** ist ein artenreiches Biotop. Zu den wichtigsten, hier stationierten Keimen zählen: vergrünende und kariogene Streptokokken, Korynebakterien, Neisserien, Moraxellen und anaerobe, gramnegative Kokken, Milchsäurebakterien, fusiforme Stäbchen, Spirochäten, apathogene Protozoen und Sproßpilze.

32 Die Zusammensetzung der normalen **Darmflora** ist nahrungsabhängig. Beim Mitteleuropäer bilden Keime der Bakteroides- und Bifidus-Gruppe die Haupt-Darmflora, während Enterokokken und Enterobakterien zahlenmäßig zurücktreten.

33 Die Impfung zur **Erzeugung einer aktiven Immunität** erfolgt durch a) niedrige Dosen eines Produktes des infektiösen Agens, b) abgeänderte Produkte (Toxoide), c) Antikörper neutralisierendes Toxin, d) abgetötete Erreger, e) niedrige Dosen virulenter Organismen, die auf nicht pathogenem Wege verabfolgt werden, f) lebende, abgeschwächte (attenuierte) Stämme, g) Organismen, die noch infizieren, aber keinen kompletten Lebenszyklus durchlaufen können.

34 Wichtigste Angriffspunkte der **Chemotherapeutika** bei Bakterien sind: die Zellwand (Beta-Laktamantibiotika), die zytoplasmatische Membran, der Protein- sowie der Nukleinsäurestoffwechsel.

35 Gefahren einer *unkritischen Therapie mit Chemotherapeutika* sind:
a) Selektion resistenter Keime,
b) Störung der Ökologie,
c) Erhöhung der Persister-Quote,
d) Intoxikation („Herxheimersche Reaktion").

36 Die infektiösen und invasiven Erkrankungen lassen sich nach Art ihrer Erreger in acht Gruppen einteilen: 1. Wurminfektionen, 2. Protozoeninfektionen, 3. Pilzbefall, 4. Bakterielle Infektionen, 5. Mykoplasmainfektionen, 6. Rickettsiosen, 7. Chlamydieninfektionen, 8. Virusinfektionen.

37 Viren sind keine lebendigen Systeme. Sie besitzen weder Wachstum noch Stoffwechselprozesse. Sie sind lediglich *Induktoren von Reaktionen* und verursachen Veränderungen im *Stoffwechsel* der Wirtszellen vom „Normalen" zum „Anomalen". Die Wirtszellen werden zur Bildung weiterer Viren gleicher Art genötigt. Ihre normalen Wachstums- und Stoffwechselfunktionen werden dagegen gehemmt.

38 Die wichtigsten *Wirkungen animaler Viren* sind:
a) Infektiosität,
b) Pathogenität,
c) Interferenz,
d) Pyrogenität,
e) Antigenität,
f) Enzymaktivität,
g) hämagglutinierende und
h) transformierende Eigenschaften.

39 Rickettsien sind kleine, bakterienartige Mikroorganismen mit charakteristischem Wirtswechsel. Ihre natürlichen Wirte sind blutsaugende Arthropoden und warmblütige Tiere. Nur für 2 Arten – R. prowazeki und R. quintana – ist der Mensch der natürliche Wirt. Die menschenpathogenen Rickettsien sind in der Regel endozelluläre Parasiten. Rickettsien gedeihen nicht auf künstlichen Nährmedien.

40 Mykoplasmen sind die kleinsten (100-250 nm), sich frei vermehrenden Lebewesen. Infolge Fehlens einer festen Zellwand sind sie pleomorph. Sie wachsen auf speziellen künstlichen Nährböden und passieren Membranfilter. Mycoplasma pneumoniae ist der häufigste Erreger des Syndroms der *primär atypischen Pneumonie*. Er ist tetrazyklin-empfindlich (s. a. Nr. 70).

41 Chlamydien, zu denen die Psittakose-Lymphogranuloma venereum-Trachom-Gruppe gehört, nehmen eine Zwischenstellung ein zwischen Viren und Rickettsien. Das einzelne Elementarkörperchen ist 250-450 nm groß, zeigt eine Differenzierung in keimhaltiges Zentrum mit DNS und RNS, Plasma und Grenzmembran, welche Neuraminsäure enthält. Die PLT-Gruppe hat ein gemeinsames thermostabiles Gruppenantigen.

42 Viele **Bakterien** bilden Enzyme, die in der Pathogenese von Infektionskrankheiten eine Rolle spielen, so durch: *Hämolysine* und *Leukozidine,* Substanzen, die Blutzellen auflösen; *Hyaluronidasen,* Fermente, die einen Bestandteil der Grundsubstanz des Bindegewebes hydrolysieren; *Streptokinase* mit der Fähigkeit, koaguliertes Plasma aufzulösen; *Koagulase,* eine Substanz, die Plasma koaguliert; *Kollagenase,* ein Kollagen abbauendes Ferment.

43 Die **Pilzkrankheiten** des Menschen werden unterteilt in *Dermatomykosen* und *Organmykosen.* Zu ersteren rechnet: Mikrosporie,

Favus, Pityriasis versicolor und Candidiasis, zu letzteren Kryptokokkose, Aspergillose sowie die außerhalb Europas vorkommenden Histoplasmose, nord- und südamerikanische Blastomykose und Kokzidioidomykose.

44 Beim Menschen treten etwa 30 Arten von **Protozoen** als Darm-, Blut- oder Gewebsbewohner auf. Nur die Hälfte sind Krankheitserreger. Man unterscheidet: *Flagellaten,* im Blut lebend (Leishmania, Trypanosoma) oder mit intestinalem oder urogenitalem Standort (Giardia lamblia und Trichomonas vaginalis), *Rhizopoden,* typische amöboide Protozoen wie die Ruhramöbe (Entamoeba histolytica), *Ciliophoren* mit Wimpern als Bewegungsorganellen wie Balantidium coli und *Sporozoen* wie die Malariaerreger (Plasmodium vivax, ovale, malariae, falciparum) mit Generationswechsel.

45 Malaria ist eine der häufigsten Infektionskrankheiten. Die Erregerentwicklung umfaßt 1. die geschlechtliche Entwicklung *(Gametogonie)* und Vermehrung in der weiblichen Anophelesmücke unter Bildung von Sporozoiten *(Sporogonie),* 2. die ungeschlechtliche Vermehrung im Leberparenchym (präerythrozytärer Zyklus) und in den Erythrozyten *(Schizogonie).*

46 Die konnatale **Toxoplasmose** ist durch die Trias: Hydrozephalus, Chorioretinitis und Gehirnverkalkungen sowie eine Hepatosplenomegalie gekennzeichnet. Bei erworbener Toxoplasmose (meist jüngere Erwachsene) sind Lymphknotenschwellungen, bevorzugt der zervikonuchalen Region, Abgeschlagenheit, Kopfschmerzen und Fieber typisch. Die Mehrzahl der Toxoplasmoseinfektionen verläuft latent. *Übertragung* durch Genuß von Rohfleisch. Cave: Katzenkot.

47 Ascaris lumbricoides (Spulwurm) ist weltweit verbreitet. Die Infektion erfolgt durch Verschlucken larvenhaltiger Eier. Die jungen Würmer durchdringen im Dünndarm die Darmwand, gelangen auf dem Blutwege in die Lungen und erreichen nach Verlassen des Kapillarnetzes über Alveolen, Bronchialbaum und Schlund zum 2. Male den Magendarmkanal. Sie siedeln im Jejunum und sind nach 6 Wochen geschlechtsreif.

48 Blasen- bzw. Darm-**Bilharziose,** eine der häufigsten erregerbedingten Krankheiten der Menschheit, wird durch die Egelwürmer, Schistosoma haematobium, mansoni und japonicum, hervorgerufen. Endemische Vorkommen sind an Vorhandensein von Eiausstreuern und Schnecken-Zwischenwirten, eine durchschnittliche Wassertemperatur von 25° C und den Kontakt der menschlichen Haut mit einem durch menschliche Abgänge verseuchten Wasser gebunden.

49 Staphylokokken sind grampositive kugelige Zellen. Die pathogenen Vertreter hämolysieren Blut und koagulieren Plasma. Einige Staphylokokken gehören zur Normalflora von Haut und Schleimhäuten des Menschen, andere führen zu Abszeßbildung, zu pyogenen Infektionen und Septikämien. Eine häufige Form der Nahrungsmittelvergiftung wird durch ein hitzestabiles Enterotoxin von Staphylokokken hervorgerufen. Staphylokokken werden gegen viele Antibiotika rasch resistent.

50 Der *„klassische Hospitalismus"* mit Kindbettfieber, Erysipel, Gasbrand und Tetanus ist heute weitgehend überwunden. Durch die Einführung der antibakteriellen Chemotherapie ist ein *„neuer Hospitalismus"* aufgetreten. Problembakterien sind penicillasebildende Staphylokokken sowie in zunehmendem Maße gramnegative Keime wie Escherichia, Proteus, Klebsiella-Enterobakter-Serratia, Providencia sowie Pseudomonas.

51 Eine Reihe von **Streptokokken** (Streptococcus viridans, Enterokokken) gehören zur Normalflora des Menschen. Sie verursachen nur Krankheiten, wenn sie in Teile des Organismus geraten, in denen sie natürlicherweise nicht siedeln (z. B. Herzklappen, Nierenbecken). Bei β-hämolytischen Streptokokken ist meist ein Keimträger, vornehmlich ein Nasenausscheider, die Infektionsquelle.

52 Den durch *hämolysierende Streptokokken* hervorgerufenen Infektionen im Hals-Nasen-Ohrengebiet folgen in einem gewissen Prozentsatz nach einem Intervall von 2-3 Wochen Nachkrankheiten, die nicht aufgrund einer Sepsis, sondern auf dem Boden einer Überempfindlichkeitsreaktion entstehen: Nephritis, Endomyokarditis, Muskel- und Gelenkrheumatismus.

53 *Erysipel* (Wundrose) ist eine gewöhnlich von erheblichen Allgemeinerscheinungen begleitete akute, seltener rezidivierende oder chronisch verlaufende Infektionskrankheit der Haut, welche meist durch Streptokokken hervorgerufen wird. Die Hautentzündung ist gekennzeichnet durch eine scharf umschriebene, zackig gerandete Rötung und Schwellung eines gegen die gesunde Haut deutlich abgesetzten Hautbezirkes.

Übertragbare Krankheiten

54 Pneumokokken sind Erreger von Pneumonie, Bronchopneumonie, Bronchitis, Pleuraempyem, Sinusitis, Otitis media, Mastoiditis, Ulcus serpens corneae, Konjunktivitis, Meningitis, Perikarditis, Peritonitis. Pneumokokken sind grampositive lanzettförmige, bekapselte bzw. unbekapselte Diplokokken, die gut auf Penicillin G. ansprechen.

55 Die fakultativ pathogenen **Enterobakterien** und **Pseudomonas-Vertreter** (E. coli, Klebsiella, Enterobacter, Serratia, Proteus, Providencia, Pseudomonas) können bei lokaler oder allgemeiner Resistenzminderung des Makroorganismus Eiterungen, Sekundärinfektionen, Peritonitis, Bronchitis, Bronchopneumonie, Harnwegsinfektionen, Sepsis und Meningitis hervorrufen. Die meisten *Harnwegsinfektionen* werden durch E. coli verursacht. Bestimmte E.-coli-Stämme sind die Erreger einer gefürchteten Säuglingsenteritis. Die vielfache, primäre oder sekundäre Resistenz dieser Erreger-Gruppen macht vor Therapiebeginn ein Antibiogramm notwendig.

56 Salmonellen können 4 verschiedene Infektionsformen verursachen: 1. zyklische Allgemeininfektion (Typhus, Paratyphus), 2. septische Allgemeininfektion, 3. Gastroenteritis salmonellosa, 4. symptomloses Ausscheidertum. Grundsätzlich kann jeder der etwa 900 Salmonellatypen eine dieser 4 Infektionsformen verursachen, tatsächlich ist aber nur eine begrenzte Zahl Infektionserreger bei Mensch und Tier. Die in Deutschland wichtigsten Enteritis-Erreger sind S. typhi murium und S. enteritidis (s. a. Nr. 153).

57 Nahrungsmittelvergiftungen können außer durch Salmonellen und Shigellen sowie toxinbildende Staphylokokken auch durch andere Keime hervorgerufen werden, wenn sie in größerer Zahl in Speisen enthalten sind: Pseudomonas, Proteus, aerobe und anaerobe Sporenbildner, Vibrionen, Enteroviren, Pasteurellen. Die Dyspepsie-Coli-Enteritis betrifft meist vorgeschädigte Säuglinge. Das Vorkommen von Cholera und Amöbenruhr ist auf warme Länder beschränkt.

58 Yersinia pestis, der Erreger der **Beulen- und Lungenpest,** hat als Erregerreservoir Nagetiere, als Überträger Flöhe. Y. pseudotuberculosis und enterocolitica sind die Erreger einer Lymphadenitis mesenterica bzw. einer Enterokolitis.

59 Brucellose ist eine durch Brucella melitensis, abortus oder suis hervorgerufene Anthropozoonose, die meist subklinisch bleibt. Die apparente Krankheit kann akut, subakut und chronisch verlaufen. Der etwa 6wöchigen Inkubation folgen die Stadien der Generalisation und Organmanifestation. Die intrazelluläre Lage der Erreger erschwert die Kausaltherapie.

60 Keuchhusten, hervorgerufen durch *Bordetella pertussis,* manifestiert sich nach einer Inkubationszeit von 1-3 Wochen in 3 Stadien: St. catarrhale, St. convulsivum, St. decrementi. Der Erreger ist schwer anzüchtbar und nur im St. catarrhale auf Spezialnährböden nachweisbar. Im 1. Lebensjahr hat die Krankheit eine hohe Letalität. Jeder Todesfall ist meldepflichtig.

61 Haemophilus influenzae ist nicht die primäre Ursache für chronische Bronchitis und Bronchiektasie. Jedoch ist die Sekundärinfektion mit diesem Keim für diese Krankheiten von großer Bedeutung. Da man einer chronischen Hämophilusinfektion nicht Herr werden kann, muß man intermittierend oder dauernd antibiotisch behandeln.

62 Das als Enterotoxin bezeichnete Exotoxin von **Vibrio cholerae** wandelt nach Schädigung der Epithelzellen des Dünndarms über eine Aktivierung der Adenylzyklase vermehrt Adenosintriphosphat in zyklisches Adenosinmonophosphat um und ermöglicht damit den für Cholera charakteristischen großen Wasser- und Chloridverlust über den Darm. Die *Schutzimpfung* mit abgetöteten Vibrionen bietet für etwa 6 Monate einen relativen Schutz.

63 Anaerobe Bakterien ohne Sporenbildung sind in der Außenwelt, auf der Haut und in den natürlichen Körperhöhlen von Mensch und Tier sehr verbreitet. Der Häufigkeit dieser Keime (30% der Darmflora) steht die relative Seltenheit der Infekte gegenüber. Die Infektion bleibt lokalisiert. Sitz des Primärherdes ist eine der vier Eintrittspforten: Rhinopharynx (Stomatitis, Angina), Luftwege (Lungenabszeß, eitrige Pleuritis), Darm (Appendizitis, Enterokolitis) und Urogenitaltrakt (Zystopyelitis, Parametritis).

64 Vertreter der **Bakteroides-Gruppe** kommen als normale Bewohner des Darmtraktes und der Mundhöhle allein oder in Mischflora bei Fusoborreliose und Aktinomykose als Sepsiserreger nach abdominalchirurgischen Eingriffen und Mundhöhleninfektion in Betracht.

65 Diphtherie hat eine lokalisierte, eine progrediente und eine toxische Verlaufsform. Erstere kann als Nasen-, Tonsillen- oder Larynxdiphtherie auftreten. Bei der progredienten Form greift die pseudomembranöse Entzündung vom Nasenrachenraum auf Kehlkopf, Trachea und Bronchien über. Die toxische Diphtherie ist gekennzeichnet durch nekrotische Beläge, hämorrhagische Diathese und Herz-Kreislauf-Versagen. Heute stehen die Herzkomplikationen an der Spitze. Haut- und Wund-Diphtherie mit Lokalisation in Gehörgang, Nabel, Vagina, Konjunktiva und Wunden tritt besonders in warmen Ländern auf (s. a. Nr. 153).

66 Clostridien sind anaerobe, sporenbildende Bazillen. Ihr natürlicher Standort sind die Erde und der Darmtrakt von Mensch und Tier. Viele Arten sind Saprophyten. Die pathogenen Vertreter verursachen Botulismus, Gasbrand und Tetanus. Das besondere Merkmal der Anaerobier ist ihre Unfähigkeit, Sauerstoff als Wasserstoffakzeptor auszunutzen.

67 *Tetanus* – klinisch gekennzeichnet durch schmerzhafte Krampfanfälle bei klarem Bewußtsein – wird durch Tetanustoxin hervorgerufen. *Therapie:* Wundreinigung und -ausscheidung; Sedierung; künstliche Beatmung; Gaben von Hyperimmunglobulin, Penicillin bzw. Tetrazyklin und Tetanustoxoid.

68 Meningitiden werden primär verursacht durch Viren, Bakterien, Pilze, Protozoen, Würmer. Eine geringe und vorwiegende lymphozytäre Pleozytose, < 1000/3 Zellen, spricht für Virusmeningitis (Enteroviren, Mumpsvirus), aber auch Tuberkulose, Listeriose, Toxoplasmose, Kryptokokkose, anbehandelte eitrige Meningitis und nichtinfektiöse Ursachen. Leukozytäre Pleozytose dagegen, > 1000/3 Zellen, spricht für bakterielle Genese (Meningokokken, Pneumokokken, Haemophilus influenzae (Kinder), E. coli (Säuglinge) und seltenere Erreger (Salmonellen, Pseudomonas, Proteus, Klebsiella-Enterobakter).

69 Meningitiden sind oft *sekundär* bedingt, entweder fortgeleitet von einem benachbarten Infektionsherd (Otitis media, Mastoiditis, Sinusitis, Nasopharyngitis, Osteomyelitis, Schädeltrauma, Hirnabszeß) oder metastatisch entstanden nach oder bei Pneumonien, Lungenabszeß, bakterieller Endokarditis sowie Infektionen des Urogenitaltraktes.

70 Die **atypische Pneumonie** ist ein plurikausales Syndrom, das aufgrund röntgenologischer Besonderheiten und der Diskrepanz zwischen Geringfügigkeit des physikalischen und Ausdehnung des röntgenologischen Befundes von der bakteriellen Pneumonie abzugrenzen ist. Wichtigster Erreger der atypischen Pneumonie des Erwachsenen ist Mycoplasma pneumoniae, der des Kindesalters das respiratorische Synzytial-(RS-) Virus (s. a. Nr. 40).

71 **Spirochäten** sind aktiv bewegliche, spiralig um die Längsachse gewundene oder wellenförmig geschlängelte Mikroorganismen. Ihre pathogenen Vertreter gehören in die Gruppen Treponema mit Tr. pallidum, Erreger der Syphilis, und Tr. pertenue, Erreger der Frambösie; Borrelia mit B. recurrentis, Erreger des Rückfallfiebers, und schließlich Leptospira mit zahlreichen Erregerarten wichtiger Anthropozoonosen.

72 Als Miterreger der *Angina Plaut-Vincenti* ist neben Fusobakterien und anderen, anaerob wachsenden, gramnegativen Keimen, Borrelia vincenti zu nennen.

73 Die häufigsten **Leptospirosen** sind: Canicola-Fieber (L. canicola), Morbus Weil (L. icterohämorrhagica) und Feld- (Schlamm-) Fieber (L. grippotyphosa). Leptospirosen können ikterisch oder anikterisch verlaufen. Häufigste Manifestationsorte der 2. Krankheitsphase sind Leber, Niere oder ZNS.

74 **Flecktyphus** gehört zu den Seuchen, die Kriege und Notzeiten begleiten. Klinisch handelt es sich um eine Allgemeininfektion mit normiertem Fieber, typischem Exanthem und enzephalitischen Erscheinungen. Die Übertragung erfolgt durch erregerhaltigen Kot infizierter Kleiderläuse via Schleimhäute oder verletzte Haut. Erreger ist die gegenüber Tetrazyklinen empfindliche Rickettsia prowazeki.

75 **Ornithose** (Psittakose) ist eine Endozootie, die bei vielen Vogelarten vorkommt. Auf den Menschen wird sie hauptsächlich von Papageienvögeln oder von Hausgeflügel durch Staub-, Tröpfchen- und Schmierinfektion übertragen. Die Krankheit kann grippeähnlich, typhös oder als atypische Pneumonie verlaufen. Der Erreger ist tetrazyklin-empfindlich.

76 Für das *Versagen einer antibiotischen Therapie bei bakteriellen Infektionen* gibt es verschiedene Gründe: Mischinfektion, Infektionswechsel, Entwicklung einer sekundären Resistenz, mechanische Ursachen (Abflußhindernisse, Konkremente, Mißbildungen), weiterhin Fehldiagnosen (Infektionen mit primär antibiotisch unbeeinflußbaren Erregern) oder unzureichende Therapie (Unterdosierung, zu kurze Behandlungsdauer, Wahl des falschen Mittels).

77 Adenoviren (31 Serotypen) verursachen epidemisch auftretende fieberhafte Atemwegserkrankungen mit Pharyngitis, Konjunktivitis, Lymphknotenschwellung, Pneumonie, selten Meningitis. Typ 8 ist Erreger der epidemischen Keratokonjunktivitis. Einige Adenoviren sind bei Kleinkindern endemisch als latente Infektionen in „adenoiden" Geweben verbreitet. Die Adenovirusinfektion erfolgt durch Schleimtröpfchen und Stuhl.

78 Zu der DNA-haltigen **Herpes-Virus-Gruppe** gehören: die lebenslang persistierenden Herpes simplex-, Varizellen-Zoster-, Zytomegalie- und Epstein-Barr-Viren. Die Primär-Infektion des *Herpes-simplex-Virus* äußert sich als Gingivostomatitis, Vulvovaginitis, Keratokonjunktivitis, Eczema herpeticum, seltener als generalisierter Herpes und als Meningo-Enzephalitis. Der rekurrierende Herpes tritt als lokalisierter Bläschenausschlag (Herpes labialis, genitalis, corneae) auf.

79 Herpes zoster ist die *Zweitmanifestation des Erregers der Windpocken* in einem teilimmunen Organismus. Die Krankheit geht einher mit Parästhesien und Schmerzen sowie einem Bläschenausschlag, der sich auf den Segmentbereich eines sensiblen Nerven zu beschränken pflegt. Das Zostervirus ist mit dem Varizellenvirus identisch.

80 Das **Zytomegalie-Virus** ist weltweit verbreitet. 3% aller Schwangeren scheiden das Virus mit dem Urin aus. 1% aller Neugeborenen werden entweder vor oder während der Geburt infiziert. Von diesen bekommen 5% eine generalisierte Zytomegalie oder einen bleibenden Hirnschaden. Bei Erwachsenen verursacht das Zytomegalie-Virus ein der Mononukleose ähnliches Krankheitsbild (s.a. Nr. 519).

81 Das *Epstein-Barr-Virus* ist Erreger der mit heterophilen Antikörpern einhergehenden **Mononucleosis infectiosa.** Das Virus ist zudem kausal am Burkitt-Lymphom und am Nasopharynx-Karzinom beteiligt. Wichtigste Symptome der Mononucleosis infectiosa sind: fieberhafte Pharyngitis, Lymphadenopathie, Milzvergrößerung,

Hepatitis, „buntes" Blutbild, seltener Exanthem sowie Beteiligung von ZNS, Herz und Lunge (s.a. Nr. 519).

82 Pocken *(Variola major)* sind durch schwere Allgemeininfektionszeichen und charakteristische Hauteffloreszenzen gekennzeichnet, die über ein makulöses, papulöses und vesikuläres in ein pustulöses Stadium innerhalb von 5–10 Tagen übergehen. Daneben gibt es eine milde verlaufende Form *(Alastrim)*. Das Variola-Virus ist die größte, lichtmikroskopisch noch erkennbare Virusart (250 nm). Das Vakziniavirus, ein Verwandter des Variolavirus, findet seit E. Jenner (1798) als Lebendimpfstoff Verwendung.

83 Influenza (Grippe) wird durch Influenzavirus A oder B, seltener C hervorgerufen. Die Krankheit tritt häufig epidemisch auf. Charakteristisch sind Allgemeinerscheinungen sowie katarrhalische Zeichen der oberen Luftwege. Influenza tritt in allen Schweregraden auf. 80 % der Infizierten machen die Infektion unbemerkt oder als leichte Erkältungskrankheit durch. Bei A-Epidemien ist eine Übersterblichkeit zu verzeichnen.

84 *Grippeschutzimpfungen* sind dort alljährlich angezeigt, wo durch Zusammenleben von Menschen in großen Arbeits- und Wohngemeinschaften Ansteckungsgefahr besteht (Post, Eisenbahn, kommunale Einrichtungen, Industriebetriebe, Heilberufe). Das Krankheitsrisiko ist groß für ältere Menschen, Herz- und Gefäßkranke, Patienten mit Bronchitis, Emphysem, Asthma, Diabetiker, Schwangere.

85 Masern sind eine durch das Masernvirus hervorgerufene Infektionskrankheit mit 9-12 tägiger Inkubation, einem 3-4 Tage anhaltenden fiederhaften, katarrhalischen Prodromalstadium und einem etwa 4 Tage dauernden Stadium exanthematicum mit erneutem Fieberanstieg. Das großfleckige, später konfluierende Exanthem beginnt meist hinter den Ohren und schuppt später kleieförmig. Die Infektion hinterläßt eine lebenslange Immunität.

86 Mumps ist eine akute Infektionskrankheit mit entzündlicher, nichteitriger Anschwellung der Ohrspeicheldrüse und evtl. anderer Speicheldrüsen sowie des Pankreas. Seltener ist ein Befall von Hoden, Gehirn und Ovar. Es gibt Mumps ohne Parotitis. Der Mensch ist Erregerreservoir. Die Übertragung erfolgt durch Speichel oder Tröpfcheninhalation. Die Inkubation beträgt ca. 16 Tage.

Übertragbare Krankheiten

87 Das **RS** (Respiratory syncytial)-**Virus** ist die wichtigste Ursache von ernsten Erkrankungen der unteren Luftwege sowie plötzlichen Todesfällen bei Kleinkindern. Bei älteren Kindern verläuft die Infektion als fieberhafte Rhinitis und Pharyngitis, bei Erwachsenen als afebriler Schnupfen. Kleinkinder scheiden das RS-Virus postinfektiös für 2-3 Wochen aus, Erwachsene nur für 2-3 Tage.

88 Durch *Arthropoden* übertragene **Virusenzephalitiden** sind saisongebundene Infektionen, die teils inapparent, teils als aseptische Meningitis oder als Enzephalitis verlaufen können. Es sind mehr als 150 antigendifferente „*Arbo-Viren*" bekannt. Geographisch lassen sich eine amerikanische, fernöstliche, eurasische und afrikanische Enzephalitis unterscheiden.

89 Poliomyelitis (Kinderlähmung) ist eine weltweit verbreitete Infektionskrankheit, die als banaler Infekt, als aseptische Meningitis oder mit schlaffen Lähmungen verlaufen kann. 95 % der Infektionen bleiben asymptomatisch. Polioviren werden serologisch in 3 Hauptypen unterteilt. Die Polioschutzimpfung hat in den entwickelten Ländern die Seuche praktisch ausgerottet.

90 Coxsackie-Viren bilden eine Familie der Enteroviren. Sie verursachen eine Reihe verschiedener Erkrankungen des Menschen, z.B. abakterielle Meningitis, Enzephalomyelitis, Peri- und/oder Myokarditis, Pleurodynie, Herpangina und Schnupfen. Die Coxsackie-Virus-A-Gruppe wird in 23 antigendifferente Typen, das B-Virus in 6 solcher Typen unterteilt.

91 ECHO-Viren *(Enteric cytopathogenic human orphan)* mit 30 Serotypen sind Enteroviren (Durchmesser: 28 nm, RNS-haltig, Ätherresistenz). Nur wenige Vertreter rufen eine Erkrankung hervor, z. B. abakterielle Meningitis mit oder ohne Exanthem, fieberhafter Infekt mit oder ohne Exanthem und Schnupfen.

92 Etwa 40 % der **Schnupfenerkrankungen des Erwachsenenalters** werden durch einen der über 100 Serotypen des Rhinovirus hervorgerufen. Der übrige Teil und viele Schnupfenerkrankungen des Kindesalters haben als Erreger eine Reihe verschiedener Erreger, u.a. Influenza-Parainfluenza-, Coxsackie-, ECHO-, Adeno-, RS-, Corona- und Reo-Viren.

93 Rabies (Tollwut) ist eine Infektionskrankheit des Zentralnervensystems, die fast stets tödlich verläuft. Das Virus wird auf den Menschen meist durch Biß eines tollwütigen Tieres übertragen. Da die Inkubationszeit der Tollwut oft lang ist, wird prophylaktisch eine Simultanimpfung mit Hyperimmunserum und Entenembryonen- bzw. Zellkultur-Impfstoff empfohlen.

94 Das **Rötelnvirus** hat bei Infektionen in der Frühschwangerschaft *teratogene Wirkung* (Blindheit, Taubheit, Herz- und Hirndefekte). Die Angaben der Rötelnanamnese sind häufig falsch, da einerseits die Krankheit oft unerkannt bleibt – vor allem bei subklinischem Verlauf –, andererseits rötelähnliche Exantheme bei anderen Krankheiten häufig mit Röteln verwechselt werden. Deshalb sollten alle Mädchen zwischen 11 – 13 Jahren gegen Röteln geimpft werden.

Lungentuberkulose

H. Ludes

95 Der **Verlauf** einer tuberkulösen Erkrankung wird weitgehend von Resistenz (natürliche und erworbene) und Allergie des Organismus sowie von Menge und Virulenz der Erreger mitbestimmt, wobei die Resistenz des Organismus meist den dominierenden Faktor darstellt.

96 Die **Resistenz des Organismus** wird beeinträchtigt durch Mangelernährung, Alkoholabusus, psychische und körperliche Belastung sowie durch Krankheiten wie Diabetes, Silikose, Lymphogranulomatose, Zustand nach Magenresektion u.a., die daher eine positive Syntropie mit Tuberkulose zeigen, wobei meist die Tuberkulose als Zweitkrankheit auftritt.

97 Im Ablauf der Tuberkulose unterscheidet man die **Erstinfektion** (Bildung des Primärkomplexes, Auftreten der Tuberkulinallergie, Primärtuberkulose, Hilusdrüsentuberkulose), das **subprimäre Stadium** (Generalisation, überwiegend hämatogen) und die **postprimäre Tuberkulose** (isolierte Organtuberkulose mit vorwiegend intrakanalikulärer Ausbreitung).

98 Die **Reaktivierung** alter, im primären bzw. subprimären Stadium entstandener Herde ist die häufigste Ursache der postprimären Lungentuberkulose. Daneben spielen **Superinfektion** (mit Neuherdbildung bzw. Exazerbation alter Herde) und **Reinfektion** (nach biologischer Abheilung einer früheren Infektion) ebenfalls eine pathogenetische Rolle.

99 **Pathologisch-anatomisch** unterscheidet man bei der Lungentuberkulose eine *exsudative,* eine *produktive* und eine *zirrhotische* Verlaufsform, je nachdem ob eine käsige Nekrose, spezifisches Granulationsgewebe oder fibrotische Gewebsprozesse im Vordergrund stehen. Meist liegt eine *gemischte Verlaufsform* mit Überwiegen der einen oder anderen Gewebsreaktion vor.

100 Die klinische Bedeutung der **atypischen Mykobakterien** liegt in ihrer mehr oder weniger deutlichen Resistenz gegenüber den zur Zeit bekannten Antituberkulotika. Von diagnostischem Wert sind weitgehende Apathogenität für Meerschweinchen, Farbverhalten der

Kolonien, Niacintest und Katalasereaktion sowie der Ausfall homologer, dem Tuberkulintest analoger Sensitivitäts-Proben.

101 Als Folge der spezifischen **Primärinfektion** bildet sich, zu 90 % in der Lunge, ein **Primärkomplex** (Parenchym- und Lymphknotenherd), der zwar meist abheilt, andererseits aber auch Ausgangspunkt einer Primärtuberkulose der Lungen, einer Hilusdrüsentuberkulose oder einer hämatogenen Streuung sein kann.

102 Bei der **Hilusdrüsentuberkulose** müssen *differentialdiagnostisch* besonders Sarkoidose, Lymphogranulomatose, primäre und sekundäre Malignome, Leukämie und andere mediastinale Veränderungen erwogen werden. Wesentliche *Komplikationen* sind hämatogene Aussaat, Perforation in einem Bronchus und Auftreten einer Atelektase.

103 Bei der hämatogenen Streuung kann es sowohl zu **lokalisierten Herdbildungen,** die später Ausgangspunkt einer postprimären Organtuberkulose (in Lungen, Urogenitalsystem, Skelett, Nebennieren etc.) werden können, als auch generalisiert zur **Miliartuberkulose** in ihrer pulmonalen, meningealen oder typhoiden Verlaufsform kommen.

104 Die häufigste Erkrankung des primären bzw. subprimären Formenkreises der Tuberkulose ist die **Pleuritis exsudativa.** Ihre adäquate tuberkulostatische Behandlung stellt gleichzeitig die sinnvollste Prophylaxe einer etwaigen späteren postprimären Organtuberkulose dar. Von ihr unterscheidet man die **Begleitpleuritis** bei postprimärem intrapulmonalen Prozeß.

105 Das **Frühinfiltrat** ist das erste klinische Stadium der postprimären Lungentuberkulose. Unbehandelt kann es durch Einschmelzung zur **Kavernenbildung** *(Frühkaverne)* und somit zur röntgenologisch offenen Lungentuberkulose kommen. Unter ungünstigen Bedingungen geht die Kaverne in ein *chronisches Stadium* über.

106 Die wesentlichen *Gefahren der* **Kaverne** sind Substanzverlust, Infektion der Umgebung, intra- sowie extrapulmonale kanalikuläre Streuung, Lungenblutung und Kavernenperforation. Die chronische Kaverne stellt meist den Beginn der *chronisch-rezidivierenden, schubweisen Verlaufsform* der Lungentuberkulose dar.

107 Beim **Rundherd** müssen differentialdiagnostisch neben dem Tuberkulom besonders Bronchialkarzinom, Metastase, Morbus Hodgkin, gutartiger Tumor, Histoplasmose, Hydatidenzyste und arteriovenöses Aneurysma erwogen werden. Der Versuch einer Abklärung durch bloße Verlaufsbeobachtung ist wegen des damit verbundenen Zeitverlustes nicht zu vertreten.

108 Eine häufige Folge chronisch-rezidivierender spezifischer Lungenprozesse ist die **zirrhotische Lungentuberkulose** mit oft erheblicher Einschränkung der Lungenfunktion und Entwicklung eines *Cor pulmonale*. Sie ist heute eine der wesentlichsten Invaliditäts- und Todesursachen bei Lungentuberkulose.

109 Die klinische **Symptomatik** der Lungentuberkulose ist meist uncharakteristisch. Es muß daher stets an die Möglichkeit einer spezifischen Erkrankung gedacht werden und durch gezielte diagnostische Maßnahmen (Anamnese, Auskultation, Röntgenuntersuchungen, Bakteriologie, Tuberkulintest usw.) eine Abklärung erfolgen.

110 Der sicherste **Nachweis** einer tuberkulösen Erkrankung ist der positive Erregerbefund in Kultur bzw. Tierversuch *(bakteriologisch offene Tuberkulose)*. Ein negativer Befund schließt aber eine Tuberkulose nicht aus *(bakteriologisch geschlossene Tuberkulose)*. Eine positive **Tuberkulinprobe** beweist die durchgemachte Erstinfektion. Ihr negativer Ausfall schließt (bis auf Ausnahmen) weitgehend das Vorliegen einer tuberkulösen Erkrankung aus.

111 Jede aktive Tuberkulose ist *behandlungsbedürftig*. Hierbei steht heute die über mindestens 1½–2 Jahre durchzuführende spezifische **Chemotherapie** absolut im Vordergrund: zunächst in Dreierkombination *(Initialphase)*, anschließend in Zweierkombination *(Stabilisierungsphase)* und später im Falle völliger Konsolidierung als Monotherapie *(Sicherungsphase)*.

112 Die *Zusammenstellung der medikamentösen Kombination* richtet sich im wesentlichen nach der therapeutischen Wertigkeit, der Empfindlichkeit der Erreger, der Verträglichkeit, der Wirkungsweise, der Applikationsart und eventuellen Kontraindikationen. Als *erste Wahl* gelten Kombinationen aus INH, Rifampicin, Ethambutol und Streptomycin.

113 Miliare Aussaat, schwere toxische Zustände bzw. ausgedehnte exsudative Prozesse, exsudative Pleuritis und schwere therapiebedingte Allergien sind Indikationen für eine zusätzliche mehrwöchige **Kortikosteroidtherapie.** Voraussetzung sind gleichzeitige, ausreichende Chemotherapie, sensible Erreger und Fehlen der üblichen Kontraindikationen.

114 Unter den **chirurgischen Verfahren** genießt, wenn möglich, die *Resektionstherapie* den Vorzug. Die chirurgische *Kollapstherapie* und die *lokale Kavernenbehandlung* sind in den Hintergrund getreten. Die einst führenden reversiblen Kollapsverfahren, *Pneumothorax* und *Pneumoperitoneum,* sind heute weitgehend verlassen.

115 Die **Prognose** einer frischen Erkrankung ist bei adäquater Behandlung gut (90% Heilung). Bei älteren Prozessen, besonders aber bei Erregerresistenz, Begleiterkrankungen mit positiver Syntropie, sehr großen Einschmelzungshöhlen oder ausgedehnten zirrhotischen Prozessen, Alkoholismus und Therapieunterbrechungen sind die Erfolgsaussichten herabgesetzt.

116 Zur **Infektionsprophylaxe** stehen *BCG-Impfung* oder *Chemoprophylaxe* bei tuberkulinnegativen Reaktoren und zur **Erkrankungsprophylaxe** die *präventive Chemotherapie* bei bereits Infizierten, besonders bei frischen Tuberkulinkonvertoren und bei erhöhtem Risiko (Erkrankungen mit positiver Syntropie, Kortikoidtherapie, massive Exposition usw.), zur Verfügung.

Sarkoidose

H. Ludes

117 Bei der Sarkoidose (Morbus Boeck) handelt es sich um eine **granulomatöse Systemerkrankung,** die durch das Auftreten nicht verkäsender *Epitheloidzellgranulome* in allen betroffenen Organen und Geweben charakterisiert ist. Ätiologie und Pathogenese sind noch nicht sicher geklärt.

118 Meist werden intrathorakale Veränderungen, und zwar in folgenden **Stadien,** beobachtet: 1. Hilusdrüsenschwellung, 2. präfibrotische Lungensarkoidose, 3. Lungenfibrose. Haut, Augen, Speicheldrüsen, extrathorakale Lymphknoten, Leber, Milz, Knochen, Myokard, Nervensystem und gelegentlich auch andere Organe können ebenfalls betroffen sein.

119 Bei der **akuten Verlaufsform** bestehen öfters ein Erythema nodosum und/oder fieberhafte Gelenkbeschwerden. Bei der **chronischen Verlaufsform** werden klinisch meist keine oder nur sehr uncharakteristische Beschwerden angegeben, es sei denn, ein Organ ist durch die Erkrankung erheblich funktionell beeinträchtigt (wie bei Lungenfibrose, Augenbeteiligung u. a.).

120 Im Mittelpunkt der **Diagnostik** stehen Röntgenuntersuchungen, Tuberkulintest (meist herabgesetzte Tuberkulinempfindlichkeit), Kveim-Test sowie bioptische Verfahren (Lymphknoten- und Leberbiopsie, Bronchoskopie, eventuell mit perbronchialer Lymphknotenpunktion, und Mediastinoskopie).

121 Das Stadium der Hilusdrüsenschwellung zeigt eine relativ große *Spontanheilungstendenz* und bedarf daher oft nur der Beobachtung. In den übrigen Fällen ist meist die *Kortikosteroidtherapie* unter tuberkulostatischem Schutz die **Therapie** der Wahl, u. a. besonders bei progredienten intrapulmonalen Veränderungen, Dyspnoe, Augenbeteiligung und Hyperkalziämie.

Erkrankungen der roten Blutzellen (Erythrozytopoese)

W. Pribilla

122 Die roten Blutkörperchen oder **Erythrozyten** sind die hämoglobinhaltige Endstufe der erythropoetischen Entwicklungsreihe, die vom Proerythroblasten über die Makroblasten, Normoblasten (Kernverlust!) und Retikulozyten verläuft. Retikulozyten sind junge Erythrozyten, die in der Entwicklung zwischen den Normoblasten und den reifen Erythrozyten stehen. **Hämoglobin** ist ein Chromoproteid mit einer farblosen Eiweißkomponente und der roten *prosthetischen* Gruppe (= Protoporphyrin + Eisen). Normales Hämoglobin hat drei Komponenten: Hb A (98%), Hb F, Hb A_2. Diese Hämoglobine enthalten jeweils vier *Polypeptidketten* (α-, β-, γ-, δ-Ketten), von denen zwei identisch sind: Hb A = $\alpha_2 \beta_2$, Hb F = $\alpha_2 \gamma_2$, Hb $A_2 = \alpha_2 \delta_2$.

123 Eine **Anämie** (= verminderte Erythrozytenmasse) kann entstehen durch: Blutverluste, unzureichende Bildung von Erythrozyten, beschleunigten Abbau von Erythrozyten oder durch eine Kombination dieser Vorgänge. Wegen dieser pathogenetischen Unterschiede können therapeutische Maßnahmen nur dann wirksam sein, wenn sie die Ursache der Anämie berücksichtigen.

124 **Mangelanämien** entstehen dann, wenn im Knochenmark die für die Erythrozytenbildung notwendigen Substanzen nicht ausreichend vorhanden sind. Die wichtigsten Mangelanämien sind: *Eisenmangelanämie* (meist nach chronischem Blutverlust), die *Vitamin-B_{12}-Mangel-Anämie* (meist bei Vitamin B_{12}-Resorptionsstörung), die *Folsäuremangel-Anämie* und die *Vitamin-B_6-Mangel-Anämie*.

125 **Eisen** ist beim Menschen überwiegend als Eisen-Eiweiß-Verbindung (Hämoglobin, Ferritin, Hämosiderin, Myoglobin) vorhanden. Auch einige Enzyme enthalten Eisen. Der *Eisenbestand* des Erwachsenen beträgt etwa 4000-5000 mg. Etwa 70% davon befinden sich im Hämoglobin. Blutverluste sind daher die häufigste Ursache des Eisenmangels *(Eisenmangelanämie)*.

126 Ein schwerer **Eisenmangel** ist hämatologisch-serologisch charakterisiert durch Hypochromie der Erythrozyten, niedriges Serumeisen, erhöhte Eisenbindungskapazität, fehlende Eisenablagerungen im Knochenmark; klinisch durch Adynamie, „Nervosität", Kopfschmerzen, brüchige Fingernägel, Mundwinkelrhagaden und Haarausfall. Eisentherapie beseitigt alle Symptome.

127 Eisenbehandlung ist nur wirksam bei Eisenmangel (Substitutionsbehandlung). Eisen kann oral (als Ferro-Eisen), intravenös (als Ferri-Zuckerverbindung) oder intramuskulär (als Eisendextran oder Eisensorbitolverbindung) zugeführt werden. Da der therapeutische Effekt (Hämoglobinanstieg) dieser Präparate gleich ist, aber die Nebenwirkungen bei parenteraler Eisentherapie häufiger sind, sollte Eisen in der Regel oral gegeben werden.

128 Der **Vitamin-B_{12}**-Bedarf des Erwachsenen (2–3 γ/Tag) kann bei normaler Ernährung nach Bindung an den *Intrinsic-Faktor* (Magenschleimhaut) leicht gedeckt werden. Resorptionsort ist das Ileum. Verminderte Intrinsic-Faktor-Produktion (bei Atrophie oder Entfernung der Magenschleimhaut) oder Störungen am Resorptionsort (Ileumresektion, enterokolische Fistel o.ä.) sind wichtige Ursachen eines Vitamin-B_{12}-Mangels.

129 Die bei Patienten mit **Vitamin-B_{12}-Mangel** nicht seltenen neurologischen Störungen bezeichnet man als **funikuläre Spinalerkrankung.** Neben Parästhesien an Händen und Füßen können motorische Schwäche, Gangstörungen, Ataxien, Pyramidenbahnzeichen und Reflexausfälle vorkommen. Störungen der Tiefensensibilität (Verlust des Vibrationsgefühls: Stimmgabelversuch!) sind als frühzeitig auftretendes Symptom besonders wichtig (s.a. Nr. 590).

130 Eine **Vitamin-B_{12}-Behandlung** ist nur bei Vitamin-B_{12}-Mangel wirksam. Die Zufuhr erfolgt am besten parenteral (intramuskulär). Die *Erhaltungsdosis* – z.B. bei perniziöser Anämie, der bei uns häufigsten B_{12}-Avitaminose – beträgt etwa 100 γ Hydroxycobalamin pro Monat; zur Initialbehandlung kann diese Dosis 2mal pro Woche verabreicht werden (s.a. Nr. 868).

131 Megalozyten sind große, ovale, hämoglobinreiche Erythrozyten. Sie treten neben vielen anderen Symptomen bei Mangel an Vitamin B_{12} oder Folsäure auf. Ihre Vorstufen im Knochenmark heißen *Megaloblasten.* Die megaloblastische Erythrozytopoese normalisiert sich nach Beseitigung des Mangelzustandes.

132 Die **Lebensdauer der Erythrozyten** beträgt rund 120 Tage. Gealterte Erythrozyten werden in der Blutbahn zerstört, die Bruchstücke vom RHS phagozytiert. Bei *hämolytischen Anämien* ist die Lebensdauer der Erythrozyten verkürzt. Der Abbau (Hämolyse) kann dabei vorwiegend intravasal, lienal, hepatisch oder lienohepatisch erfolgen.

133 Bei **hämolytischen Anämien** ist der beschleunigte *Erythrozytenabbau* (= Verkürzung der Erythrozytenlebensdauer) der entscheidende pathogenetische Vorgang. Zeichen dafür sind: leichte Erhöhung des „indirekten" Bilirubins im Serum, Vermehrung erythrozytopoetischer Zellen im Knochenmark, gesteigerte Retikulozytenzahl. Es gibt angeborene (erbliche) und erworbene hämolytische Anämien.

134 Die **hereditäre Sphärozytose** ist ein dominant erbliches Leiden mit einem Defekt der *Erythrozytenmembran*. Die Erythrozyten der Patienten haben eine verkürzte Lebensdauer; sie werden in der Milz abgebaut (lienale Hämolyse). Nach *Splenektomie* tritt immer eine Besserung der Erythrozytenlebensdauer und der Anämie ein.

135 Bei den **Hämoglobinopathien** ist der *Globinanteil* des Hämoglobins chemisch vom normalen Hämoglobin verschieden. Meist ist nur eine Aminosäure einer Peptidkette verändert. Homozygotie oder Heterozygotie der Anlage und Lokalisation des Defektes sind für die klinische Bedeutung (u. U. hämolytische Anämie) einer Hämoglobinopathie entscheidend.

136 Bei den **Thalassämien** ist die Entwicklung einer Peptidkette des Hämoglobins behindert (meist der β-Kette = β-Thalassämie). Diagnostisches Leitsymptom ist die erbliche hypochrome hämolytische Anämie. Die *Thalassaemia major* (Homozygotie) führt frühzeitig zum Tode, die *Thalassaemia minor* (Heterozygotie) ist meist harmlos (s.a. Nr. 13 u. 14).

137 Bei den Thalassämien und den Hämoglobinopathien sieht man im Blutausstrich nicht selten **Target-Zellen.** Es handelt sich dabei um dünne, farbstoffarme Erythrozyten, in denen das Hämoglobin am Rand und in der Mitte angeordnet ist. Durch die dazwischen befindliche blasse Zone haben diese Erythrozyten Ähnlichkeit mit einer Schießscheibe oder einer Kokarde.

Erkrankungen der roten Blutzellen (Erythrozytopoese)

138 Neben den *erblichen* **hämolytischen Anämien,** zu denen auch Enzymdefekte wie der Mangel an Glukose-6-Phosphat-Dehydrogenase = Favismus = häufigste Genanomalie im Mittelmeerraum – gehören, gibt es zahlreiche *erworbene* hämolytische Anämien. Dabei wird der beschleunigte Erythrozytenabbau durch verschiedene Ursachen hervorgerufen: a) Infektionen (z.B. Malaria), b) physikalische Einflüsse (z.B. nach Herzklappenersatz), c) chemische Einflüsse (z.B. durch Phenylhydrazin), d) Isoantikörper (AB0-Blutgruppen), e) Autoantikörper (Kälteantikörper, Wärmeantikörper) (s.a. Nr. 21).

139 Bei den **aplastischen Anämien** ist die Bildung der Erythrozyten im Knochenmark unzureichend. Isolierte aplastische Anämien sind selten *(„Pure red cell aplasia")*. Sie können angeboren oder erworben (unter Umständen medikamentös-toxisch) sein. Häufig ist dagegen eine verminderte Erythrozytopoese beim »*aplastischen Syndrom*« (gleichzeitig Leuko- und Thrombozytopenie).

140 Bei den **sideroachrestischen** Anämien ist die Verwertung des Eisens zur Hämoglobinbildung gestört. Es gibt erbliche und erworbene Formen. Die Kombination einer hypochromen Anämie mit hohen Serumeisenwerten und Siderose des Knochenmarks (viele Sideroblasten [=Erythroblasten mit Eisengranula]) sowie der Leber sind typisch.

141 Unter **Polyglobulie** versteht man eine Vermehrung der *Erythrozytenmasse* infolge gesteigerter Erythrozytenproduktion. Sie entsteht häufig reaktiv bei O_2-Mangel oder Störung des O_2-Transportes (z. B. Aufenthalt in großer Höhe, Lungenerkrankungen, Methämoglobinbildung, arteriovenösen Kurzschlüssen), gelegentlich auch bei endokrinen Leiden (z. B. Morbus Cushing), bei Nierenkrankheiten (Zysten, Tumoren) und zerebralen Schädigungen (z. B. CO-Vergiftung).

142 Bei der **Polycythaemia vera** werden Erythrozyten, Granulozyten und Thrombozyten im Übermaß gebildet. Durch die Erythrozytose ist die Blutmenge erhöht (Kreislaufbelastung); die Thrombozytose kann zu einer *Thromboembolie* führen. Eine Therapie ist durch Aderlasse und Hemmung der Blutzellbildung (Zytostatika, ^{32}P) möglich (s.a. Nr. 167).

143 Eine stets tödlich verlaufende maligne Entartung der Erythrozytopoese liegt bei der **Erythrämie** vor. Im Knochenmarksausstrich überwiegen abnorm geformte Erythroblasten. Auch im Blutausstrich sind zahlreiche Normoblasten vorhanden. Eine progrediente Anämie und eine Thrombozytopenie mit hämorrhagischer Diathese sind charakteristisch.

Erkrankungen der weißen Blutzellen (Leukozytopoese) und der blutbildenden Organe

R. Gross

144 Im **Retikulohistiozytären System** (RHS, alte Bezeichnung: retikuloendotheliales System = RES) – einer funktionellen Einheit – sind die der Abwehr fremder und körpereigener Noxen dienenden Zellen zusammengefaßt. Neben einer Reserve undifferenzierter Stammzellen sind sie spezialisiert auf Phagozytose, proteolytische Verdauung, Bildung und Transport humoraler und zellgebundener Antikörper. Mit Agar-Kolonie-Technik können Zahl und Funktion der Stammzellen halbquantitativ bestimmt werden (CFU's = *c*olony *f*orming *u*nits).

145 Die **Granulozytopoese** besteht aus einem relativ kleinen Speicher („Pool", „compartment"), von Stammzellen, einem größeren Proliferations- und Reifungsspeicher der Promyelozyten und Myelozyten, einem Reifungs- und Reservespeicher von Jugendlichen und Stabkernigen, einem Funktionsspeicher von Stab- und Segmentkernigen, deren Masse das Knochenmark schon verlassen hat.

146 Antikörper sind gewebsgebunden *(sessile AK)* oder mit den Blutzellen (Lymphozyten, evtl. Monozyten, Histiozyten) sowie als Immunglobuline (Agglutinine, Lysine, Präzipitine, Opsonine) beweglich *(mobile AK)* (s.a. Nr. 28, 829).

147 Den **Anstoß zur Bildung von Antikörpern** unterschiedlicher, meist hoher Spezifität geben Antigene von Bakterien, Viren und körperfremden Proteinen, vermutlich nach Phagozytose in Monozyten oder Histiozyten über besondere Matrizen von Ribonukleinsäure.

148 Neuerlicher **Kontakt** mit dem gleichen Antigen facht die Antikörperbildung an *(„anamnestische Reaktion", „Boosterung")*; lang dauernder Mangel an Kontakt, allgemeiner Eiweißmangel, anderweitige Beanspruchung oder Blockierung des RHS setzen sie herab. Daraus leiten sich die Notwendigkeit und die Wirkung von *„Auffrischungsimpfungen"* ab.

149 Ein **Antikörpermangelsyndrom** geht immer mit Hypo- oder Agammaglobulinämie einher. Elektrophoretische Verminderung der γ-Globuline (unter 10 rel. %) ist auf Antikörpermangel verdächtig, aber damit noch nicht identisch. Antikörpermangelsyndrome gibt es als *vererbte Anomalie* – evtl. in Kombination mit Anomalien der lymphoretikulären Gewebe – und *erworben* als Folgen von Strahlenschäden, lang dauernder Chemotherapie („Immunsuppression") oder Erkrankungen der lymphoretikulären Gewebe.

150 Die **Plasmaproteine** sind bei vielen Erkrankungen in ihrer Verteilung zueinander (d.h. quantitativ) verändert *(Dysproteinämie)*. Das Auftreten qualitativ abartiger Proteine *(Paraproteinämie)* bei Tumoren oder in „benigner" Form ist umstritten. Nach neuerer Auffassung handelt es sich nur um eine abnorme (monoklonale, d.h. von einem einzigen Zell-Klon gebildete) Vermehrung schon normal vorkommender Immunglobuline (s.a. Nr. 169).

151 Die immunologisch zunächst undifferenzierten lymphoretikulären Zellen werden (vermutlich durch Einwirkung des Thymus) *„kompetent"*, durch Kontakt mit entsprechenden Antigenen *spezifisch geprägt* („committed").

152 Die meisten akuten **Infekte** durch Bakterien und durch einige Viren sind durch Leukozytose, Linksverschiebung (zu den unreifen Elementen hin), toxische Granulation der Neutrophilen, α_1-+ α_2-Dysproteinämie, die *chronischen* mehr durch Lymphozytose, α_2- + γ- oder γ-Dysproteinämie gekennzeichnet.

153 *Leukozytopenie* (mit Linksverschiebung und toxischer Granulation der Neutrophilen) spricht in Verbindung mit Fieber eher für einen Virusinfekt. Leukozytopenie kann auch durch eine geschädigte oder überbeanspruchte (Abwanderung in entzündete oder nekrotische Gewebe!) Granulozytopoese hervorgerufen werden. Innerhalb der bakteriellen Infekte sind besonders der Typhus (selten der Paratyphus) sowie manche Miliartuberkulosen und toxische Diphtherien durch Leukozytopenie gekennzeichnet.

154 Hohe **Infektanfälligkeit** („low resistance-Syndrome") kommen vor bei Mangel an funktionstüchtigen Granulozyten (Leukozytopenie, Agranulozytose, unreifzelligen Leukämien) – Verminderung oder Funktionsstörung von RHS-Elementen (z.B. durch Mangel an Vitamin C, Diabetes, Leukosen, Retikulosen) – durch endogene

(Speicherkrankheiten) oder exogene (übermäßige parenterale Zufuhr von Eisen) Blockade des RHS – durch Störungen der zellständigen Immunität (z.B. Erkrankungen der lymphoretikulären Gewebe, Lymphozytophthise) – durch Mangel an Immunglobulinen – durch fehlende Aktivierung des Komplement-Systems – durch Behandlung mit Kortikosteroiden oder immunsuppressiven Zytostatika.

155 Bei **Knochenmarkinsuffizienz** verschiedener Genese und bei Knochenmarkkarzinose kann es zu einem Rückgriff auf Blutbildungspotenzen in Organen, die darin nur zeitweilig in der fetalen Entwicklung tätig waren (besonders Leber und Milz) kommen *(„extramedulläre Blutbildung", „extramedulläres Syndrom")*. Kennzeichnend sind eine Vergrößerung der betroffenen Organe, eine meist mäßige Anämie, manchmal mit leichter Hämolyse, eine Leukozytose sowie das Auftreten unreifer Elemente (besonders kernhaltiger roter Vorstufen) im strömenden Blut *(„embryonales Blutbild")*. Die Splenektomie ist indiziert, wenn der Abbau in der Milz oder die gleichzeitige Antikörperbildung im Vordergrund stehen (Lebensdauerbestimmung und Milzszintigraphie).

156 Eine **Bluteosinophilie** kommt bei zahlreichen Erkrankungen, besonders bei generalisierten Infekten durch Metazoen (z.B. Würmer), allergischen und immunologischen Reaktionen, Kollagenosen, chronischer Myelose, manchen akuten Leukosen (z. B. Chlorome!), bei rd. 20 % der Lymphogranulomatosen und bei 5-10 % generalisierter Karzinome vor. Bei einem Teil dieser Erkrankungen wird die Eosinophilie nur im Knochenmark *(Markeosinophilie)* oder in den pathologischen Geweben *(Gewebseosinophilie)* nachgewiesen.

157 Lymphotrope Viren (z. B. bei Mononukleose, Lymphocytosis infectiosa, Katzenkratzkrankheit, manchen Fällen von Hepatitis) können eine Leukozytose mit einem hohen Anteil mononukleärer Zellen herbeiführen. Die oft schwierige Abgrenzung von lymphoiden oder monozytoiden akuten Leukosen ermöglichen spezifische serologische Tests auf diese Krankheiten (z.B. „Mono-Test", Paul-Bunnell-Reaktion), das „bunte" Blutbild (Lymphozyten und Monozyten aller Reifungsgrade sowie Zwischenformen (sogen. „Virozyten"), die geringe Beteiligung des Knochenmarks, die meist normale Thrombozytenzahl. (Ausnahme: Immunthrombozytopenie, manchmal bei Mononukleose).

158 Die **Lymphogranulomatose**, eine Erkrankung vorzugsweise des jüngeren Erwachsenenalters, zeigt ganz verschiedenartigen Organbefall (kutaneoglanduläre, mediastinale, pulmonale, hepatolienale, abdominale, ossäre, zentralnervöse Formen) und unterschiedliche Verläufe. Überwiegend beginnt sie in den Lymphknoten des Kopf-Hals-Gebietes und zeigt eine *Neigung zu kraniokaudaler Ausbreitung*. Die Diagnose soll, wenn irgend möglich, frühzeitig histologisch gesichert werden (prognostische und therapeutische Konsequenzen!).

159 Das typische *Blutbild der Lymphogranulomatose* besteht aus: Leukozytose, relativer Lymphozytopenie, bei rd. 20 % auch Eosinophilie. Die Blutsenkung ist schon früh leicht bis mittelstark beschleunigt. Nachtschweiße, Juckreiz, Gewichtsabnahme, Fieber zeigen den B-Typ mit ungünstigerer Prognose an.

160 Das *Fieber der Lymphogranulomatose* ist öfters, aber nicht so typisch subfebril, unregelmäßig oder remittierend. Das charakteristische undulierende Fieber (Typ Pel-Ebstein) ist seltener.

161 Auf die **Prognose der Lymphogranulomatose** – z.Z. mehr bestimmt durch die Eigengesetzlichkeit des einzelnen Falles als durch therapeutische Maßnahmen – sind vorsichtige Schlüsse aus der *Ausbreitung* (4-Stufen-Klassifikation), aus dem *histologischen Typ* (Einteilung nach Lukes) und aus dem *Anteil der α_2-Globuline in* der Elektrophorese (je höher oder einseitiger, um so ungünstiger!), aus den *Allgemeinsymptomen* (Typ B mit, Typ A ohne Allgemeinerscheinungen) zu ziehen. Zur Stadieneinteilung, besonders einer Beteiligung der Milz, Leber, abdominalen Lymphknoten, wird heute die *Probelaparotomie mit Splenektomie* durchgeführt.

162 Die **derzeitige Therapie der Lymphogranulomatose** ist bei allen lokalisierten Formen die *Röntgenbestrahlung* der nachweisbaren (einschließlich Urographie, Lymphangiographie!) und benachbarten Lymphknoten oder (besser) die breitflächigen Mantelfeldbestrahlungen mit 3000–4000 rad. Bei generalisierten Formen und bei persistierenden Allgemeinerscheinungen sind *Zytostatika* indiziert, besonders in Dreier- und Viererkombinationen, z. B. das Schema nach de Vita. Streng isolierte Einzelherde können operativ entfernt (z.B. als „neck dissection") und nachbestrahlt werden.

163 Die **Neoplasien der blutbildenden Organe** können als isolierte, expansiv in die Umgebung vordringende Tumoren *(Sarkome),* als systemartig ubiquitäre Tumoren *(Sarkomatosen)* oder generalisiert im Blut in den blutbildenden Geweben und in zahlreichen anderen Organen *(Leukosen)* auftreten. Übergänge sind häufig; gleichzeitige Entwicklung von Tumoren und Leukosen kommt vor (s.a. Nr. 965).

164 Die praktisch wichtigsten **Differentialdiagnosen** der *akuten Leukosen* sind: lymphotrope Virusinfekte und Panzytopenien; die der *chronischen Myelosen:* Osteomyelosklerosen und leukämoide Reaktionen (Hyperleukozytosen) bei bakteriellen Infekten, seltener bei Karzinomen; die der *chronischen Lymphadenosen:* lymphotrope Virusinfekte und akute (lymphoidzellige) Leukosen. Für die Erkennung der akuten Leukosen und der chronischen Lymphadenosen leistet das Knochenmark mehr als der Blutausstrich, bei chronischen Myelosen sind die unreifen Elemente im Blut von größerer pathognomonischer Bedeutung als im Knochenmark (s.a. Nr. 168).

165 Akut ist ein klinischer Begriff, unreifzellig ein zytologischer Begriff. Bei den **akuten unreifzelligen Leukosen** (Paraleukoblastosen) fallen diese Kriterien meist, aber nicht immer, zusammen. Neben Knochen- und Gelenkschmerzen, Drüsenschwellungen (nur bei rd. 30%!) sind Allgemeinsymptome, wie Dyspnoe, Leistungsschwäche, Blässe (Anämie!), nekrotisierende Entzündungen besonders im Mund, am After und an der Vulva (Mangel an funktionstüchtigen Granulozyten!) sowie Blutungen (Thrombozytopenie!) besonders charakteristisch. Rund 40% aller akuten Leukosen haben Leukozytenzahlen unter 10000, rd. 15% unter 4000/cmm *(subleukämische Verläufe).*

166 Als **Präleukämie** bezeichnet man Zustände, die Monate oder Jahre als aplastisches Syndrom verlaufen können. Sie zeigen zu etwa 50% schon ein abnormes Chromosomenmuster, besonders in der Zahl. Als „smoldering leukaemia" bezeichnet man (uneinheitlich) langfristig nur gering ausgeprägte unreifzellige Leukosen.

167 Die **chronische Myelose** ist durch den Nachweis der Deletion eines langen Arms im Chromosom 22 *(„Philadelphia-Chromosom")* und die damit möglicherweise zusammenhängende *Verminderung der alkalischen Phosphatase* in den reifen Granulozyten von anderen **myeloproliferativen Syndromen** Polycythaemia vera [s.a. Nr. 142], Osteomyelosklerose, essentielle Thrombozythämie) abzugrenzen.

168 Die **chronische Lymphadenose** ist eine ausgesprochene Erkrankung des höheren Lebensalters und gerade dann die »gutartigste« Leukämie. Sie ist gegenüber den anderen Leukosen durch die besonders häufige *Beteiligung der Haut* (Pruritus, Dermatitiden, Dermatosen, Herpes zoster, Lymphome, umschriebene knotige Infiltrate, diffuse Lymphadenosis cutis) sowie durch manchmal ausgeprägte *Serumeiweißanomalien* (Antikörpermangelsyndrom, Paraproteinose, Autoantikörper mit sekundärer Hämolyse oder Thrombozytopenie) gekennzeichnet. Für die *Therapie* gilt im Regelfall: so wenig wie möglich, so spät wie möglich (s.a. Nr. 164).

169 Isolierte **Plasmozytome** (ohne abnormes Serumeiweißbild!), generalisierte Plasmozytome (Morbus Kahler) und Plasmazelleukämien sind Spielarten der gleichen neoplastischen Wucherung von Plasmazellen mit fließenden Übergängen. Die *pathologischen Immunglobuline* (s.a. Nr. 150) gehören zum Typ γA, γG (seltener zu γD oder γE). Die **Makroglobulinämie Waldenström** zeigt eiweißchemisch den Immunglobulinämietyp γM (Makroglobulin), zytologisch eine lymphoidzellige Infiltration des Knochenmarks, klinisch einen mehr benignen oder mehr malignen Verlauf. Im *Knochen* überwiegen beim Plasmozytom osteolytische Herde oder mottenfraßähnliche Veränderungen über die diffuse Osteoporose. Beim Morbus Waldenström überwiegt umgekehrt die Osteoporose.

170 Die *Prognose eines Plasmozytoms* wird weitgehend bestimmt durch die *Schädigung des Zentralnervensystems* (evtl. Bestrahlung umschriebener Wirbelsäulenherde und Stützkorsett!), durch eine etwaige *Niereninsuffizienz* (paraproteinämische Nephrose!) und evtl. eine *Hyperkalziämie* und *Hyperkalziurie*. Die derzeit beste Behandlung ist die Kombination alkylierender Substanzen (wie Cyclophosphamid = „Endoxan" oder Melphalan = „Alkeran") mit Kortikosteroiden.

171 Panzytopenien, Granulozytopenien, Thrombozytopenien können durch periphere Immunreaktionen, besonders als postinfektiösallergische oder medikamentös-allergische Zytopenie, entstehen. Bei intaktem Knochenmark ist die Prognose gut. Knochenmarkinsuffizienz, aplastisches Syndrom, Panmyelophthise kennzeichnen eine Bildungs- und Nachschubstörung verschiedener Ätiologie: Beteiligung der Stammzellen im Knochenmark an den peripheren Immunreaktionen, toxische Schädigung durch Medikamente, Berufsgifte, physikalische Schädigung besonders durch Strahlen, sklerosierende Knochenerkrankungen, Enzymdefekte, panzytopenische Vorstadien unreifzelliger Leukosen. Die *Prognose* wird von der Ursache bestimmt, die oft nicht eruiert werden kann.

172 Begrifflich sollte die *Trennung* in *allergisch* (nur wenige Disponierte betroffen, Dosisunabhängigkeit) und *toxisch* (Alle disponiert, Dosisabhängigkeit) angestrebt werden. Zwischen beide Grundgruppen hat sich eine dritte *(pharmakogenetische)* mit partiell dosisabhängiger besonderer Empfindlichkeit einzelner Enzyme oder Entgiftungs- und Ausscheidungsmechanismen geschoben.

173 Vergrößerungen der Milz („Milztumoren") werden getastet, durch Röntgenaufnahmen oder durch Szintigraphie mit ^{51}Cr-markierten, wärmeinaktivierten Erythrozyten nachgewiesen. Die *Ursachen eines Milztumors* lassen sich mnemotechnisch nach den folgenden Gruppen gliedern: 1. Infektionskrankheiten, 2. rheumatische Erkrankungen und Kollagenosen, 3. lymphoretikuläre Granulomatosen und Neoplasien, 4. Ersatzblutbildung (Metaplasien), 5. erhöhter Blutzellumsatz, 6. Speicherkrankheiten, 7. Stauungen im portalen System. Das **Banti-Syndrom** (Fibroadenie der Milz) stellt eine Art primärer Milzzirrhose dar, die ohne Splenektomie in eine portale Hypertension und in Leberzirrhose übergeht.

174 Thymushyperplasien und Thymustumoren *(Thymome, Thymosarkome)* sind verantwortlich für verschiedene *Autoimmunerkrankungen* und *paraneoplastische Syndrome*; die Revision des Organs (Schichtaufnahmen, Mediastinoskopie) ist in solchen Fällen wichtig.

Hämorrhagische Diathesen

E. Deutsch

175 Unter **Hämostase** werden alle Vorgänge zusammengefaßt, die den Organismus vor Blutverlust schützen.

176 An der *Bildung des hämostatischen Plättchenpfropfes* und an der *Entstehung des Abscheidungsthrombus* sind weitgehend gleichartige Vorgänge beteiligt. Auslösend wirkt die *Haftung* von Plättchen an Kollagen, gefolgt von *Aggregation* und *visköser Metamorphose.* Gerinnungsvorgänge spielen im Initialstadium nur eine untergeordnete Rolle.

177 Hämorrhagische Diathesen können durch Störungen des Gerinnungsvorganges *(Koagulopathien),* der Zahl und Funktion der Thrombozyten *(Thrombozytopathien* im weitesten Sinn), Aktivierung der Fibrinolyse oder Gefäßwandveränderungen *(Vasopathien)* bedingt sein.

178 Die **Koagulopathien** sind hämorrhagische Diathesen, die durch verminderte Bildung oder vermehrten Verbrauch gerinnungsfördernder Faktoren oder Vermehrung von Hemmstoffen gegen solche Faktoren bedingt sind. Sie können angeboren oder erworben auftreten.

179 Die **Hämophilie A und B** sind geschlechtsgebunden rezessiv vererbte Koagulopathien. Die Überträgerinnen der Hämophilie *(Konduktorinnen)* haben ein normales und ein hämophiles *X-Chromosom* und dementsprechend einen mittleren Faktor-VIII-(IX-) Spiegel von 50 % (Schwankungsbreite zwischen niedrigen und Normalwerten). Sie sind klinisch gesund oder haben nur eine geringe Blutungsneigung. Bei Hämophilie A fehlt Faktor VIII, bei Hämophilie B Faktor IX (s.a. Nr. 17).

180 *Frauen mit einer schweren hämophilieähnlichen hämorrhagischen Diathese* können entweder echte Bluterinnen (Töchter von Konduktorinnen und einem Bluter), Konduktorinnen mit besonders tiefem Faktor-VIII-(IX-)Spiegel, phänotypische Frauen mit männlichem chromosomalem Geschlecht oder Frauen mit Gerinnungshemmkörpern sein. Häufigere Ursache ist jedoch die *Angiohämo-*

philie, eine autosomal vererbte Kombination von Mangel an Faktor-VIII-(IX) und Anti-bleeding-Faktor.

181 Der **hämophile Blutungstyp** ist durch das Auftreten traumatisch bedingter Einzelblutungen charakterisiert: große flächenhafte Hautblutungen, Gelenksblutungen, Psoasblutungen, Blutungen in den Zungengrund und Mundhöhlenboden, in die Darmwand bei Obstipation; Ausbildung von Pseudotumoren durch Blutungen in den Knochen, subperiostale Blutungen mit Druckatrophie des Knochens. Bei Verletzungen, Operationen und nach Zahnextraktionen setzt die Blutung erst mehrere Stunden nach dem Ereignis ein, so daß zunächst eine normale Blutstillung vorgetäuscht wird.

182 Die **Behandlung der Hämophilie A** erfolgt mit Frischblut, frischgefrorenem und lyophilisiertem Plasma, Kryopräzipitaten oder hochgereinigten Faktor-VIII-Konzentraten. Die Behandlung der Hämophilie B ist mit gelagertem Plasma und mit entsprechenden Konzentraten der Faktoren II, VII, IX, X möglich.

183 Der **Erbgang** der angeborenen Mangelzustände an Faktor I, II, V, VII, X, XI, XII sowie XIII ist *autosomal rezessiv*. Die Dysfibrinogenämie wird *autosomal dominant* vererbt.

184 Eine **Verminderung der Vitamin-K-abhängigen Gerinnungsfaktoren** (II, VII, IX, X) tritt bei Leberparenchymerkrankungen, bei Resorptionsstörungen des Vitamin K durch Mangel an Galle im Dünndarm, bei Malabsorptions-Syndromen jeder Genese, bei Neugeborenen, nach der Behandlung mit oralen Antikoagulantien der Cumarinreihe auf.

185 Bei *Unwirksamkeit einer spezifischen Substitution* bei Patienten mit angeborenen Koagulopathien muß an das Auftreten von *Hemmstoffen,* die gegen den fehlenden Gerinnungsfaktor gerichtet sind, gedacht werden.

186 Immunkoagulopathien werden durch *Antikörper,* die gegen einen *Gerinnungsfaktor* gerichtet sind, verursacht. Sie treten bei Patienten mit hämorrhagischen Diathesen nach Substitutionstherapie, bei Frauen nach Entbindungen sowie selten idiopathisch auf.

187 *Die Neutralisation von Heparin* kann durch Protaminsulfat oder -chlorid in einem Mengenverhältnis von etwa 1 mg : 1,5 mg erfolgen.

188 Eine **disseminierte intravasale Gerinnung** kann durch intravasale Aktivierung der Gerinnung durch Thrombokinase aus verletzten oder zerfallenden Zellen, durch Kontakt mit benetzbaren Oberflächen, durch gerinnungsaktive Schlangengifte, durch Hypozirkulation oder durch Endotoxine ausgelöst werden. Die akuten Folgeerscheinungen einer intravasalen Gerinnung sind: eine Afibrinogenämie und Thrombozytopenie mit einer generalisierten hämorrhagischen Diathese mit den Symptomen des petechialen und hämophilen Blutungstyps sowie die Verlegung der Kapillaren mit Kreislaufschock. Die Folgen sind Anurie bei Nierenrindennekrose, Nebennierenrindeninsuffizienz nach Thrombose der Nebennierenvenen, EPH-Gestose bei Schwangeren, Sheehan-Syndrom nach der Zerstörung der Hypophyse.

189 Die intravasale Fibrinolyse bedingt eine starke Verminderung des Fibrinogens, der Faktoren V und VIII, eine geringere Verminderung der Faktoren II und X, eine Verminderung von Plasminogen und Antiplasmin sowie das Auftreten von gerinnungshemmenden *Fibrinspaltprodukten*. Die Thrombozytenzahl bleibt unverändert.

190 Thrombozytopenien sind die Folge verminderter Bildung der Thrombozyten im Knochenmark (hereditär oder erworben), einer vermehrten Zerstörung in der Zirkulation (immunologisch, infektiös-toxisch, intravasale Gerinnung) oder eines vermehrten Abbaues in der Milz.

191 Thrombozytopathien (im engeren Sinn) sind hämorrhagische Diathesen, die durch eine Störung der Thrombozytenfunktion bei normaler Zahl bedingt sind. Bei diesen Thrombozytopathien sind die in das Gerinnungssystem eingreifenden Plättchenfaktoren 3 und/oder 4 sowie die *Plättchenaggregation, -adhäsion* und *-ausbreitung* gemeinsam oder einzeln verändert.

192 Die **Thrombasthenie** ist eine *autosomal rezessiv* vererbte Erkrankung, bei der die in normaler Zahl vorhandenen Thrombozyten infolge einer Störung ihres Stoffwechsels nicht imstande sind, sich auf Oberflächen auszubreiten und die Retraktion auszulösen.

193 Die idiopathische **Thrombozytopenie** (ITP) ist eine meist chronisch in Schüben verlaufende, selten akut auftretende Erkrankung mit Verminderung der zirkulierenden Blutplättchen und Blutungen vom *Purpuratyp*. An ihrer Entstehung ist ein Plasmafaktor, wahrscheinlich ein Autoantikörper, maßgeblich beteiligt.

194 Immunologisch bedingte Thrombozytopenien können durch antithrombozytäre Autoantikörper (ITP, bei hämolytischen Anämien, bei Lupus erythematodes), Isoantikörper (bei Neugeborenen, nach Bluttransfusionen) und durch Antigen-Antikörper-Komplexe (bei anaphylaktischen Reaktionen, Allergisierung gegen Nahrungsmittel, Überempfindlichkeit gegen Medikamente, Serumkrankheit, nach Transplantationen, bei Infektionskrankheiten) bedingt sein.

195 Die **Therapie der ITP** besteht zunächst in einem Behandlungsversuch mit *Glukokortikoiden*. Ist dieser nicht erfolgreich oder ist eine Erhaltungsdosis von mehr als 10 mg Prednisolon pro Tag erforderlich, so ist die *Milzexstirpation* zu erwägen, die mit 80 bis 90 % Erfolg durchgeführt werden kann, wenn der Abbau der Thrombozyten vorwiegend in der Milz erfolgt. Ist dieses Vorgehen nicht erfolgreich, kann eine immunsuppressive Therapie versucht werden.

196 Die **hereditäre Teleangiektasie Rendu-Osler** ist durch punktförmige Gefäßerweiterungen am Übergang der Arteriolen und Venolen zu den Kapillaren charakterisiert. Die hereditäre Teleangiektasie bevorzugt die Haut-Schleimhautgrenzen, die Haut um Mund und Nase, die Finger und Zehen, den Magendarmtrakt, die abführenden Harnwege. Außerdem bilden sich arteriovenöse Aneurysmen in der Lunge und Leber aus. Sie wird *autosomal-dominant* vererbt.

197 Die Effloreszenzen bei der **Purpura Schönlein-Henoch** sind durch perivaskuläre *zellige Exsudation* bedingt, leicht erhaben, makulopapulös, hämorrhagisch, gelegentlich mit zentraler Nekrose, an den Streckseiten der unteren Extremitäten periartikulär angeordnet und müssen streng von petechialen Blutungen unterschieden werden.

198 Die **Purpura bei Dys- und Paraproteinämien** geht mit normaler Thrombozytenzahl einher, bevorzugt die unteren Extremitäten und die Retina und heilt mit brauner Pigmentierung ab. Sie wird durch eine Gefäßwandschädigung und durch den Überzug der Plättchen mit Makromolekülen verursacht.

199 Vor jedem **operativen Eingriff** soll der Zustand der *hämostatischen* Mechanismen durch Bestimmung von Blutungszeit, Thrombozytenzahl, Prothrombinzeit, partieller Thromboplastinzeit, Thrombinzeit und Fibrinogen geprüft werden.

Untersuchung und Beurteilung des Herzens. Herzinsuffizienz

H. Gillmann

200 **Herzinsuffizienz** ist der Zustand, in dem das Herz nicht in der Lage ist, dem Blutbedürfnis des Organismus nachzukommen. Sie kann durch Störungen des spezifischen Muskelsystems (Rhythmusstörungen, inadäquate Brady- und Tachykardie), Störungen der Arbeitsmuskulatur, Shunts, Klappenschäden, mechanische Behinderung der Kontraktions- und/oder Dilatationsfähigkeit und, auf indirektem Wege, durch ein reduziertes Blutangebot bedingt sein.

201 Die **Herzmuskelinsuffizienz** geht einher mit einer intraventrikulären *enddiastolischen Druckerhöhung*, Zunahme der Kreislaufzeit, Vergrößerung des Quotienten zwischen aktiver Blutmenge und Herzzeitvolumen, Gefügedilatation des Herzmuskels, biochemischer Veränderung der kontraktilen Muskelsubstanz, Änderung des Mitochondriengehaltes und der Kern-Plasma-Relation sowie Senkung des Kreatinphosphatgehaltes in der Herzmuskelzelle.

202 Die Ursachen einer **Herzmuskelinsuffizienz** können angeborene Schäden (primäre Kardiomyopathien) und erworbene Schädigungen der biochemischen Struktur durch akute (infektiös, toxisch, rheumatisch, durch O_2-Mangel, traumatisch) oder chronische Ereignisse (Koronarsklerose, metabolische Störungen verschiedenster Genese) sein.

203 Durch akute oder chronische **Volumen-** oder **Druckbelastungen** einzelner Herzabschnitte wird eine Erhöhung der Vulnerabilität dieser Herzteile ausgelöst (z.B. durch Lungenembolie, pulmonalen oder arteriellen Hochdruck, Klappenstenose oder -insuffizienz, Shunts) (s.a. Nr. 255, 256, 262, 268).

204 Der **Herzmuskelstoffwechsel** kann in die Funktionen der Energiebildung, der Energiespeicherung und der Energieverwertung unterteilt werden. Die *Energiebildung* erfolgt bei ruhendem Herzen vorwiegend aus freien Fettsäuren, unter Belastungsbedingungen nimmt der Kohlenhydratanteil zu. Die *Energiespeicherung* erfolgt hauptsächlich in Form des energiereichen *Adenosin-Tri-Phosphats*. Bei der *Energieverwertung* spielt der transmembranale Kalium/

Natrium/Kalzium-Transport eine entscheidende Rolle. Das konsekutiv intrazellulär freigesetzte Aktivator-Kalzium hebt die repressive Funktion des Troponin-Tropomyosin auf. Dadurch erfolgt ein Ineinandergleiten der Aktin- und Myosinfilamente, die „Kontraktion".

205 Das Blutvolumen der Ventrikel ist in der Enddiastole am größten. In der Systole wird es durch das Schlag- oder Auswurfvolumen auf das endsystolische Volumen (Restvolumen oder Residualvolumen) verkleinert. Der Prozentsatz des Auswurfvolumens vom enddiastolischen Gesamtvolumen ist die Auswurffraktion („ejection fraction"). Sie beträgt im linken Ventrikel etwa 60 %.

206 Die für die Blutversorgung des Organismus entscheidende Meßgröße ist das **Herzzeitvolumen**. Es entspricht dem Produkt von Auswurfvolumen mal Frequenz pro Minute und beträgt durchschnittlich unter Ruhebedingungen 4–7 l.

207 Für die **Auswurfleistung** sind entscheidend: der diastolische Tonus (Schlagvolumen durch Füllungszeit), die Kontraktionsgeschwindigkeit (Schlagvolumen durch Austreibungszeit) und die mittlere Druckanstiegsgeschwindigkeit (diastolischer Blutdruck durch Anspannungszeit).

208 Eine **routinemäßige kardiologische Untersuchung** beginnt mit der Inspektion (zentrale oder periphere Zyanose?, Dyspnoe unter Belastungs- oder Ruhebedingungen?, Anasarka?, Ödeme?, Trommelschlegelfinger?, Meteorismus?, gestaute Venen?). Es schließen sich an: Pulsuntersuchung an beiden Radialispulsen, in beiden Leistenbeugen und an der A. dorsalis pedis beiderseits, Palpation der Herzgegend (Schwirren über dem Herzen?, der Aorta?, der A. pulmonalis?, Herzspitzenstoß?) und Palpation der Lebergegend (Lebervergrößerung oder positiver Leberpuls?). Anschließend Perkussion (Rechts- oder Linksverbreiterung des Herzens?). Auskultation über allen Herzpartien, insbesondere auch außerhalb des Herzspitzenstoßes (Mitralstenose!) und Blutdruckmessung (bei Pulsdifferenz an beiden Oberarmen, bei jugendlichem Hochdruck an Armen und Oberschenkeln).

209 Der **1. Herzton** wird durch die Muskelkontraktion der Kammern, durch Mitral- und Trikuspidalklappenschluß und die Aorten- sowie Pulmonalklappenöffnung und in der Endphase durch die Schwingung des Gefäßstammes bedingt. Die Frequenz liegt durchschnittlich bei 30–120 Hz. Der **2. Herzton** wird durch Aorten- und Pulmonalklappenschluß bedingt (zum Zeitpunkt des Absinkens des Ventrikeldruckes unter den Gefäßdruck).

210 Der **Mitralklappenöffnungston** (zum Zeitpunkt des Absinkens des Ventrikeldruckes unter den Vorhofdruck, etwa 0,12 sec nach dem 2. Ton) ist normalerweise nicht zu hören. Bei Erhöhung des Vorhofdruckes durch eine Mitralstenose tritt der o.g. Zeitpunkt früher ein, das Intervall zwischen 2. Ton und Mitralklappenöffnungston verkürzt sich in Korrelation zum Vorhofdruck.

211 Der **3. Herzton** ist normalerweise nicht zu hören und nur im tiefen Frequenzbereich von 15 bis 30 Hz zu registrieren. Er entsteht durch Schwingungen, die durch Auftreffen des Vorhofblutes auf das Restblutvolumen ausgelöst werden. Ein hörbarer 3. Herzton läßt auf ein vergrößertes *Restblutvolumen* und damit indirekt auf eine Herzmuskelinsuffizienz schließen. Der **4. Herzton** entsteht durch Schwingungen infolge der Vorhofaktion. Seine Frequenz liegt mit 20 Hz unterhalb der Hörschwelle. Bei erschwerter Vorhofentleerung (z.B. bei Muskelhypertrophie des linken und insbesondere des rechten Ventrikels) liegen die Schwingungen im Hörbereich.

212 Beim **Elektrokardiogramm** handelt es sich um die Registrierung der elektrischen *Spannungsunterschiede,* die im Verlaufe der Vorhof- und Kammeraktion durch das elektrophysiologische Äquivalent der Herzmuskelsystole der Körperoberfläche mitgeteilt werden. Der Kurvenverlauf wird bestimmt durch die Sequenz der Herzaktion (Vorhofsystole = P, Erregungsausbreitung in den Kammern = QRS, Vollerregung = ST, Erregungsrückbildung in den Kammern = T, Nachpotentiale = U) und die Ableitungspunkte. Durch die Wahl der Ableitungspunkte kann das Nah- und Fernfeld des Herzens erfaßt werden. Bei Fernfeldableitung ist das räumliche elektrische Feld in Beziehung auf Spannungsgröße und Spannungsrichtung *(Vektoren)* darzustellen.

213 Das EKG gibt exakte Auskunft über Erregungsbildung, atrioventrikuläre Überleitung, intraventrikulare Erregungsausbreitung, Vollerregung und Errregungsrückbildung der Kammern und alle Störungen einschließlich extrasystolischer und ersatzsystolischer Rhythmen.

214 Die *Dauer* der *P-Welle* beträgt 80–100 ms, die *PQ-Zeit* 140–200 ms, die *QRS-Zeit* 70 bis 100 ms, die *QT-Zeit* in Abhängigkeit von der Frequenz bei einer Durchschnittsfrequenz von 70 etwa 360 ms.

215 Bei **Hypertrophie des linken Ventrikels** richten sich die Hauptpotentiale der Erregungsausbreitung in Richtung der linken Kammer (links hinten), bei **Hypertrophie des rechten Ventrikels** in Richtung der rechten Kammer (rechts vorne) aus.

216 Die Herzmuskelaktion zeigt bei **Mineralstoffwechselstörungen** typische EKG-Veränderungen: QT-Verlängerung bei Hypokaliämie und Hypokalziämie, QT-Verkürzungen bei Hyperkaliämie und Hyperkalziämie.

217 Die **Herzgröße** und das **Herzvolumen** sind exakt nur röntgenologisch festzustellen (Längsdurchmesser, Querdurchmesser, Sagittaldurchmesser).

218 **Spezielle Herzuntersuchungsmethoden** sind Phonokardiographie (Registrierung der Schallphänomene der Herzaktion), Angiokardiographie (röntgenologische Darstellung der Herzhöhlen durch Injektion von Kontrastmitteln), direkte und indirekte Kreislaufmessung durch Injektion von thermisch oder kolorimetrisch differenten Lösungen, venöse Katheterisierung des rechten Herzens und transseptale bezw. arterielle Sondierung des linken Herzens, Arteriographie der Kranzgefäße zur Feststellung von Gefäßveränderungen, Ultraschallmessungen der Bewegungsabläufe im Bereich der Vorderwand, der Aortenwurzel, des Septum, der Mitralklappensegel, des linken Vorhofs und der Hinterwand, gegebenenfalls der Trikuspidalis, Apexkardiographie zur Registrierung des Herzspitzenstoßes, nuklearmedizinische Untersuchungen der Myokarddurchblutung und der Blutvolumina der einzelnen Herzabschnitte, intrakardiale Elektrokardiogramme zur Analyse von Rhythmusstörungen.

219 Das *klinische Bild der* **Herzinsuffizienz** hängt davon ab, ob das rechte, das linke Herz oder beide Herzteile beteiligt sind. Klinische Symptome der *Linksinsuffizienz* sind Belastungsdyspnoe, Ruhedyspnoe, Orthopnoe, Stauungslunge mit Asthma cardiale, Lungenödem. Die *Rechtsinsuffizienz* äußert sich vorwiegend durch Nykturie, Belastungs- und Ruhezyanose, Stauungsorgane (Leber, Magen, Intestinum, Nieren), lageabhängige Ödeme, Anasarka, Pleuratranssudat. Belastungen des *linken Vorhofes* führen zu Vorhofflattern und -flimmern, des *rechten Vorhofes* zu Sinustachykardie.

220 *Allgemeine* **Herztherapie:** Der Therapieplan hängt vom Grundleiden sowie der Phase, der Tendenz und der Schwere der Herzinsuffizienz ab. Das Spektrum reicht von absoluter Schonung über vorsichtige Übungsbehandlung, dosierte Belastung bis zur Einschleusung in die Alltagsbelastung.

221 Die *Allgemeinmaßnahmen der* **akuten Phase** sind auf eine Vergrößerung der O_2-Reserve ausgerichtet (absolute Ruhe, Sedierung, O_2-Atmung, Punktion von Pleuraergüssen, Atemgymnastik). Ferner ist eine Stoffwechselentlastung (Saftdiättage, leicht verdauliche, kochsalzarme Diät, Stuhlregulierung) notwendig. Besonders in der Phase der Ödemausschwemmung ist eine Flüssigkeitsbilanz erforderlich (Hämatokrit!). Als Notfallmaßnahme ist das Anlegen von Staubinden an den Extremitäten („Aderlaß in die Peripherie") möglich (siehe auch 230).

222 Glykosidtherapie. Bei allen durch Herzmuskelinsuffizienz bedingten Herzinsuffizienzerscheinungen sind die herzwirksamen Glykoside das Mittel der Wahl. Der positive Einfluß auf die Muskelkontraktion ist immer erwünscht, der hemmende Einfluß auf die AV-Überleitung meist unerwünscht (Ausnahme: Therapie des Vorhofflatterns und -flimmerns), die Stimulierung extrasystolischer Zentren immer unerwünscht (provoziert durch zusätzlichen Kaliummangel).

223 Der **Glykosideffekt** wird in seinem Wirkungsablauf durch Bindungsgeschwindigkeit an den Herzmuskel und täglichen Wirkungsverlust bestimmt. Bei oraler Medikation sind entscheidende zusätzliche Faktoren die Resorptionsquote und die erste Leberpassage.

224 Die optimale Stärke des Glykosideffektes wird einerseits durch die erwünschte Wirkung auf den Herzmuskel, andererseits durch das Ausmaß der Nebenwirkungen bestimmt. Der Bereich, in dem die höchste Wirkung bei geringsten Nebenwirkungen vorhanden ist, wird als **„Vollwirkdosis"** bezeichnet. Der optimale *Plasmaspiegel* beträgt bei Digitoxin 16 ng/ml, bei den Digoxin-Präparaten 1,5 ng/ml, bei Strophanthin 0,5 ng/ml.

225 Die **Resorptionsquote** ist bei den *wasserlöslichen Präparaten* (Strophanthingruppe) minimal bis gering (3–5%), bei Proscillaridin bis 30 %, die Abklingquote dagegen hoch (etwa 40 %). Bei oraler Medikation ist die Streuung groß und damit die Steuerung der Therapie schwierig. Bei intravenöser Therapie ermöglicht die Verwendung dieser Präparate infolge hoher Abklingquote eine stärkere Elastizität, der Glykosidspiegel ist jedoch unruhig. Durch die hohe Abklingquote ist die Erhaltungsdosis praktisch identisch mit der Initialdosis (z. B. 0,25 mg i.v.).

226 Die **Resorptionsquote** des *fettlöslichen Digitoxins* ist hoch (80–100 %), die Abklingquote mit etwa 7–10 % niedrig. Für den Therapiebeginn ist daher eine hohe Anfangsdosierung notwendig, während die Dauerbehandlung mit geringen Dosen (0,1–0,15 mg täglich) erfolgt. Die Therapie ist unelastisch, aber sicher steuerbar. Bei **Digoxin** beträgt die Resorption etwa 60 %, bei α- und β-Acetyl-Digoxin 70 bis 80 %, bei β-Methyl-Digoxin über 80 %. Die Abklingquote liegt bei etwa 20 %, die Anfangsdosierung sollte daher doppelt bis 3fach so hoch liegen wie die Dauerdosierung.

227 Die **Glykosidempfindlichkeit** wird erhöht durch Kaliummangel (Diuretika, Diarrhoe, Diabetes, Erbrechen, Leberzirrhose, Kortikoidtherapie, Conn-Syndrom) und durch Hyperkalziämie (Cave: gleichzeitige Kalziuminjektion). Da Digoxin und Strophanthin über die Niere ausgeschieden werden, darf bei Kreatininwerten von 2 mg % nur die halbe Dosis, bei Kreatininwerten von 3 mg % nur ein Drittel der Dosis gegeben werden. Wesentliche **Glykosidnebenwirkungen** sind: AV-Überleitungsstörungen (insbesondere bei vorgeschädigtem Leitungssystem), Extrasystolie von ventrikulärem Bigeminustyp, supraventrikuläre und ventrikuläre Tachykardien, gastritische Erscheinungen und Brechreiz.

228 Die **saluretische Therapie** ist bei allen Fällen von feuchter Herzinsuffizienz als wesentliche Ergänzung (nicht Ersatz!) der Glykosidtherapie angezeigt. Die Thiazide und das Furosemid setzen am proximalen Tubulus an, die NaCl-Rückresorption wird gehemmt, die Kaliumausscheidung kompetitiv erhöht. Dieser Kaliumverlust muß täglich durch kaliumreiche Kost (Aprikosen, Bananen) oder Kaliumgaben (z.B. 2–4 g täglich) kompensiert werden, um einer Hypokaliämie entgegenzuwirken.

229 Die **Aldosteronantagonisten** setzen am distalen Tubulus an. NaCl-Rückresorption und Kaliumexkretion werden gehemmt, der Kaliumspiegel wird bei diesen Präparaten daher erhöht.

230 Bei akuter Linksinsuffizienz, z.B. bei beginnendem Lungenödem, kann durch orale oder intravenöse Gabe von **Nitroglycerin** eine sofortige Entlastung des Herzens durch venöses „pooling" (innerer Aderlaß durch Kapazitätsvergrößerung des venösen Systems vor dem rechten Herzen) erzielt werden. Bei Hochdruck kann durch gleichzeitige Gabe von Dihydralazin die Nachbelastung verringert werden.

231 Sedierende Maßnahmen und β-**Rezeptorenblocker** können, insbesondere bei hyperkinetischem Herzsyndrom (Neigung zu Sinustachykardie, paroxysmaler supraventrikuläre Tachykardie), und bei Störungen durch O_2-Mangel infolge von überwiegendem Sympathikotonus eingesetzt werden.

232 Das Spektrum der **physikalisch-therapeutischen Maßnahmen** reicht von der Atemgymnastik des Schwerkranken über die „Bettgymnastik" des mobilisierbaren Patienten bis zu den gezielten Übungsbehandlungen in der Rehabilitationsphase. Die Belastung sollte so eingerichtet werden, daß eine Herzfrequenz von 120 nicht überschritten wird.

Rhythmusstörungen

H. Gillmann

233 Der **Schrittmacher** bestimmt die für die Herzfunktion entscheidende Herzfrequenz. Das spezifische Muskelsystem ist dadurch zur Schrittmacherfunktion fähig, daß bei ihm im Gegensatz zur Arbeitsmuskulatur in der Diastole eine langsame Depolarisation stattfindet, die von einem gewissen Schwellenwert an zur selbstinduzierten Systole führt. Pathologische Prozesse und Therapie setzen an der Beeinflussung der Depolarisation und des Schwellenwertes an.

234 Die schnellste diastolische Entladung findet im **Sinusknoten** statt, der dadurch zum physiologischen Schrittmacher wird. Er unterliegt auch als einziger Teil des spezifischen Systems einem intensiven Einfluß des vegetativen Nervensystems, wodurch die Adaptation der Herzfrequenz an den Gesamtorganismus möglich ist.

235 Der **AV-Knoten** und das **Hissche Bündel** haben mit einer Frequenz von 50, das **Purkinjesche Netz der Ventrikel** mit einer Eigenfrequenz von 30 eine wesentlich niedrigere Entladungsfrequenz. Diese Zentren springen ein, wenn der höherfrequente Sinusrhythmus ausfällt und ein hochfrequenter extrasystolischer Rhythmus nicht vorliegt („Ersatzrhythmus").

236 Die **Rhythmusstörungen** können in Reizbildungs- und Überleitungsstörungen eingeteilt werden. Das EKG ist die beste Methode zur Feststellung und exakten Analyse aller Rhythmusstörungen, da alle Zeitwerte abgelesen und die Reizbildungszentren topographisch festgelegt werden können.

237 Zu den **Reizbildungsstörungen** gehören: respiratorische Sinusarrhythmien (noch physiologisch), inadäquate Sinustachykardien (Katecholaminerhöhung, Thyreotoxikose) und Sinusbradykardien (vagotone Reaktionslage, „sick sinus syndrome"), supraventrikuläre Extrasystolen und Tachykardien, Vorhofflimmern und -flattern, mono- und polytope ventrikuläre Extrasystolen, extrasystolische Salven, Kammerflattern und -flimmern. Sonderformen sind festgekoppelte Extrasystolen vom Bi- und Trigeminustyp und WPW- (Wolf-Parkinson-White) bzw. LGL (Lown-Gannong-Levine-) Syndrom.

238 Zu den **Überleitungsstörungen** gehören: sinuaurikulärer (SA-) Block, I. und II. Grades, atrioventrikuläre (AV-) Überleitungsstörung I. Grades (verlängertes AV-Überleitungsintervall), AV-Überleitungsstörung II. Grades (2:1- oder 3:1-Typ oder gleitende Blockierung nach Wenckebach) und AV-Block III. Grades (totaler Block). Mit der His-Bündel-Elektrokardiographie sind PA-Intervall (Beginn der P-Zacke bis Vorhofpotential im His-EKG, ungefähr 35 msec) AH-Zeit (Vorhofpotential bis His-Potential, ungefähr 100 msec) und HV-Zeit (His-Potential bis Kammerpotential, ungefähr 40 msec) zu analysieren.

239 Der **totale Block** ist klinisch wichtig wegen der präautomatischen Phase (bis zum Anspringen der Kammerautomatie), die eine Bewußtseinstrübung mit Krampfanfällen *(Adams-Stokes-Anfall)* zur Folge haben kann.

240 Die **Therapie der Rhythmusstörungen** zielt primär auf eine Ausschaltung der Noxe (Infekt, O_2-Mangel, Katecholaminwirkung, Herzmuskelinsuffizienz, Hypokaliämie, Azidose). Je nach Art, Ausmaß und Wirkungsort der Rhythmusstörung kommt eine differenzierte Anwendung antiarrhythmischer Substanzen in Betracht.

241 Bei **Kreislaufzusammenbruch** (Herzstillstand oder Kammerflimmern) sind Mund-zu-Mund-Beatmung (12mal in der Minute) und Herzmassage (Patient auf festen Untergrund legen, rhythmische Sternalkompression 70mal in der Minute) dringliche Sofortmaßnahmen (s.a. Nr. 951).

242 Durch **Elektrotherapie** können Herzstillstand (äußerer Schrittmacher oder durch Sonde) und Kammerflimmern (ein- oder mehrmaliger Elektroschock) beseitigt werden. Vorhofflimmern und Vorhofflattern können durch einen R-Zacken-gesteuerten Schock (um nicht in die vulnerable Phase der Kammern zu gelangen) behoben werden.

243 Herzschrittmachertherapie. Der Schrittmacher wird über dem rechten Pektoralmuskel in eine Tasche eingenäht, das Schrittmacherkabel über die Vena jugularis in die rechte Herzkammer eingeführt. Die Schrittmacherimplantation ist bei allen Formen von bradykarden Herzrhythmusstörungen, die auf sonstige therapeutische Maßnahmen nicht ansprechen und ständig bestehen oder anfallsweise auftreten, angezeigt.

Ischämische Herzmuskelerkrankungen

H. Gillmann

244 **Sauerstoffmangelzustände des Herzens** entstehen durch einen erhöhten Blutbedarf (Vermehrung der Muskelmasse, unökonomische Herztätigkeit, Hypoxämie, Anämie) oder vermindertes Blutangebot (reduzierte oder fehlende Dilatationsfähigkeit der Koronarien, Koronareinengung durch Atheromatose oder Intimaverquellung, reflektorische Engstellung, unzureichende Vaskularisation, unzureichende Koronarfüllung bei Tachyarrhythmien, Pulsdefizit oder niedrigem diastolischem Druck).

245 Der **Angina-pectoris-Anfall** ist das Schmerzäquivalent des O_2-Mangels des Herzmuskels. Seine Intensität reicht vom „Organgefühl" über den typischen substernalen Schmerz bis zum stenokardischen Anfall mit Todesangst. Einerseits müssen die Beschwerden gegen ähnliche Schmerzen extrakardialer Ursache (psychische Fixierung auf das Herz, Ulkus-, Pankreas-, Gallen-, Nieren-, Interkostalschmerzen) abgegrenzt werden, andererseits können schwere Durchblutungsstörungen in 10–20 % ohne Herzschmerzen vorliegen.

246 **Differentialdiagnostisch** kann das **EKG** passagere Funktionsstörungen (ST-Senkung durch *Innenschichtschädigung*) und O_2-*Mangelstörungen* mit diffuser Innenschichtnekrose (tiefe ST-Senkung, Bestätigung des Befundes durch Anstieg der herzspezifischen MB-CK, nach einigen Stunden auch der LDH) sowie den Ausfall größerer Muskelpartien durch Infarkt (R-Verlust, ST-Hebung durch Verletzungsströme, Ausbildung einer terminalen T-Negativität durch verspätete Erregungsrückbildung in der Infarktgrenzzone) gegeneinander abgrenzen. Relativ genaue topographische Zuordnungen sind möglich (Vorderwand: Ableitung I und II, V_1 bis V_4, Lateralwand: Ableitung V_4 bis V_6, Hinterwand: Ableitung III und D).

247 Durch **Enzymkontrollen** ist die auch durch ST-Hebung nachweisbare Phase der Herzmuskelnekrose zu bestätigen und zu verfolgen: 1.-2. Tag durch MB-CK, 1. bis ungefähr 12. Tag durch LDH. Solange eine erhöhte Enzymaktivität nachweisbar ist, besteht der Verdacht auf fortschreitende Herzmuskelnekrose.

248 Der **Herzinfarkt** befällt vorwiegend das männliche Geschlecht (dieser Geschlechtsunterschied läßt mit zunehmendem Alter nach

Ischämische Herzmuskelerkrankungen

und gleicht sich bei etwa 75 Jahren aus). Risikofaktoren sind Hochdruck, Übergewicht, Diabetes, Hyperlipoproteinämie, Nikotinabusus, ungeregelte Lebensweise, inadäquate Belastungen, familiäre Disposition (s.a. Nr. 908).

249 Das **typische akute Krankheitsbild des Herzinfarktes** geht mit Stenokardie, kaltem Schweiß, Todesangst, EKG- und Enzymveränderungen, Leukozytose, Blutzuckeranstieg, Temperatursteigerung einher. Die Letalität ist in den ersten Minuten und Stunden am höchsten (Schock, Kammerflimmern!) und klingt innerhalb der ersten Tage rasch ab.

250 Bei der **Therapie passagerer Durchblutungsstörungen** sind Nitroglyzerinpräparate, Sedativa und, bei Durchblutungsstörungen unter Belastung, β-Rezeptorenblocker die Methode der Wahl.

251 Therapie des akuten Herzinfarktes: Absolute Ruhigstellung, Sedierung (Valium i.v., evtl. Dolantin), Vermeidung von ventrikulären extrasystolischen Salven (Xylocain 2 % 10 ml i.m.), bei Sinusbradykardie 0,5 mg Atropin. sulfur. i.v., Schrittmacherkontrolle bei totalem Block, Schockbekämpfung (Novadral-Infusionen, Dopamin-Infusionen, eventuell Prednisolon-„Bolus"), Behandlung eines akuten Herzversagens (Nitroglycerin-Infusionen, in Abhängigkeit von der Vormedikation 1/8 – 1/4 mg Strophanthin i.v., cave Glykosidempfindlichkeit des frischen Herzinfarktes!), Vermeidung der Anlagerung von Thromben durch Heparininfusionen, Aufrechterhaltung des Kaliumgradienten im Grenzbezirk des Infarktes (evtl. Infusion mit Glukose, Kalium, Insulin), Kälteschutz, Infektionsschutz (Antibiotika), Diät, Hautpflege, Stuhlregulierung.

252 Die **Rehabilitationsphase** ist entscheidend für die Langzeitprognose des Infarktpatienten. Nach Abklingen der akuten Phase langsamer Aufbau der Belastungsstufen in Adaptation an die Eigenheiten des Patienten bis zur Einschleusung in den Alltag. Konsequente Therapie der vorher vorhandenen Risikofaktoren (Übergewicht, Hochdruck, Diabetes, Nikotin, Hyperlipoproteinämie, Herzinsuffizienz). Dauer der Rehabilitationsphase individuell verschieden. Evtl. Dauertherapie mit β-Rez.-Blockern und/oder Sulfinpyrazon. Bei entsprechender Indikation (Weiterbestehen von pektanginösen Beschwerden, Alter unter 65, Ausschluß einer schweren allgemeinen Arteriosklerose) Koronarographie zur Feststellung, ob Stenosen an den 3 Hauptstämmen vorhanden sind. Davon hängt die Indikation zum aortokoronaren Bypass ab.

Erworbene Herzklappenfehler und angeborene Herz- und Gefäßmißbildungen

P. Schölmerich

253 Erworbene Klappenfehler stellen Begleit- oder Folgeerscheinungen entzündlicher, meist rheumatischer Veränderungen am Klappenapparat des Herzens dar. Sie führen zu Schlußunfähigkeit der Klappen *(Insuffizienz)* oder Verengerung der Durchflußöffnung *(Stenose)* oder einer Kombination von Insuffizienz und Stenose.

254 Den **organischen** Klappenfehlern durch Substanzverlust der Klappensegel oder Verlötung der Klappenränder stehen **funktionelle** Formen der Stenose oder Insuffizienz gegenüber. Sie werden als *relative Stenose* oder *relative Insuffizienz* der Klappen bezeichnet.

255 Eine **relative Klappeninsuffizienz** kommt durch eine Dehnung des Klappenansatzringes mit Dehiszenz der Klappenränder zustande. Von einer **relativen Klappenstenose** spricht man, wenn das Durchflußvolumen so groß ist (s.a. Nr. 203, 262, 268), daß Strömungsgeräusche wie bei organischen Klappenstenosen hörbar werden, ohne daß wesentliche Behinderungen der Strömung durch das Ostium bestehen.

256 Eine **Insuffizienz der Aorten- und Mitralklappe** führt infolge des unphysiologischen Rückstromvolumens zu einer *Volumenbelastung* des linken Ventrikels, eine Trikuspidal- und Pulmonalklappeninsuffizienz zu einer *Volumenbelastung* des rechten Ventrikels (s.a. Nr. 268, 269). **Klappenstenosen** bewirken prinzipiell eine *Druckbelastung* des vorgelagerten Herzabschnittes (s.a. Nr. 203).

257 Eine **Verengerung der Mitralklappe** ist hämodynamisch durch eine Drucksteigerung im linken Vorhof mit entsprechender Druckerhöhung im Lungenkreislauf charakterisiert. Der erhöhte Druck in der Lungenarterie verursacht auch einen Druckanstieg im rechten Ventrikel mit nachfolgender Hypertrophie dieses Herzabschnittes.

258 Auskultatorisch ist die **Mitralstenose** mit regelmäßigem Sinusrhythmus durch präsystolisches Geräusch, lauten 1. Herzton, Mitralöffnungston und protodiastolisches Geräusch gekennzeichnet. Bei Vorhofflimmern mit absoluter Arrhythmie schwindet das Präsystolikum. Eine starke Verkalkung der Mitralklappe führt zu einer Abschwächung des 1. Tones und Schwinden des Mitralöffnungstones.

259 Eine ausgeprägte Mitralstenose führt zu **Rechtshypertrophie** des Herzens mit starker epigastrischer Pulsation, Hyperaktivität des rechten Ventrikels bei linkssternaler Palpation und rechtstypischem EKG. Röntgenologisch sind Erweiterung des linken Vorhofs, vorgewölbte Herztaille und prominenter Pulmonalisbogen charakteristisch.

260 Eine organische **Mitralinsuffizienz** belastet den linken Ventrikel durch einen systolischen Rückstrom von Blut in den linken Vorhof. In der Diastole strömt das normale Füllungsvolumen mit dem Rückstromvolumen in den linken Ventrikel. In der Systole der linken Kammer fließt ein Teil der Kammerfüllung in den linken Vorhof zurück und bewirkt als *Pendelblut* eine Volumenbelastung der linken Kammer mit nachfolgender *Muskelhypertrophie*.

261 Auskultatorisch steht ein blasendes systolisches Geräusch mit Maximum an der Herzspitze im Vordergrund. Eine schwere Mitralinsuffizienz läßt ein die ganze Systole ausfüllendes Geräusch erkennen. Zusätzlich hört man einen *diastolischen Galopp (3. Ton)* und nicht selten das protodiastolische Geräusch einer *relativen Mitralstenose*.

262 Die **Volumenvermehrung** im linken Ventrikel bei der Mitralinsuffizienz äußert sich in einer *Linksherzerweiterung* mit hebendem, nach außen verlagertem Spitzenstoß und linkshypertrophischem EKG. *Röntgenologisch* ist der linke Vorhof erweitert, die Herztaille verstrichen und der linke Ventrikel dilatiert (s.a. Nr. 203, 255, 268).

263 Die **Volumenbelastung** führt nach längerer Laufzeit der Mitralinsuffizienz zu *Linksherzinsuffizienz* mit gesteigertem enddiastolischem Druck im linken Ventrikel, höherem linksseitigem Vorhofdruck, Lungenstauung und nachfolgender Druckbelastung des rechten Herzens.

264 Patienten mit ausgeprägter *Mitralstenose* können durch eine Klappensprengung oder bei ausgeprägter Fibrosierung oder Verkalkung der Klappe durch eine *Klappenprothese* in ihrer Hämodynamik deutlich gebessert werden. Bei ausgeprägten Formen von *Mitralinsuffizienz* ist gleichfalls ein herzchirurgischer Eingriff mit Applikation einer *Klappenprothese* indiziert, sofern nicht Gegenindikationen wie floride Endokarditis, Myokarditis, höheres Alter und stark gestörte Kontraktilität des Myokard vorliegen.

265 Bei der **Aortenklappenstenose** wird die Verengerung des Ostiums durch eine systolische Drucksteigerung im linken Ventrikel beantwortet. Auf diese Weise kann das Auswurfvolumen über lange Zeit im meist unteren Bereich der Norm gehalten werden. Der Schweregrad der Aortenklappenstenose läßt sich an der Höhe des *Druckgradienten* zwischen systolischem Druck im linken Ventrikel und systolischem Aortendruck erfassen. Die Druckbelastung führt zur *Hypertrophie* des linken Ventrikels mit hebendem Spitzenstoß, linkstypischem EKG und röntgenologisch nachweisbarem höherem Abgang des linken Ventrikelbogens.

266 Bei der *Aortenstenose* hört man ein rauhes, lautes, systolisches Spindelgeräusch über der Aorta mit Fortleitung in die Karotiden bei Abschwächung des 1. und 2. Herztones. Der Puls läßt einen verzögerten Anstieg erkennen und hat eine geringe Amplitude (Pulsus parvus et tardus). In der Karotispulskurve findet sich bei verzögertem systolischem Kurvenanstieg die typische *Hahnenkammfigur*.

267 Das Herz bleibt in Fällen von *Aortenstenose* bei konzentrischer Hypertrophie lange Jahre kompensiert. Nach Dekompensation mit Dilatation des linken Herzens, Lungenstauung und Rechtsherzbelastung ist die Lebenserwartung im Mittel auf wenige Jahre beschränkt.

268 Die **Aortenklappeninsuffizienz** führt durch *Pendelblut* zwischen Aorta und linkem Ventrikel zu einer *Volumenbelastung* der linken Kammer, die durch ein größeres Füllungsvolumen erweitert wird (s.a. Nr. 203, 256, 268, 269).

269 Auskultatorisch steht ein diastolisches Sofortgeräusch im Anschluß an den 2. Herzton im Vordergrund, das mit kleiner werdender Geräuschamplitude bis weit in die Diastole erkennbar ist. Ein systolisches Spindelgeräusch kommt durch die Passage des vergrößerten Auswurfvolumens durch die Aortenklappen zustande *(relative Aortenstenose)*.

270 Der Puls ist bei hohem systolischem und niedrigem diastolischem Druck rasch ansteigend und groß (Pulsus celer et tardus). Pulsatorische Schwankungen sind in der Halsregion an den großen Gefäßen und bei hyperämisierter Haut auch im Kapillarbereich sichtbar.

271 *Röntgenologisch* sind erweiterter linker Ventrikel und verstärkte Randpulsation der linken Herzkontur und der Aorta sichtbar. *Elektrokardiographisch* besteht in schweren Fällen eine Linkshypertrophie mit Diskordanz von QRS und T.

272 Die **operative Behandlung** ist bei ausgeprägten Fällen von *Aortenklappenstenose* und *Aortenklappeninsuffizienz* indiziert. Sie erfolgt ausschließlich durch prothetischen Klappenersatz. Gegenindikation sind auch hier floride Endokarditis, stark verminderte Kontraktilität des Myokard und höheres Alter.

273 Die **Trikuspidalstenose** ist als isolierter Klappenfehler sehr selten, die Kombination mit Mitral- oder Aortenfehlern etwas häufiger. Die Diagnose läßt sich bei Vorliegen einer Einflußstauung vor dem rechten Herzen, Auftreten eines *Trikuspidalöffnungstones* und einer betonten *präsystolischen Welle (A-Welle)* im Jugularvenenpuls vermuten. Beweisend ist ein zwischen rechtem Vorhof und rechter Kammer in der Diastole auftretender Druckgradient.

274 Eine *organische* **Trikuspidalinsuffizienz** ist gleichfalls selten, eine *relative häufig,* vor allem bei Dekompensation des Herzens infolge linksseitiger Klappenfehler, Hypertonie, Myokardsklerose oder Versagen des rechten Ventrikels bei pulmonalem Hochdruck. Charakteristische Symptome sind systolisches Geräusch über der Trikuspidalklappe mit inspiratorischer Verstärkung, systolische Vorwölbung des Jugularvenenpulses und systolische Leberpulsation.

275 Die *Trikuspidalinsuffizienz* bewirkt eine starke Dilatation des rechten Ventrikels und rechten Vorhofs, so daß röntgenologisch eine ausgeprägte Verbreiterung des Herzschattens nach rechts sichtbar wird.

276 Eine organische **Pulmonalklappeninsuffizienz** ist selten, eine relative Pulmonalklappeninsuffizienz entsteht bei hohem Pulmonalarteriendruck z. B. bei schweren Mitralstenosen durch eine Klappendehiszenz infolge Erweiterung des Pulmonalklappenansatzringes. Sie bildet sich mit Senkung des Drucks in der Lungenarterie unter Umständen zurück.

277 **Angeborene Herzfehler** lassen sich unter klinischen Gesichtspunkten in 4 Gruppen einteilen:
1. Defekte mit primärem Links-Rechts-Shunt,
2. Defekte mit Rechts-Links-Shunt,
3. Defekte ohne Shunt,
4. weitere kongenitale Anomalien.

278 Bei Fehlern mit primärem **Links-Rechts-Shunt** erfolgt ein Zustrom arterialisierten Blutes in den venösen Kreislauf durch eine abnorme Querverbindung im Bereich der Vorhöfe *(Vorhofseptumdefekt)*, der Kammern *(Ventrikelseptumdefekt)* oder der ausführenden Gefäße *(Ductus Botalli)*. Funktionell gleichartige Wirkungen hat die *Einmündung einer Lungenvene in den rechten Vorhof* oder in die zuführenden großen Körpervenen oder eine *arteriovenöse Fistel* im großen Kreislauf.

279 Das charakteristische Symptom der angeborenen Herzfehler mit Links-Rechts-Shunt ist eine *Überfüllung des Lungenkreislaufs* mit prominentem Pulmonalisbogen, tanzenden Hili und deutlich sichtbaren, überfüllten Lungenarterien im Röntgenbild. Bei großen Shunt-Verbindungen kann es frühzeitig zur *Widerstandserhöhung* im Lungenkreislauf mit Druckanstieg im rechten Ventrikel kommen. Überschreitet der Druck im rechten Ventrikel den des linken bzw. den Druck in der Aorta, so stellt sich eine *Shuntumkehr* mit Auftreten einer Zyanose dar.

280 Angeborene Herzfehler mit **Rechts-Links-Shunt** sind durch einen Zufluß venösen Blutes in das arterielle System unter Umgehung der Lunge gekennzeichnet. Die abnorme Verbindung kann auf Vorhof- oder Ventrikelebene oder im Bereich der ausführenden Gefäße liegen. Weitere Ursachen sind Verlagerung von Aorta und Pulmonalarterie oder Fehleinmündungen der großen Körpervenen in den linken Vorhof oder eine arteriovenöse Fistel im Lungenkreislauf.

281 Die Sauerstoffuntersättigung des arteriellen Blutes, die sich in einer **Zyanose** äußert, führt zur Polyglobulie mit Vermehrung von Erythrozyten und Hämoglobin sowie erhöhtem Hämatokrit. Häufiges Begleitsymptom sind *Trommelschlegelfinger* und nicht selten auch eine *Retardierung der körperlichen Entwicklung*.

282 **Defekte des Vorhofseptums** können in absteigender Häufigkeit im mittleren, unteren oder oberen Septumanteil gelegen sein.

Die Persistenz einzelner, aus der Entwicklungsgeschichte des Vorhofseptums verständlicher Defekte hat zur heute üblichen Einteilung in Sekundum-, Primum- und Sinus-venosus-Defekte geführt.

283 Die häufigste Form des *Vorhofseptumdefektes* ist der *Sekundumdefekt,* dessen Symptome in einem systolischen Strömungsgeräusch über der Pulmonalarterie, lungenarterieller Überfüllung und rechtsbetontem QRS-Typus im EKG mit gleichzeitigem inkomplettem Rechtsschenkelblock bestehen.

284 Der tiefsitzende **Ostium-primum-Defekt** ist nicht selten mit Mißbildungen auch im Bereich der Mitral- und Trikuspidalklappe verbunden. Das QRS ist hierbei linkstypisch konfiguriert und läßt gleichfalls einen inkompletten Rechtsschenkelblock erkennen. Zusätzlich zur Symptomatologie der Sekundum-Defekte finden sich systolische Geräusche über Mitral- und Trikuspidalklappe.

285 Die klinische Symptomatologie des **Ventrikelseptumdefektes** hängt von der Größe des Defektes ab. *Kleine Defekte* bewirken ein lautes systolisches Geräusch, haben aber meist keine stärkere hämodynamische Wirkung. *Größere Defekte* verursachen neben dem systolischen Geräusch einen lauten 2. Pulmonalklappenschlußton bei Überfüllung des Lungenkreislaufes.

286 Beim *mittelgroßen Defekt* ist das Herz durch Volumenbelastung der linken und der rechten Herzkammer und Überfüllung des rechten Vorhofs vergrößert, das EKG im Sinne einer Doppelhypertrophie verändert. *Große Defekte* führen zu Druckangleichung im linken und rechten Ventrikel. Das Shuntvolumen von links nach rechts oder von rechts nach links hängt vom Verhältnis der Widerstände im großen und kleinen Kreislauf ab.

287 Der unkomplizierte **offene Ductus Botalli** verursacht einen Zustrom arterialisierten Blutes aus der Aorta in die Pulmonalarterie. Da sowohl in Systole wie Diastole ein *Druckgradient* zwischen Aorta und Pulmonalarterie besteht, hat das Geräusch systolisch-diastolischen Charakter mit maximaler Intensität zum Zeitpunkt des 2. Herztones.

288 Die zusätzliche *Volumenarbeit* wird beim einfachen Ductus Botalli apertus ausschließlich vom linken Ventrikel bewältigt. Es finden sich also eine Linkshypertrophie mit Erweiterung der linken Kammer und ein prominenter Pulmonalisbogen bei lungenarterieller Überfüllung.

289 Bei weit offenem *Ductus Botalli* kann sich wie bei großen Ventrikelseptumdefekten eine Druckangleichung zwischen Aorta und Pulmonalarterie ausbilden, die über eine zunehmende Pulmonalgefäßsklerosierung zur Widerstandserhöhung im Lungenkreislauf und damit zur Shuntumkehr mit Blutströmung von der Pulmonalarterie in die absteigende Aorta führt. Damit ist eine *Zyanose* der unteren Körperabschnitte verbunden.

290 Die **Fallotsche Tetralogie** hat folgende Charakteristika: Pulmonalstenose, hochsitzender Ventrikelseptumdefekt, reitende Aorta und Rechtshypertrophie des Herzens. Es besteht bei ausgeprägter Pulmonalstenose eine obligate Zyanose durch Rechts-Links-Shunt auf Ventrikelebene. Ist die Pulmonalstenose weniger ausgeprägt, so kann auch ein Links-Rechts-Shunt vorliegen.

291 Die *Diagnose* läßt sich stellen, wenn rechtshypertrophisches EKG, systolisches Stenosegeräusch über der Pulmonalarterie, Zyanose, Polyglobulie und röntgenologisch helle Lungenfelder mit einem kleinen Pulmonalisbogen vorliegen. Herzkatheterisierung und Angiographie sichern die Diagnose, die im Hinblick auf die operative Behandlungsmöglichkeit frühzeitig gestellt werden sollte.

292 Die **isolierte Pulmonalstenose** führt über einen hohen Druck im rechten Ventrikel zu einer auch elektrokardiographisch nachweisbaren *Rechtshypertrophie* des Herzens. Für die Diagnose sind systolisches Spindelgeräusch über der Pulmonalarterie mit weiter Spaltung des 2. Herztones und linkssternale präkordiale Pulsation typisch. Eine operative Korrektur ist bei einem Druckgradienten von mehr als 50 mm Hg zwischen rechtem Ventrikel und Pulmonalarterie indiziert.

293 Angeborene **Aortenstenosen** kommen als Klappenstenosen und in Form von membranösen Verengerungen oberhalb oder unterhalb der Klappenebene oder an den Aortenklappen vor. Die klinische Symptomatologie entspricht der einer erworbenen Aortenklappenstenose. Eine Sonderform der linksventrikulären Ausflußbahnstenose ist die *infundibuläre hypertrophische Subaortenstenose* (siehe Nr. 309).

294 Führendes Symptom der **Aortenisthmusstenose (Koarktation)** ist die Diskrepanz zwischen hohem Druck an den oberen und erniedrigtem Druck an den unteren Extremitäten. Bei jedem jugendlichen Patienten mit Hochdruck sollte der arterielle Druck an den unteren Extremitäten gemessen werden.

295 Die Diagnose einer *Aortenisthmusstenose* ist zu vermuten, wenn zusätzlich folgende Symptome bestehen: systolisches Geräusch über der Herzbasis, Pulsation der Interkostalgefäße, Strömungsgeräusch zwischen den Schulterblättern, röntgenologisch sichtbare Rippenusuren und eine Diskrepanz zwischen der Pulsation des Aortenbogens und der absteigenden Aorta.

296 Die hier genannten angeborenen Herzfehler oder Gefäßveränderungen sind *operativ* korrigierbar mit Ausnahme eines *Rechts-Links-Shuntes,* der nach *primärem Links-Rechts-Shunt* infolge Widerstandserhöhung im Lungenkreislauf zustande gekommen ist. Eine solche Entwicklung mit sekundärem Rechts-Links-Shunt nennt man *Eisenmenger-Reaktion.*

Erkrankungen des Endokards, Myokards und Perikards (einschließlich Herztraumen und Herztumoren)

P. Schölmerich

297 Die wichtigsten **Endokarderkrankungen** sind die Endocarditis verrucosa rheumatica, die bakterielle Endokarditis und verschiedene Formen von Endokardfibrosen.

298 Die **Endocarditis rheumatica** ist Teilerscheinung des *rheumatischen Fiebers*. In der Mehrzahl der Fälle werden alle Strukturen des Herzens: Myokard, Endokard und Perikard von der rheumatischen Erkrankung befallen. Für die akute Phase des rheumatischen Fiebers ist die *Myokarditis* am wichtigsten, für die Langzeitprognose der Befall des *Endokard*.

299 Die Diagnose einer **rheumatischen Herzerkrankung** läßt sich stellen, wenn mit oder ohne *Gelenkbeschwerden* systolische Geräusche, Galopprhythmus, wechselnde elektrokardiographische Abweichungen von der Norm, insbesondere ein rasch sich änderndes PQ-Intervall neben Fieber und allgemeinen Zeichen der Entzündung auftreten.

300 Die Zeitdauer vom Beginn des **rheumatischen Fiebers** bis zur Diagnose eines definitiven Klappenfehlers beträgt in der Regel mehrere Jahre. *Rezidive* des rheumatischen Fiebers beschleunigen die Ausbildung eines Vitiums (s. a. Nr. 801).

301 Eine **bakterielle Endokarditis** tritt bevorzugt bei Trägern erworbener oder angeborener Herzfehler auf. Die Mehrzahl der heute insgesamt selten gewordenen Erkrankungsfälle entsteht im Zusammenhang mit *herzchirurgischen*, vor allem *klappenprothetischen Eingriffen*.

302 Als **Erreger** kommen fast alle Bakterien in Frage. Am häufigsten sind Streptococcus viridans und Enterokokken sowie Staphylokokken. Auch Pilzendokarditiden werden beobachtet. Das klinische Bild wird stark vom Erreger bestimmt.

303 An eine *bakterielle Endokarditis* ist immer dann zu denken, wenn Fieber und Herzgeräusche über längere Zeit konstant nachweisbar sind. Weitere Symptome sind beschleunigte BKS und Mikroembolien (z.B. als Oslersche Flecken, Hämaturie). Später treten Anämie, Milztumor, arterielle Embolien und unter Umständen Niereninsuffizienz auf.

304 Die **Therapie** muß nach Isolierung des Erregers und Bestimmung der Empfindlichkeit gegenüber Antibiotika möglichst mit bakteriziden Antibiotika erfolgen. Bei frühzeitigem Behandlungsbeginn gelingt die *bakteriologische Sanierung in* 90% aller Fälle. Die Prognose hängt dann vom Ausmaß der bestehenden Klappenläsion ab, die häufig ausgeprägter ist als bei rheumatischen Klappenfehlern.

305 Zur **Prophylaxe** sollten jedem Träger von erworbenen oder angeborenen Herzfehlern vor operativen Eingriffen (auch Tonsillektomie und Zahnextraktionen, urologischen Untersuchungen oder operativen Eingriffen im Intestinalbereich), über die Operation und die Nachbehandlung hinweg, Antibiotika gegeben werden.

306 Erkrankungen des Herzmuskels, die nicht durch koronare Durchblutungsstörung oder als Folge von Druck- oder Volumenbelastungen bei Hypertonie oder angeborenen und erworbenen Herzklappenfehlern entstanden sind, werden unter der Bezeichnung „**Kardiomyopathie**" zusammengefaßt.

307 Es werden **primäre und sekundäre Kardiomyopathien** unterschieden. Bei *primären Formen* ist eine Ursache bisher noch nicht zu definieren. *Sekundäre Kardiomyopathien* können unter anderem durch Entzündung, neuromuskuläre Erkrankungen, Stoffwechselstörungen und toxische Einwirkungen zustande kommen.

308 *Primäre Kardiomyopathien* werden in *hypertrophische* (mit und ohne Obstruktion der Ausflußbahn), *kongestive* und *restriktive* (oder obliterative) Formen eingeteilt, wobei in der Häufigkeit die kongestiven dominieren.

309 Die Symptomatologie der **hypertrophischen Kardiomyopathie** ist durch eine Vermehrung der *Muskelmasse* des Herzens charakterisiert, die sich elektrokardiographisch, aufgrund ultraschallkardiographischer Untersuchungen und mit speziellen röntgenologischen Verfahren bestimmen läßt. Bei umschriebener *Hypertrophie* von muskulären Abschnitten in der Ausflußbahn des linken Ventrikels *(obstruktive Form)* kommt es zur Drucksteigerung im linken Ventrikel bei normalen oder erniedrigten Drucken in der Aorta. Diese Form

Erkrankungen des Endokards, Myokards und Perikards 63

wird auch **IHSS (infundibuläre hypertrophische Subaortenstenose)** genannt.

310 *Sympathikomimetika,* ebenso *Herzglykoside* verstärken den Druckgradienten zwischen linkem Ventrikel und Aorta, so daß sie kontraindiziert sind. Die Anwendung von β-**Rezeptorenblockern** vermag das klinische Bild zu bessern. Die besten Langzeitergebnisse hat in geeigneten Fällen die *operative Erweiterung* der Ausflußbahn des linken Ventrikels.

311 Die **kongestive Kardiomyopathie** ist durch Herzvergrößerung, progrediente Herzinsuffizienz, ausgeprägte elektrokardiographische Veränderungen meist mit intraventrikulären Blockierungen, Rhythmusstörungen, parietale Thrombosen mit Embolieneigung und weitgehend therapieretraktares Verhalten gekennzeichnet. Die Diagnose läßt sich meist nur durch Ausschluß anderer ätiologischer Faktoren (koronare Herzkrankheit, Hypertonie, Klappenfehler) stellen.

312 Restriktive Kardiomyopathien können durch Endokard- oder Endomyokardverdickung mit Behinderung der diastolischen Füllung zu einem klinischen Bild führen, das dem der *konstriktiven Perikarditis* ähnelt. Man nennt diese Formen deshalb auch *konstriktive Endokarditis.*

313 Unter den **sekundären Kardiomyopathien** sind die entzündlichen Formen die häufigsten. Sie können durch Bakterien, Viren, Protozoen, infekt- oder medikamentenallergisch oder im Rahmen von Systemerkrankungen entzündlicher Art ausgelöst werden. Bedeutsam sind auch *toxische Einwirkungen,* z.B. von Alkohol, Schwermetall oder Medikamenten. Seltener kommen ätiologisch *Stoffwechselerkrankungen* (Amyloidose, Hämochromatose, Glykogenspeicherkrankheit) oder neuromuskuläre Erkrankungen in Frage.

314 Das klinische Symptombild der *entzündlichen Kardiomyopathien* (Myokarditis) steht in enger Beziehung zum Ausmaß des Befalles des Myokard. *Begleitmyokarditiden* bei bakteriellen oder viralen Infektionskrankheiten lassen häufig nur Tachykardie, Palpitation und Veränderungen der Erregungsrückbildung im EKG (T-Abflachung oder Negativierung) erkennen und sind gelegentlich durch AV-Überleitungsstörungen kompliziert. Schwerere Formen können über das Vollbild einer kardialen Insuffizienz mit Herzvergrößerung und Lungenstauung sowie Rechtsherzinsuffizienz bis zum lebensbedrohlichen *kardiogenen Schock* reichen (s.a. Nr. 349).

315 Die **Prognose** der entzündlichen Kardiomyopathien ist in der überwiegenden Zahl der Fälle gut. Die Erkrankung heilt mit Narbenbildung ab, wobei die Hypertrophie der nicht befallenen Muskulatur ein ausreichendes Herzzeitvolumen garantiert. Bei Herzinsuffizienz ist die Prognose schlechter, beim kardiogenen Schock in der Regel infaust.

316 Die **Therapie** soll sich nach Ursache und Schwere der Erkrankung richten. Bei leichten Formen ist Bettruhe so lange einzuhalten, bis klinische und elektrokardiographische Symptome abgeklungen sind. Mittelschwere und schwere Formen erfordern neben einer adäquaten Behandlung des Grundleidens zusätzlich Glykoside, Diuretika, unter Umständen auch Antiarrhythmika.

317 Das **Perikard** besteht aus einem viszeralen und parietalen Anteil, zwischen dem ein Flüssigkeitsfilm den systolisch-diastolischen Bewegungsspielraum des Herzens erleichtert. Zugleich wird durch den Herzbeutel die *diastolische Füllung* des Herzens begrenzt und eine Lagekonstanz des Herzens im Thorax garantiert.

318 Die häufigste Erkrankung des Herzbeutels ist die **Perikardentzündung (Perikarditis).** Sie kann als fibrinöse, seröse, hämorrhagische oder purulente Form auftreten. Seltenere Erkrankungen sind *Perikarddivertikel* oder *-tumoren* primärer oder metastatischer Natur.

319 Die klinisch faßbaren Symptome einer **fibrinösen Perikarditis** sind Schmerzen in der Herzregion, Perikardreiben und Tachykardie. Bei serösem und hämorrhagischem Erguß verursachen größere Flüssigkeitsmengen im Herzbeutel zusätzlich anschwellende Jugularvenen und Blutdruckabfall durch kleines Auswurfvolumen sowie eine ausgeprägte Tachykardie.

320 Eine rasche Auffüllung des Herzbeutels, z.B. durch eine Blutung in das Perikard, löst das klinische Bild einer **Herztamponade** aus. Es ist durch *Schocksymptome,* also extreme Verminderung der peripheren Zirkulation, Tachykardie, Blutdruckabfall und hohen Venendruck charakterisiert.

Erkrankungen des Endokards, Myokards und Perikards 65

321 Unter den objektiven Symptomen einer **akuten Perikarditis** sind Perikardreiben, elektrokardiographische Abweichungen und bei größerem Erguß *ultraschallkardiographisch* nachweisbare Flüssigkeitsansammlungen zwischen den Perikardblättern sowie röntgenologische Veränderungen der Herzkontur diagnostisch führend.

322 Die **auskultatorischen Befunde** bestehen in der Manifestation eines kratzenden, ohrnahen Geräusches hoher Frequenz, das sowohl systolisch wie protodiastolisch und präsystolisch in Erscheinung tritt. Es kommt durch jede Bewegung der beiden Herzbeutelblätter gegeneinander oder auch durch Reibegeräusche bei Kontakt zwischen Perikard und Pleura mediastinalis zustande.

323 **Elektrokardiographische Abweichungen** lassen sich nur dann nachweisen, wenn die unter dem viszeralen Blatt des Herzbeutels (Epikard) gelegene Muskelschicht in den entzündlichen Prozeß einbezogen ist. Sie bestehen in der Phase der frischen Perikarditis in ST-Überhöhung in den Extremitätenableitungen und je nach Lokalisation auch in den Brustwandableitungen. Im weiteren Verlauf stellt sich in diesen Ableitungen eine Abflachung oder Negativierung der T-Welle bei isoelektrischem ST dar.

324 **Ultraschallkardiographisch** läßt sich an dem Abstand der beiden Perikardblätter das Ausmaß des Ergusses abschätzen. **Röntgenologisch** findet man entweder eine Bocksbeutelform des Herzens oder eine dreieckige Konfiguration des Herzschattens, wobei die Hili eher verdeckt werden. Zugleich ist die Randpulsation des Herzens vermindert.

325 Die häufigsten **Ursachen** entzündlicher Perikarderkrankungen sind rheumatisches Fieber, Viruskrankheiten (besonders Coxsackie-Infektionen), bakterielle Infektionen (Tuberkulose, anderer Erreger) und allergische Prozesse. Transmurale Infarkte verursachen lokalisierte, urämische Entzündungen ausgedehntere fibrinöse Perikarditiden, die sich subjektiv vom Symptombild der Grundkrankheit meist nicht unterscheiden.

326 Eine **chronische Perikarditis** kann mit und ohne *Kompression* des Herzens verlaufen. Am wichtigsten ist die chronisch kompressive Perikarditis, die die diastolische Füllung der Kammern behindert. Dementsprechend verkleinert sich das systolische Auswurfvolumen.

Es kommt gleichzeitig zu einer **Einflußstauung** vor dem rechten Herzen.

327 Das Symptomenbild dieser **Stauung** ist so charakteristisch, daß die Diagnose nicht verfehlt werden sollte. Führende Symptome sind Schwellung der Jugularvenen, Lebervergrößerung mit Aszites, periphere Ödeme, Stauungsalbuminurie, kleiner Puls und niedrige Blutdruckamplitude.

328 Eine differenzierte Untersuchung läßt ausgeprägten doppelten Venenkollaps an der Jugularvene, Pulsus paradoxus, übersteigerten Venendruck in der Kubitalvene, hohen enddiastolischen Druck in den Kammern mit Auftreten eines charakteristischen *frühdiastolischen Druckabfalls* mit raschem Wiederanstieg *(diastolischer Dip)* erkennen.

329 Bei längerem Bestehen einer *chronisch kompressiven Perikarditis* stellen sich Eiweißverlust über den Darm mit nephrotischer Konstellation, Niederspannung im EKG durch Herzmuskelatrophie, kardiale Zirrhose der Leber und weitgehende Belastungsunfähigkeit ein. Als einzig wirksame **Therapie** ist die operative Beseitigung der häufig verkalkten Schwiele anzusehen.

330 Herztraumen können Blutungen in das Myokard, Koronareinengung oder Verschlüsse, Abrisse von Sehnenfäden oder Papillarmuskeln, in schweren Fällen Herzmuskelrupturen und Abrisse von ausführenden Gefäßen bewirken. Klinische Zeichen bestehen in leichteren Fällen in EKG-Veränderungen, manchmal vom Infarkt-Typ, Überleitungsstörungen, Extrasystolen und passagerer Herzinsuffizienz. *Rupturen* und *Gefäßabrisse* führen, wenn nicht sofort chirurgische Hilfe möglich ist, zum Tode. **Herz- und Perikardtumoren** können gutartig (Myxome, Fibrome, Lipome, Teratome) oder bösartig (Mesotheliome, Sarkome) sein. Ihre Diagnostik ist durch *Ultraschallverfahren* und Angiokardiographie erleichtert. Sie erfordern operative Behandlung, Strahlentherapie oder Zytostatikaanwendung. *Sekundäre Perikardtumoren* nehmen ihren Ausgang meist von Tumoren mit Primärsitz in der Nähe des Herzens, ihre Behandlung ist die der Grundkrankheit.

Hypertonie – Hypotonie

1. Arterielle Hypertonie

H. Losse

331 Als chronische arterielle Hypertonie wird eine konstante Erhöhung des arteriellen Blutdrucks mit den sich daraus ergebenden Folgen und Komplikationen bezeichnet. Ungefähr 20% der erwachsenen Bevölkerung leiden an einer Hypertonie, das sind in der Bundesrepublik etwa 6 Mill. Menschen (s.a. Nr. 907).

332 Für die ärztliche Praxis werden als obere Normgrenze des Blutdrucks bei Erwachsenen folgende Werte angesehen: für den systolischen Blutdruck Zahl der Lebensjahre + 100, max. 160 mm Hg, für den diastolischen Blutdruck 90 mm Hg für alle Lebensalter (s.a. Nr. 340).

333 Die klinische Einteilung der arteriellen Hypertonie erfolgt nach der Ursache (primäre oder essentielle Hypertonie bzw. sekundäre oder symptomatische Hypertonie) und nach dem Schweregrad (labile, stabile, maligne Hypertonie).

334 Etwa 80-85% der Hypertoniker leiden an einer **essentiellen Hypertonie**. In ihrer Ätiologie und Pathogenese sind neben genetischen Faktoren insbesondere das Übergewicht und eine erhöhte Kochsalzaufnahme von Bedeutung. Die essentielle Hypertonie manifestiert sich in der Regel im 3. oder 4. Lebensjahrzehnt, die Beschwerden sind uncharakteristisch (Schwindel, Herzsensationen, Ohrensausen, Kopfschmerzen).

335 Die häufigsten **Komplikationen** bei Patienten mit chronischer arterieller Hypertonie sind die Herzinsuffizienz und koronare Durchblutungsstörungen, es folgen zerebro-vaskuläre Erkrankungen und Nierenveränderungen. Darüber hinaus gehört der erhöhte Blutdruck zu den bedeutsamsten Risikofaktoren der Arteriosklerose.

336 Unter den **sekundären Hypertonieformen** steht die renale Hypertonie mit etwa 15% der Fälle an erster Stelle. Wir unterscheiden eine renal-parenchymatös, renovaskulär und urologisch bedingte renale Hypertonie.
Etwa 4% der Hypertonien sind endokrin bedingt (Phäochromozytom, primärer Aldosteronismus, Cushingsyndrom).

Die Aortenisthmusstenose ist die wichtigste kardiovaskuläre Hypertonieform.

337 *Diagnose und Differentialdiagnose der Hypertonie* erfordern neben Anamnese, sorgfältiger körperlicher Untersuchung, Harn- und Blutanalysen, Untersuchung des Augenhintergrundes, EKG und Thoraxaufnahme je nach Lage des Falles eine Ausscheidungsurographie mit Früh- und Spätaufnahmen, eine Arteriographie der Nierengefäße und Hormonbestimmungen im Blut und Urin.

338 Wenn keine kausale, z.B. operative **Behandlung** möglich ist, umfaßt die Therapie allgemeine und spezielle Maßnahmen. Die Allgemeinmaßnahmen sind Gewichtsreduktion, Verminderung der Kochsalzaufnahme auf etwa 5 g pro Tag, ausreichende körperliche Bewegung und Regelung der Lebensführung. Für die medikamentöse Therapie der Hypertonie haben folgende Substanzen die größte Bedeutung erlangt: Saluretika, β-Rezeptorenblocker, Dihydralazin, Rauwolfia-Alkaloide, Clonidin, Alpha-Methyldopa und Guanethidin.

339 Die **Prognose** der mittelschweren und schweren Hypertonieformen hat sich seit Einführung der Antihypertensiva wesentlich gebessert.

2. Arterielle Hypotonie

340 Als *untere Grenzwerte des normalen Blutdrucks* gelten beim Mann 110/70 und bei der Frau 100/70 mm Hg. Entscheidend sind etwaige Beschwerden (s.a. Nr. 332).

341 Klinisch unterscheidet man eine primäre (essentielle, konstitutionelle) Hypotonie von sekundären (= symptomatischen) Hypotonieformen und eine orthostatische Hypotonie.

342 Die **primäre Hypotonie** ist charakterisiert durch asthenischen Habitus, Leistungsschwäche, Schwindelerscheinungen und Ohnmachtsneigung.

343 In der Therapie der primären Hypotonie sind allgemein roborierende Maßnahmen und körperliches Training von größter Bedeutung. Eine medikamentöse Therapie, z.B. mit Sympathikomimetika, sollte, wenn überhaupt, nur vorübergehend durchgeführt werden.

344 Die **symptomatische Hypotonie** kann akut und chronisch (z.B. bei Herz- und Lungenerkrankungen sowie endokrinen Störungen) auftreten. Die Therapie richtet sich hier nach dem Grundleiden.

345 Die **Therapie** der orthostatischen Hypotonie entspricht weitgehend derjenigen der primären Hypotonie. Unter Umständen sind medikomechanische Maßnahmen (z.B. Stützstrümpfe bei Varikosis) nützlich.

Schock

H. Schönborn

346 Unter **Kreislaufschock** versteht man eine *akut* auftretende kritische Herabsetzung der Gewebsdurchblutung mit lebensbedrohlichen Störungen von Zellstoffwechsel und Organfunktionen.

347 Zu den **Auslösungsmechanismen** des Schocks zählen: der akute Flüssigkeits- und Volumenverlust *(Volumenmangelschock)*, das akute Pumpversagen des Herzens *(kardiogener Schock)* und das akute Versagen der peripheren Kreislaufregulation *(septischer Schock, anaphylaktischer Schock)*.

348 Der **Volumenmangelschock** ist gekennzeichnet durch eine kritische Herabsetzung des zirkulierenden Blutvolumens mit Abfall des zentralen Venendrucks und Verminderung von Herzzeitvolumen und arteriellem Druck.

349 Der **kardiogene Schock** ist gekennzeichnet durch eine kritische Verminderung des Schlagvolumens mit Abfall des arteriellen Drucks und Anstieg des zentralen Venendrucks (s.a. Nr. 314).

350 In der Frühphase des **septischen Schocks** findet sich häufig ein *„high output failure-Syndrom"*, gekennzeichnet durch einen Abfall des arteriellen Drucks, eine Herabsetzung des peripheren Gefäßwiderstandes und eine Zunahme des Herzzeitvolumens. Die Spätphase des septischen Schocks gleicht eher dem Verlaufsmuster des kardiogenen Schocks.

351 Durch die sympathikusbedingte reaktive Kreislaufzentralisation werden weitgehend einheitlich ablaufende *Mikrozirkulationsstörungen* in Gang gesetzt, die mit dem Phänomen der schockspezifischen Vasomotion, mit zellulärer Hypoxie, Azidose und Laktatanstieg einhergehen.

352 Die Störungen von Mikrozirkulation und Zellstoffwechsel treffen in bevorzugter Weise die Organe, die infolge der Kreislaufzentralisation von einer ausreichenden Blutversorgung ausgeschlossen sind (Niere, Lunge, Leber, Haut, Muskulatur). Bei Überschreiten bestimmter Toleranzgrenzen entwickeln sich daraus morphologische Schäden (z.B. Schockniere, Schocklunge), die sich als *Organversagen* manifestieren.

Schock

353 Zur **Überwachung** von Schockverlauf und Schocktherapie sind folgende Meßgrößen erforderlich: arterieller Druck, Herzfrequenz, zentraler Venendruck, Blutgase und Säure-Basenstatus, stündliche Urinausscheidung und Beobachtung der Hautdurchblutung.

354 Die **Behandlung** zielt auf die Beseitigung der schockauslösenden Ursachen und die Korrektur der hämodynamischen, mikrozirkulatorischen und metabolischen Störungen.

355 Alle Schockformen können nach einem allgemein anwendbaren und stufenartig aufgebauten Therapiekonzept behandelt werden.

356 Die *Behandlungsstufe I* umfaßt eine rasche und vollständige Volumensubstitution bis zum Erzielen eines zentralen Venendrucks von 12 cm Wasser, eine Anreicherung der Inspirationsluft mit Sauerstoff und eine Korrektur der metabolischen Azidose.

357 Die *Behandlungsstufe II* besteht in der kontinuierlichen intravenösen Verabreichung vasoaktiver Pharmaka mit positiv inotroper Wirkung (z.B. Dopamin) bis zum Überschreiten des kritischen arteriellen Mindestdrucks.

358 Die *Behandlungsstufe III* umfaßt spezielle und klinisch aufwendige Maßnahmen wie Beatmung mit kontinuierlichem Überdruck, assistierte Zirkulation und kardiochirurgische Maßnahmen, die entsprechend ausgerüsteten Schockzentren vorbehalten sind.

Angiopathien

M. Schulte

359 Die wichtigsten *Gefäßkrankheiten* werden unterteilt in Angioneuropathien (Störungen der Gefäßfunktion), Angioorganopathien (morphologisch nachweisbare Gefäßschäden), Angiolopathien, Venopathien, arteriovenöse Fisteln und Lymphangiopathien.

360 Die größte Bedeutung kommt den **Angioorganopathien** zu. Zahlenmäßig stehen an der Spitze die arteriellen Verschlußkrankheiten, denen ursächlich eine Arteriosklerose zugrunde liegt.

361 Die *Ätiologie* der **Arteriosklerose** ist multifaktoriell. Wichtigste Risikofaktoren sind: Hyperlipoproteinämie, Hypercholesterinämie, Bluthochdruck, Diabetes mellitus, Nikotin, Übergewichtigkeit.

362 Die *Stadieneinteilung* erfolgt nach Fontaine: I vollständig kompensierter Arterienverschluß, II teilweise Kompensation: Claudicatio intermittens, III schlechte Kompensation: Ruheschmerzen, IV fehlende Kompensation: Nekrosen.

363 Die *Diagnose* läßt sich klinisch durch Inspektion, Palpation, Auskultation und Blutdruckmessung, apparativ durch Oszillographie, Rheographie, Ultraschalldopplermethode, Venenverschlußplethysmographie und Röntgenkontrastdarstellung der Gefäße stellen.

364 Die *Therapie* besteht in der Eliminierung der Risikofaktoren und in Abhängigkeit vom Krankheitsstadium in Verbesserung der Kollateraldurchblutung durch physikalische und medikamentöse Maßnahmen sowie ggf. operativen Gefäßersatz.

365 Den *funktionellen Durchblutungsstörungen* liegt eine abnorme Reaktionsweise der kleinen Gefäße mit erhöhter Konstriktion und/oder Dilatationsneigung im Rahmen einer Fehlsteuerung des Kreislaufes zugrunde.

366 Das *primäre* **Raynaud-Syndrom** tritt bei intermittierendem Verschluß der Digitalarterien symmetrisch als Folge funktioneller Störungen auf und wird durch Kältereiz ausgelöst.

367 Dem *sekundären Raynaud-Syndrom* liegen organische Gefäßveränderungen, z.B. Endangiitis obliterans, Kollagenkrankheiten (Sklerodermie) zugrunde.

368 Die **diabetische Angiolopathie** tritt an den inneren Organen wie Niere, Herz, Gehirn und Retina auf oder verursacht an den Akren therapeutisch schwer beeinflußbare Nekrosen.

369 Der *Akrozyanose* liegt eine Dilatation der kleinen Hautvenen in Verbindung mit einer Arteriolenkonstriktion zugrunde. Betroffen sind vorwiegend junge Frauen mit Hypotonie.

370 Bei der **primären idiopathischen Erythermalgie** liegt eine Erweiterung aller Endstrombahngefäße vor. Wärmereize führen zu anfallsweise auftretenden heftigen Schmerzen mit Rötung der Haut. Betroffen sind vorwiegend die Beine (burning feet). Die *sekundäre Erythermalgie* tritt bei Endangiitis obliterans, Thrombophlebitis, Polyzythämie, Hypertonie, Diabetes mellitus und nach Frostschäden auf.

Venenkrankheiten

L. K. Widmer

371 Man unterscheidet oberflächliche, epifasziale Venen von den tiefen, subfaszialen Venen, die mit den gleich benannten Arterien verlaufen. Die beiden Systeme sind besonders am Unterschenkel durch Vv. *communicantes* miteinander verbunden. Der normale Rückstrom wird durch Venenklappen und Muskelbewegung gefördert.

372 Varizen sind geschlängelte, erweiterte, *epifasziale* Venen. Die primären Varizen sollen auf einer essentiellen Schwäche von Venenwand und -klappen beruhen. Sekundär bilden sich Varizen meist als Kollateralkreislauf zur Überbrückung von tiefen Venen oder gelegentlich bei arterio-venösen Fisteln.

373 Es gibt 3 Typen von Varizen: *„Besenreiser"* (intradermale Venektasien von etwa 1 mm Durchmesser, häufig Beschwerden, chronisch, chronisch-venöse Insuffizienz, gelegentlich oberflächliche Phlebitiden); *retikuläre Varizen* (netzartige Erweiterung und Schlängelung subkutaner Venen) und *Stammvarizen* (V. saphena magna, V. saphena parva). Besenreiser und retikuläre Varizen sind oft nur kosmetisch, Stammvarizen meist medizinisch (Komplikationen) bedeutsam.

374 Besenreiser und retikuläre Varizen kann man durch Sklerotherapie ausschalten. Bei Stammvarikosis läßt sich Rezidivfreiheit meist nur erzielen durch Ligatur der Verbindungsvenen, die schlußunfähige Klappen haben, oder durch operative Entfernung der Varize *(Stripping)*.

375 Maßnahmen zur **Förderung des venösen Rückflusses** sind indiziert bei Varikosis, chronisch-venöser Insuffizienz und Thrombosegefährdeten. Zu empfehlen sind:
Lieber laufen und liegen als sitzen und stehen; Fußende des Bettes 25 cm höher stellen als Kopfteil.
Maßgummistrumpf tagsüber;
bei Bettlägerigen: Maßgummistrumpf auch nachts, Fußgymnastik.

376 Die oberflächlichen Venen transportieren nur $1/7$ des venösen Blutes. Daher führt ihr entzündlicher Verschluß nur zu Rubor, Dolor, Calor und nicht zu Zeichen der Stauung. Häufigste Ursache der **oberflächlichen Thrombophlebitis** ist Varikosis, seltener sind Trauma, Fokus, Systemerkrankung. Immer besteht die Gefahr des Übergreifens auf die tiefen Venen. Daher sind Kompressionsverband, Antiphlogistika, häufiges Laufen sowie Hochlagerung der Beine beim Liegen indiziert. Antikoagulation gibt man nur Bettlägerigen, die nicht mobilisiert werden.

377 Die tiefen Venen transportieren $^6/_7$ des venösen Blutes. Ihr Verschluß, **tiefe Thrombophlebitis oder Phlebothrombose** genannt, führt deshalb zu *Stauungszeichen:* Konsistenzvermehrung, Schwellung, Zyanose und Schmerz. Die häufigsten Ursachen sind Trauma, Bettlägerigkeit, Operationen, Geburten, Tumor. Das Phlebogramm ist notwendig zur Bestimmung der Lokalisation und Ausdehnung des Verschlusses bei Patienten, bei denen eine aktive Therapie (Thrombektomie oder Fibrinolyse) in Frage kommt. Nicht-invasive Methoden (Jod-Fibrinogentest, Untersuchung der Strömungssignale mit Dopplergerät) geben in diesen Fällen selten genügend Auskunft über die Ausdehnung des Prozesses.

378 Für die akute tiefe Thrombophlebitis gibt es folgende **Behandlungsmöglichkeiten:**
a) *Aktiv:* Bei guter Lebenserwartung und schwerer Abflußstörung: Thrombolyse zur Wiedereröffnung der Venen und Erhaltung funktionstüchtiger Klappen. Bei schwerster Rückflußstörung **(Phlegmasia caerulea dolens)** Thrombektomie.
b) *Konservativ:* Antikoagulation zur Vermeidung des Thrombuswachstums und der Lungenembolie.

379 Die **chronisch-venöse Insuffizienz,** Ausdruck eines ungenügenden venösen Rückflusses, manifestiert sich im Malleolarbereich durch Ödem, chron. rezidivierende Entzündung, Fibrosierung und Pigmentverschiebungen, evtl. durch Ulcus cruris. Ursachen: Stammvarikosis mit oder ohne Insuffizienz der Vv. communicantes, tiefe Thrombophlebitis. Sie führt oft zu Bettlägerigkeit und Arbeitsausfall.
Häufigste Ursache ist die tiefe Thrombophlebitis; seltener verursachen insuffiziente Vv. communicantes eine chronisch-venöse Insuffizienz.

Thrombose und Embolie

F. Koller

380 Die **Thrombose** kann als **Blutstillung am falschen Ort** (d. h. innerhalb der intakten Gefäßbahn) bezeichnet werden. Blutstillung und Thrombose stellen im Prinzip gleichartige Vorgänge dar (Gefäßläsion, Plättchenreaktion, Blutgerinnung).

381 Nach Virchow müssen folgende 3 Bedingungen für das Zustandekommen einer Thrombose erfüllt sein: 1. Gefäßwandläsion, 2. Verlangsamung der Blutströmung, 3. Veränderung des Blutes selbst (im Sinne einer Aktivierung der Gerinnungsfaktoren). Diese „Virchowsche Trias" ist auch heute noch gültig für die venösen Thrombosen, nicht dagegen für die arterielle, die durch eine *Beschleunigung* der Blutströmung begünstigt werden.

382 **Venöse Thrombosen** sind im allgemeinen harmloser als arterielle Gefäßverschlüsse. Nur selten kommt es infolge Thrombosierung sämtlicher Beinvenen (Phlegmasia caerulea dolens) zu einer Gangrän, evtl. sogar mit Indikation zur Amputation.

383 **Tiefe Beinvenenthrombosen** treten besonders häufig postoperativ, postpartal, posttraumatisch, postinfektiös sowie postnekrotisch (z.B. nach Herzinfarkt) auf. *Erste Zeichen einer beginnenden Beinvenenthrombose* sind: Schmerz bei Druck auf die Fußsohle (Payr), beim Zusammendrücken der Wade, bei starker Dorsalflexion des Fußes und gestrecktem Knie (Homan) sowie bei Druck entlang der inneren Tibiakante.

384 Die **Kardinalsymptome** *der voll ausgebildeten tiefen Beinvenenthrombose* sind identisch mit denen der Entzündung: Schmerz, Schwellung, Rötung bzw. Zyanose und Überwärmung. Sie fehlen indessen in über der Hälfte der Fälle, so daß man oft erst durch eine Lungenembolie auf die Thrombose aufmerksam gemacht wird.

385 *Der akute* **arterielle Gefäßverschluß** verursacht im Gegensatz dazu keine Schwellung, blasse, evtl. leicht zyanotische Verfärbung statt Rötung, Abkühlung statt Überwärmung und einen besonders heftigen Schmerz.

386 Die sog. *„Thrombose par effort"* kommt in den Venen der oberen Extremitäten bzw. in der V. subclavia vor. Ursachen sind sportliche, berufliche oder sonst ungewohnte Belastung eines Armes.

387 Die **Lungenembolie** führt nach 12 bis 14 Stunden zum *Lungeninfarkt,* der durch atemabhängige Thoraxschmerzen, Pleurareiben und Hämoptoe gekennzeichnet ist. Von dieser Trias wird der Pleuraschmerz am häufigsten beobachtet.

388 Für **die Prophylaxe der venösen Beinvenenthrombosen** und Lungenembolien kommen neben *physikalischen Maßnahmen* in erster Linie die *Antikoagulantien* in Betracht (kleine Heparindosen oder orale Antikoagulantien oder eine Kombination von beiden). Rheo-Macrodex® ist ebenfalls wirksam, wenn auch etwas weniger sicher als die Antikoagulantien – Für die Verhütung kardialer Thrombosen und davon ausgehender Embolien (besonders zerebraler) eignen sich ebenfalls vor allem die Antikoagulantien.

389 Für die **Prophylaxe arterieller Thrombosen** (koronarer, peripherer, zerebraler) ist die Wirksamkeit der Antikoagulantien zwar nachgewiesen, aber bescheidener als bei venösen Thrombosen. Die Plättcheninhibitoren (Azetylsalizylsäure 1-1,5 g pro Tag, Sulfinpyrazon 0,8 g pro Tag) scheinen vielversprechend, bedürfen jedoch noch weiterer Prüfungen.

390 Für die **Therapie** schon bestehender **akuter tiefer Venenthrombosen** kommen in Betracht: 1. Thrombolyse, 2. Thrombektomie, 3. Heparin mit anschließend oralen Antikoagulantien (vergl. Venenkrankheiten).

391 Für die **Therapie akuter peripherer arterieller Thrombosen oder Embolien** sind folgende Möglichkeiten gegeben: 1. Chirurgische Intervention (Embolektomie, bzw. Thrombendarterektomie, letztere nur vom Gefäßchirurgen auszuführen). 2. Thrombolyse (bei Verschluß unterhalb des Adduktorenkanals), 3. Heparin mit (anschließend) oralen Antikoagulantien (bei isolierten Verschlüssen am Unterschenkel und bei schlechtem Allgemeinbefinden).

392 Koronare Thrombosen (nachweisbar in 80-90 % der transmuralen Herzinfarkte): Antithrombotische Therapie der akuten Phase des Infarktes (erste 6 Wochen): Heparin zu Beginn, anschließend orale Antikoagulantien (zur Verhütung der Beinvenen – sowie der kardialen [muralen] Thrombosen und davon ausgehenden Embolien). Prophylaxe des Reinfarktes: Plättcheninhibitoren (?) oder orale Antikoagulantien.

393 Zerebrale Thrombosen: keine Antikoagulantien. **Zerebrale Embolie:** orale Antikoagulantien (zur Verhütung weiterer Embolien). „Transient ischemic attacks": Azetylsalizylsäure (evtl. orale Antikoagulantien) zur Verhütung weiterer Attacken sowie der Apoplexie.

Lungenkrankheiten

H. Herzog und R. Thoma

394 Die **Lungenatmung** kann durch Erkrankungen der Bronchien, der Lungengefäße, des Lungenparenchyms, der Pleuren, des Brustkorbs, des Zwerchfells oder der atmungsregulierenden nervösen *Substrate* gestört sein. Die Komponenten der Lungenatmung bestehen aus *Ventilation, Distribution, Diffusion* und *Lungenzirkulation.* Das normale Funktionieren dieser 4 Teilvorgänge hat eine *physiologische Atemmechanik* zur Voraussetzung.

395 Die Lungen sind *anatomisch* und *funktionell* in **Segmente** aufgeteilt. Jedes Segment wird von einem *Segmentbronchus* und einer *Segmentarterie* versorgt und ist durch fibrose Septen von den Nachbarsegmenten abgegrenzt. Pathologische Prozesse sind oft in ihrer Ausdehnung auf ein Segment beschränkt, so daß sie radiologisch leicht zugeordnet werden können. Die Segmentstruktur der Lunge erlaubt u.a. eine *selektive Resektionsbehandlung.*

396 Schmerzen im Bereich des Brustkorbs sind *pleuraler* Natur, wenn sie *atemabhängig* sind. Durch *Anstrengung* verstärkte Schmerzen sind verdächtig auf *koronare Herzkrankheit. Positionsabhängigkeit* lenkt den Verdacht auf eine *Diskopathie* mit interkostalen Neuralgien.

397 Die *klinische Inspektion* erlaubt bereits häufig die Zuordnung eines Kranken zum **restriktiven oder obstruktiven Syndrom.** *Restriktives* Syndrom: Hohe Atemfrequenz, steile Rippenstellung, flacher Thorax, verlängerte Inspiration (s. a. Nr. 402f). *Obstruktives* Syndrom: Normale Atemfrequenz, horizontale Rippenstellung, faßförmiger Thorax, verlängerte Exspirationsphase (s.a. Nr. 404ff).

398 Die **Bronchoskopie,** ergänzt durch die *Fiberbronchoskopie,* erlaubt die Betrachtung des gesamten Bronchialsystems bis zur Aufteilung in die *5. Bronchialgeneration.* Wesentlich dabei ist die *Biopsiemöglichkeit* sowie die Gewinnung von zytologischem und bakteriologischem Material unter *direkter Sicht.*

399 Die **Mediastinoskopie** ist ein *chirurgisches Verfahren,* welches für die Diagnostik von *Mediastinalprozessen* und für die Beurteilung der *Operabilität von Lungentumoren* eine entscheidende Rolle spielt.

400 Die meisten Affektionen der Atmungsorgane führen zunächst zu **atemmechanischen Störungen,** besonders zur *Erhöhung der Strömungswiderstände* in den Atemwegen bzw. zu einer *Verminderung* der *Dehnbarkeit des Thorax-Lungen-Systems.* Der *Gasaustausch* und die *Lungenzirkulation* werden erst bei weiterer *Progression* einer pulmonalen Erkrankung in Mitleidenschaft gezogen.

401 Die **Atemruhelage** entspricht dem Lungenvolumen, bei welchem die *inspiratorische Elastizität des Thorax* und die *exspiratorische Elastizität der Lungen* im *Gleichgewicht* stehen. Verschiebungen der Atemruhelage können sich bei Lungenerkrankungen in Richtung *Exspiration* (z.B. verminderte Lungencompliance, *Restriktion)* und in Richtung *Inspiration* bei erhöhtem Atemwegswiderstand (Obstruktion) ergeben.

402 Das **restriktive Syndrom** (s.a. Nr. 397) ist meist auf eine *verminderte Dehnbarkeit* des Thorax-Lungen-Systems zurückzuführen. 4 wesentliche Pathomechanismen sind zu unterscheiden:
1. *Erhöhte Oberflächenspannung* (Atemnotsyndrom des Neugeborenen bzw. bei Erwachsenen: Schocklunge),
2. *Fibrosierung des Lungenparenchyms,*
3. *Flüssigkeitsvermehrung der Lunge,*
4. *Pathologische Prozesse* in der *Brustwand* (Pleura, Muskeln, Wirbelsäule, Rippen, Nerven).

Abzugrenzen sind Restriktionen, welche durch Schädigung der *neuromuskulären Substrate* bedingt sind (Myasthenie, Polyradikulitis, Vergiftungen).

403 Spirometrisch ist das **restriktive Syndrom** charakterisiert durch eine *eingeschränkte Totalkapazität,* sowie durch eine *Verkleinerung der Vitalkapazität,* während der *1-Sekunden-Wert* der maximal forcierten Ausatmung nach maximaler Inspiration und der *Strömungswiderstand* in den Luftwegen *normal* bleiben.

404 Das **obstruktive Syndrom** wird durch eine *Einengung* des *Bronchialkalibers* verursacht. Dafür sind 3 Faktoren maßgebend:
1. *Ödematöse Schwellung* der Bronchial*schleimhaut,*
2. *Muskelspasmus* im Bereich der Bronchiolen,
3. *Hypersekretion* eines zähen Schleimes.

Im Verlauf eines obstruktiven Syndroms tritt als weiterer obstruierender Faktor eine *Atemwegskompression* durch *Erhöhung* des *intra-*

thorakalen Drucks hinzu bei gleichzeitiger Verminderung der Weithaltekräfte der Lunge (Retraktionsverlust, *Emphysem).* **Spirometrisch** ist das **obstruktive Syndrom** charakterisiert durch eine *hochgradige Behinderung* der *forcierten Ausatmung:* die *Sekundenkapazität ist reduziert,* der *Bronchialwiderstand* ist *erhöht.* Zunächst ist nur das *Residualvolumen vergrößert,* später auch die *Totalkapazität* beeinträchtigt (s. a. Nr. 397).

405 5 Ursachen der **arteriellen Hypoxämie** können unterschieden werden:
1. *Globale alveoläre Hypoventilation,*
2. *anatomischer Rechts-Links-Shunt,*
3. *funktioneller Rechts-Links-Shunt,*
4. *Diffusionsstörung,*
5. *herabgesetzter O_2-Gehalt der Außenluft.*

Die **Differenzierung** der Ursachen einer arteriellen Hypoxämie gelingt durch die Messung des arteriellen O_2-Drucks bei Ruhe, Belastung und Atmung von 100 %igem Sauerstoff.

406 Die **akute Tracheobronchitis** ist meist *viraler* Natur. Tracheobronchitiden werden jedoch häufig *bakteriell superinfiziert.* Röntgenbefund, klinischer Untersuchungsbefund und Lungenfunktion sind bei einer akuten Tracheobronchitis *normal.* Die **akute Bronchiolitis** dagegen bietet *massives Giemen* und Knisterrasseln, radiologisch zeigt sich eine *kleinfleckige Infiltration;* die Lungenfunktion ist im Sinne einer beginnenden Obstruktion mit *schwersten Gasaustauschstörungen* verändert.

407 Die **chronische Bronchitis** und das **obstruktive Emphysem** bilden das *Hauptkontingent* obstruktiver Atemwegserkrankungen. Bei jedem *zweiten Raucher* ist mit einer *chronischen Bronchitis* zu rechnen. Der *Anteil der Bronchitis* im internistischen Krankengut einer Poliklinik liegt bei *35 %.*

408 Haupterreger der **bakteriellen Bronchitis** sind *Hämophilus, Pneumokokken, Staphylokokken* sowie *gramnegative Keime* der *enteralen Gruppe.* Unter *Klinikbedingungen* kommen *Pseudomonas, Proteus* und *Klebsiellen* hinzu. Die Exazerbation einer chronischen Bronchitis ist die *häufigste Ursache* einer *respiratorischen Insuffizienz.*

409 Das **Emphysem** ist ein Lungenleiden, das durch *irreversible Erweiterung* der distal der Bronchioli terminales befindlichen Lufträume gekennzeichnet ist. Man unterscheidet eine *primäres atrophisches Emphysem* und *3 sekundäre Emphysemformen:*
1. *bronchostenotisches Emphysem,*
2. *Narbenemphysem,*
3. *Überdehnungsemphysem.*

410 2 charakteristische **Hauptformen** des obstruktiven **Emphysems** können unterschieden werden:
1. **Typ A** *(pink puffer, dyspnoisch-kachektischer Typ)* bietet klinisch ein reines Emphysem mit Faßthorax, abgeschwächtem Atemgeräusch, wenig verschieblichen Lungengrenzen. Lungenfunktionsanalytisch imponiert ein ausgeprägter *Tracheobronchialkollaps* insbesondere bei forcierter Ausatmung.
Gasaustauschstörungen sowie *Rechtsherzinsuffizienz* entwickeln sich *spät.*

Typ B *(kardial polyzythämisch-bronchitischer Typ, blue bloater)* bietet eher eine *bronchitische Symptomatik* als die Zeichen eines Emphysems. Lungenfunktionsanalytisch imponiert eine mittelschwere bis schwere, *zum Teil bronchokonstriktorisch bedingte Obstruktion.*
Gasaustauschstörungen und *Rechtsherzinsuffizienz* entwickeln sich *relativ früh.*

411 **Emphysemzeichen** im **Thoraxröntgenbild** sind *abgeflachtes Zwerchfell, vergrößerter Retrosternalraum, Vergrößerung* und *Gefäßarmut* der *Lungenfelder* sowie das Vorhandensein von *Bullae.* Der *Tracheobronchialkollaps* ist im *seitlichen* oder *schrägen Strahlengang* in einer relativ *frühen Phase* der *Exspiration* zu beobachten.

412 Die **hauptsächlichsten Todesursachen** bei **chronischer Bronchitis** sind in absteigender Frequenz:
Respiratorische Insuffizienz, Rechtsherzversagen, Cor pulmonale, Pneumonie, Bronchiolitis, Lungenembolie, Perforation oder *Blutung* bei *Magenulkus* und *Spontanpneumothorax.*

413 Die **zentrale Maßnahme** bei der **Behandlung** der **chronischen Bronchitis** ist die regelmäßige **Bronchialdrainage.** Sie besteht in *mehrmals* täglich durchgeführten *Inhalationen* von 10-15 minütiger Dauer. Dem Aerosol werden *bronchodilatierende* und *sekretolytische Medikamente* beigefügt.

Lungenkrankheiten

414 Die **bronchialerweiternden** Substanzen setzen sich zusammen aus:
1. *β-Stimulatoren,*
2. *Theophyllinpräparaten,*
3. *Vagolytika,*
4. *Kortikosteroiden.*

Kortikosteroide sind wahrscheinlich die besten bronchialerweiternden Mittel. Sie sind jedoch *nur indiziert,* wenn andere Mittel *versagen.* Ist der Steroid-Einsatz nötig, soll mit *hohen initialen Dosen* begonnen werden.

415 Medikamente zur **Sekretverflüssigung** sind:
1. *Kaliumjodid,*
2. *Bromhexin,*
3. *N-Acetylzysteinpräparate,*
4. *tryptische Fermente.*

Die *langdauernde* Applikation von Trypsinpräparaten und Acetylzystein ist wegen der Gefahr der *Schleimhautschädigung* kontraindiziert.

416 Das **Bronchialasthma** ist eine *akute anfallweise rezidivierende generalisierte Atemwegsobstruktion,* die spontan und unter Therapie *reversibel* ist. In den Anfangsstadien sind die Patienten im Intervall völlig beschwerdefrei. In Spätstadien vermischen sich die Krankheitsbilder des Asthma bronchiale und der chronischen Bronchitis zur *chronisch asthmatischen Bronchitis.* Das Asthma bronchiale findet sich bei etwa 0,5 % der Erwachsenenbevölkerung und bei 1 % der Kinder (s. a. Nr. 904).

417 Das Spektrum der **asthmaauslösenden Faktoren** reicht von der *typischen exogenen Allergie* über *unspezifische chemische bzw. physikalische Reize* bis zum *medikamentös induzierten Asthma.* Eine Sonderform ist das durch körperliche Belastung ausgelöste sog. *Anstrengungsasthma* (gehäuft im *Kindesalter).* Für die biochemische Endstrecke des Asthma bronchiale ist der intrazelluläre Gehalt an *zyklischem AMP* entscheidend. Durch *Erhöhung des zyklischen AMP* kann das Asthmageschehen blockiert werden.

418 Das **nicht allergisch bedingte (Intrinsic) Asthma** scheint auf einer *erworbenen, erhöhten Irritabilität* der Bronchialschleimhaut zu beruhen. Die Hyperreaktivität läßt sich durch *Azetylcholintestung* nachweisen. Entscheidend für das **allergische (extrinsic) Asthma** ist die *Antigen-Antikörperreaktion* an der *Mastzellenmembran* mit konsekutiver Freisetzung von *Mediatorsubstanzen des Bronchusspasmus (Histamin, SRSA)*.

419 Die Therapie des **schweren Asthma-bronchiale-Anfalls** besteht aus intravenösen Gaben von 0,24 g *Aminophyllin® oder Dauerinfusion von Aminophyllin bzw. Euphyllin*, 50-100 mg *Hydrokortison* sowie *Inhalationstherapie* mit *Broncholytika* (und Sekretolytika). Beim Status asthmaticus können bei Versagen der hochdosierten Aminophyllin- und Steroidtherapie die *Beatmung* und Sedierung mit Relaxation sowie die *Lavage* des Bronchialsystems erforderlich werden.

420 Bei **Bronchiektasen** handelt es sich um eine Zerstörung der Bronchialwände peripherer Bronchien. Das klinische Bild wird bestimmt von *Sekretretention* und *Infektion*. Funktionell ist das fortgeschrittene Leiden charakterisiert durch *massive Anastomosen* zwischen pulmonalen und bronchialen Gefäßen mit *pulmonaler Hypertension* und oft lebensbedrohlichen *Hämoptysen*. Die Diagnose wird durch Bronchografie gesichert.

421 Bei den **infektiös bedingten Pneumonien** werden *primäre* und *sekundäre* Pneumonien unterschieden. Primäre Pneumonien treten bei bislang gesunden Individuen auf und sind meist durch *Viren* oder *Pneumokokken* ausgelöst. Weitaus häufiger als primäre Pneumonien sind sekundäre Pneumonien als *Komplikation* einer *vorbestehenden Krankheit* entweder auf dem Boden einer *gestörten pulmonalen Sekretelimination* oder auf dem Boden einer *allgemeinen Abwehrschwäche* (Alkoholismus, immunsuppressive Behandlung, hämatologische Systemerkrankungen). Hier sind gramnegative Keime die häufigsten Erreger *(Klebsiellen, Proteus, Pseudomonas)*. Insbesondere für die Intensivmedizin bedeutsam ist die *Aspirationspneumonie* bei Ausfall des Schluckreflexes (z.B. Schlafmittelvergiftung).

422 Eine **lokalisierte Pneumonie** weist auf eine *Tumor-* oder *Fremdkörperätiologie* hin oder erweckt den Verdacht auf einen *infizierten Lungeninfarkt* bzw. auf eine Infektion in *bronchiektatisch verändertem Lungenparenchym*. Zu den lokalen **Komplikationen** einer Pneumonie gehören der *Lungenabszeß* und das *Pleuraempyem*. Multiple Lungenabszesse sind oft die Folge von Staphylokokken- oder Klebsiellenpneumonien.

423 Die **physikalische Untersuchung bei Pneumonie** ergibt die Zeichen der *Lungenverdichtung*. Das Auftreten von Dyspnoe, Tachypnoe, Tachykardien, Zyanose hängt vom Umfang des pneumonisch erkrankten Lungenparenchyms ab. Schwere Lungenentzündungen können zu *Ikterus, Oligurie* und *peripherem Kreislaufversagen* führen. Die **Thoraxröntgenuntersuchung** ist wesentlich zur Erfassung von *Komplikationen* oder zum Nachweis einer zur **Pneumonie** *disponierenden Grunderkrankung* der Lungen (Bronchialkarzinom, Fremdkörper, Herzkrankheit).

424 Die *Farmerlunge* ist der Prototyp einer **exogen allergischen Alveolitis**. Die allergische Alveolitis wird durch intensive, meist *berufsbedingte* Inhalation von *organischen Stäuben* ausgelöst. Der für das Krankheitsbild entscheidende immunologische Prozeß beginnt meist *4 – 6 Stunden nach Antigenexposition* (Typ III Allergie), mit *akuter Vaskulitis* der Alveolarkapillaren und *zellulärer Infiltration der Alveolarsepten*.
Klinisch imponieren *Tachypnoe, Fieber* sowie *Knisterrasseln*. Bei *längerzeitiger* Einwirkung der Schädigung entwickelt sich das Vollbild einer *Lungenfibrose*. Entscheidende therapeutische Maßnahmen sind die *Expositionsprophylaxe* und die *Steroidbehandlung*.

425 Das klinische Bild einer *progressiven Dyspnoe* bei *zyanotischen Patienten* mittleren Alters ohne Zeichen der Herzinsuffizienz oder Atemwegsobstruktion mit *diffusem Knisterrasseln* bei der Auskultation, einer *retikulonodulären Verschattung* des Röntgenbildes sowie einem *restriktivem Syndrom* mit *Diffusionsstörung* ist typisch für eine **fibrosierende Alveolitis (Lungenfibrose)**. Von den *idiopathischen* Lungenfibrosen werden die diffusen Fibrosen als *Begleiterkrankung bekannter Schädigungen* unterschieden. Die wichtigsten sind die Fibrosen bei *rheumatischer Arthritis, Kollagenosen, M. Boeck, Pneumokoniosen* sowie Fibrosen als *Zustand nach Bestrahlung*.

426 Bei den **beruflichen Lungenerkrankungen** können *bronchiale* und *alveoläre* Reaktionen auf exogene Noxen unterschieden werden. Zu den Noxen, welche vorwiegend *bronchiale Reaktionen* auslösen, gehören bestimmte Reizgase (Ammoniak, Chlor, Schwefelsäure) sowie *organische Stäube* (tropische Hölzer, Pilze, Vogelfedern, Baumwolle). Alveoläre Reaktionen finden sich bei bestimmten *organischen Stäuben*, welche eine *allergische Alveolitits* erzeugen sowie bei *toxischen Gasen*, welche die *alveo-kapillären Membranstrukturen zerstören* (Nitrosegase, Phosgen, Ozon).

427 Die bedeutsamsten Berufserkrankungen mit alveolärem Schädigungsmuster sind die **Pneumokoniosen**. Sie sind auf die Inhalation *anorganischer Stäube* zurückzuführen. Die wichtigsten Pneumokoniosen sind *Silikosen*, *Asbestosen* und *Kohlenstaubpneumokoniosen*. Die **Therapie** der **Pneumokoniosen** besteht in der *Unterbrechung* der *Exposition* sowie in der Behandlung der *bronchitischen Begleiterscheinungen*.

428 Die häufigste **Komplikation** der **Silikose** ist die *Tuberkulose*. Bei **Asbestosen** finden sich gehäuft *Bronchialkarzinome* sowie *Pleuramesotheliome*.

429 Die **Pilzerkrankungen der Lunge** sind meist Folge einer *opportunistischen Infektion* bei Erkrankungen, welche die immunologische Abwehr vermindern, bzw. bei Erkrankungen, welche eine *immunsuppressive* Therapie oder eine massive *Antibiose* erforderlich machen. Die häufigsten Pilzerkrankungen sind die *Aspergillose* und die *Candidiasis*. Die pulmonale Candidiasis kann praktisch nur durch *Lungenbiopsie* diagnostiziert werden. Die wirksamsten *Antimykotika* sind *Amphotericin B* (zur Inhalation oder intravenösen Applikation) und *Nystatin* zur Inhalation.

430 Das **Bronchialkarzinom** ist heute bei *Männern* die *häufigste maligne Erkrankung*. Die wichtigste krebsauslösende Noxe ist das *Rauchen*. Ausgangspunkt ist in *über 90%* das *zentrale Bronchialsystem* bis zu den Segmentbronchien. Die klinische Symptomatik ist in Frühstadien *vieldeutig*. Die Frühdiagnose ist lediglich über *Röntgenscreening* möglich. Jeder radiologisch nachgewiesene *Rundherd* muß als krebsverdächtig *abgeklärt* werden.

431 Die **Diagnose** wird durch **Bronchoskopie** mit Gewinnung von Biopsiematerial gesichert. Bei *pleuranahen* Prozessen ist die **transthorakale Nadelpunktion** indiziert. Untersuchungen des Mediastinums, des Schädels, des Knochenmarks und der Leber entscheiden über die *Operabilität* (Metastasierung).

432 Bei **Bronchialkarzinom** werden 4 **histologische Haupttypen** unterschieden:

1. *Plattenepithelkarzinom* ca. 40 %
2. *Kleinzelliges Karzinom* ca. 50 %
3. *Adenokarzinom* ca. 8 %
4. *Bronchioläres Karzinom* ca. 2 %
   (früher Alveolarzellkarzinom)

433 Der **Pneumothorax** tritt meist *spontan* auf und wird durch ein *Leck* in der *viszeralen Pleura* erzeugt. Er betrifft meistens Männer zwischen 20-30 Jahren. Typisch ist der *initiale Pleuraschmerz*. Wichtigste physikalische Zeichen sind die Abschwächung des Atemgeräusches auf der betroffenen Seite, heller Klopfschall und fehlender Stimmfremitus. Die Diagnose wird radiologisch bestätigt. Abzugrenzen gegen den Spontanpneumothorax ist der *traumatische Pneumothorax* bei *Verletzung der Brustwand und der* Pleurablätter.

434 Der **Spannungspneumothorax** ist eine bedrohliche Sonderform mit oft dramatischer Beeinträchtigung von *Atmung und Kreislauf*, welche eine *sofortige Druckentlastung* des Pneus erforderlich macht. Entscheidend ist die *extreme Verlagerung der Mediastinalorgane*.

435 Bei den **Pleuraergüssen** lassen sich *Exsudate* und *Transsudate* unterscheiden. Exsudate finden sich bei *Entzündungen* und *Tumoren*, Transsudate bei *generalisierter Ödemkrankheit*.
Ein *blutiger Erguß* spricht für einen *Lungeninfarkt* oder für einen *malignen Prozeß*.

436 Das **Pleuraempyem** ist meist Folge eines in den Pleuraraum eingebrochenen postpneumonischen Abszesses. Die Behandlung des Empyems besteht in einer *länger dauernden Spüldrainage* mit Antibiotika. Oft ist eine definitive Heilung nur durch *Dekortikation* möglich.

437 Die wesentlichen Ursachen eines **Lungenödems** sind *erhöhter Lungenkapillardruck* bei Mitralfehlern, Insuffizienz des linken Ventrikels, *Hypoproteinämie*, *Reizgasinhalation*, *Reflexmechanismen* (bei Schädeltraumen, intrazerebraler Blutung, Hirntumoren) sowie *Vergiftungen* z.B. mit Heroin. Es werden das *interstitielle* und das *alveolare* Lungenödem unterschieden.

438 Beim **interstitiellen Lungenödem** findet sich lediglich ein *vermehrter Flüssigkeitsgehalt* des Lungengewebes mit bevorzugter *peribronchialer* und *perivasaler* Lokalisation. Die Lungenfunktion ist im Sinne einer *Complianceverminderung* sowie ventilatorischer *Ver-*

teilungsstörung verändert. Die arteriellen Blutgase bleiben jedoch noch kompensiert.

439 Beim **alveolaren Lungenödem** kommt es zum *Flüssigkeitsaustritt* in die Alveolarlichtung und in die Bronchiolen. *Schaumiges Sputum* wird expektoriert. Es entwickelt sich rasch eine *respiratorische Insuffizienz*.

440 Die **Behandlung** ist auf die Behebung der **jeweiligen primären Ursache** ausgerichtet. *Symptomatisch* wirksam sind *Sauerstoff, Diuretika, Opiate* bezw. *Digitalis* bei Verdacht auf *Linksherzinsuffizienz*. Bei schwersten Fällen ist die *Respiratortherapie* indiziert.

441 Die **Thromboembolie** der **Lunge** ist zur Zeit eine der *häufigsten unmittelbaren Todesursachen* beim Menschen. Die große Mehrzahl der Embolien stammt aus dem Bereich der Bein- und Beckenvenen. Disponierende Faktoren sind:
1. *venöse Stase,*
2. *Endophlebitis,*
3. *vermehrte Gerinnbarkeit des Blutes.*

442 Die **Schwere** einer **einmaligen Embolie** wird bestimmt von der *Größe* des Embolus, der pulmonalen und kardialen *Vorschädigung* und der *biochemischen Aktivität* des Emboliematerials. Hauptsymptome der Lungenembolie sind *Unruhe, pleuritischer Schmerz, Dyspnoe* und *blutiges Sputum*. Zur Diagnose ist der Nachweis eines *Perfusionsausfalles* im *Lungenszintigramm* oder (eindeutiger) im *Lungenangiogramm* erforderlich. Röntgenuntersuchungen und EKGs sind meist unergiebig.

443 Die **Therapie** einer **pulmonalen Embolie** besteht je nach Schwere des Krankheitsbildes in der *Heparinisierung in voller Dosis* (leichte Fälle), in der *medikamentösen Thrombolyse* (mittelschwere Fälle), bzw. in der *Thromboembolektomie* (Thromboembolie mit Schocksymptomatik).

444 Es können **4 Formen der pulmonalen Hypertension** unterschieden werden:
1. *aktiv obliterative Hypertension* bei Kapillarverlust (Emphysem, Embolie, Gefäßkrankheiten).
2. *aktive konstriktorische Hypertension* bei funktioneller Engstellung der Arteriolen (alveo-vaskulärer Reflex bei respiratorischen Störungen),

Lungenkrankheiten

3. *passive Hypertension* bei Übertragung eines erhöhten Drucks im linken Vorhof bzw. in den Lungenvenen auf den Druck in der Pulmonalarterie (Mitralfehler, Linksherzinsuffizienz, Venenverschlußkrankheit),

4. *hyperdyname Hypertension* bei abnorm gesteigertem Lungendurchfluß (Links-Rechts-Shunt).

Definitionsgemäß führen nur die pulmonal bedingten Hypertensionsfolgen 1 und 2 zum Cor pulmonale.

445 Der Begriff **Cor pulmonale** wird für eine *Rechtsherzbelastung* verwandt, welche sich als Folge von *Lungenkrankheiten* entwickelt.

446 Die **Behandlung** des **Cor pulmonale** besteht im wesentlichen in der Behandlung der *zugrunde liegenden Schädigung des Atmungsapparates*.

447 **Gesichert** wird die Diagnose durch *Messung der Drucke* im kleinen Kreislauf einschließlich des *Lungenkapillardrucks* sowie der *Strömungsvolumina*.

Erkrankungen der Speiseröhre, des Magens und des Zwölffingerdarms

K. Heinkel

448 Als Symptome der **Speiseröhrenerkrankungen** gelten: Dysphagie (Schluckstörung), Regurgitieren von Speisen und Sodbrennen.

449 Folgende *Untersuchungsmethoden* sind bei Speiseröhrenerkrankungen angezeigt: Röntgenuntersuchung zur Passagebeurteilung, Endoskopie zur Oberflächenbesichtigung, insbesondere zur Tumordiagnostik und Erkennung von Ösophagusvarizen sowie „Blutungsquellen", gezielte endoskopische Probeexzision zur Tumordiagnostik neben Zytologie. Die Biopsie ist zur Ösophagitisbeurteilung wenig ergiebig.

450 Häufigste Ösophaguserkrankungen sind: Anomalien, Stenosen durch Verätzungen, Refluxösophagitis oder -ulzerationen, Ösophagitis nach Soorbefall oder Fremdkörperreiz, Kardiospasmus, Achalasie, Tumoren, Divertikel, Varizen, Perforationen und Hiatushernie.

451 Erkrankungen des Magens führen zu folgenden Symptomen: Pylorussyndrom mit Nüchternschmerz, Spät- oder Hungerschmerz, nächtliche Schmerzen, Sodbrennen, spastische Obstipation bei Superazidität und Ulcus-duodeni-Leiden. – Früh- oder Sofortschmerz kurz nach der Nahrungsaufnahme läßt sich als Ausdruck einer Dysmotorik deuten, desgleichen das unbestimmbare Völlegefühl und Widerwille gegen Nahrungsaufnahme. Erbrechen kommt bei funktioneller oder organischer Pylorusstenose vor.

452 Zur **Diagnostik** von Magenerkrankungen sind zweckmäßig: Funktionsdiagnostik mit Säuresekretionsuntersuchung; Röntgendiagnostik zur Feststellung von Funktionsstörungen und Anomalien der Magenform sowie der Magenwand; Endophotographie und Endoskopie zur Oberflächenbesichtigung der Magenschleimhaut, insbesondere zur Karzinomerkennung; Probeexzisionen zur Gastritisdiagnostik und Tumorerkennung mit endoskopisch gezielter Biopsie, daneben Zytodiagnostik.

453 Die **akute Gastritis,** meist nur klinisch zu diagnostizieren, klingt in der Regel rasch ab. Akute multiple Magenerosionen können zur großen Magenblutung führen. – Die *chronische Gastritis* stellt eine morphologische Diagnose ohne entsprechendes klinisches Krankheitsbild dar. Diese Diagnose wird in der Praxis zu häufig gestellt. – Histologisch kann man die foveoläre Hyperplasie (Ménétrier-Syndrom) von der glandulären Hyperplasie beim Zollinger-Ellison-Syndrom unterscheiden (s. a. Nr. 508).

454 Ursache des **Ulcus ventriculi** ist eine Störung des Gleichgewichtes zwischen Schleimhautschutz und aggressiven Faktoren. Die Diagnose wird röntgenologisch und/oder gastroskopisch gestellt: Benigne und maligne Ulzerationen sind oft schwierig zu unterscheiden (relative Operationsindikation bei älteren Menschen oder rezidiv. Magenulzera). – Wichtigste Komplikationen sind Blutung, Penetration, Perforation, als Spätfolge eine maligne Erkrankung.

455 Das **Ulcus duodeni** kann durch *Streßsituationen* ausgelöst werden, bevorzugt bei Vagotonikern, ist es häufig mit *Pylorussyndrom* verbunden. Die Diagnose wird durch Röntgenuntersuchung oder Duodenoskopie gesichert. Als Komplikationen kommen bei Hinterwandulzera *Blutung und Penetration* in den Pankreaskopf, bei Vorderwandulzera *Perforation* und nachfolgende *Peritonitis* in Betracht. Im Unterschied zum Magenulkus besteht nicht die Gefahr der Entartung (s. a. Nr. 900).

456 Mit der üblichen Diagnostik bestand bisher für die Gesamtheit der **Magenkarzinome** eine 5-Jahres-Überlebensquote von 7-10 %. Die mit modernen endoskopischen und radiologischen Methoden erfaßten Oberflächenkarzinome (die noch nicht die Muscularis propria infiltriert haben) haben nach den bisherigen Statistiken durch den chirurgischen Eingriff eine 5-Jahres-Überlebensquote von rd. 90 %.

457 Unter **„early cancer" (Frühkarzinom)** versteht man in der internationalen Nomenklatur ein klinisch symptomloses Oberflächenkarzinom, das bei großzügiger Anwendung endoskopischer und gezielter röntgenologischer Untersuchungsverfahren in bis zu 30 % aller Karzinomfälle erkannt werden kann. Die wichtigsten Untersuchungsmethoden sind: endogastrale Fotografie unter Sicht des Auges (Gastrokamera-Fotoskopie) und die Gastroskopie und Biopsie und/oder Zytologie.

458 Die häufigsten Ursachen einer **großen Magenblutung** sind: Ulcus duodeni, Ulcus ventriculi, Magenkarzinom und Magenerosionen. Klinische Zeichen sind: *Hämatemesis* und *Melaena* (Bildung von salzsaurem Hämatin), evtl. Schock. Die Differentialdiagnose der Blutungsursache kann frühzeitig durch Notfallendoskopie und vorsichtige Röntgenuntersuchung ermöglicht werden. Bei älteren Patienten und unstillbarer Blutung ist eine Magenoperation erforderlich.

459 Der operierte Magen weist manchmal charakteristische Störungen auf: *„Syndrom des operierten Magens"*. Es sind zu differenzieren: *Dumping Syndrom* mit Kreislaufstörungen und abdominalem Druckgefühl oder Schmerz; Syndrom der zuführenden Schlinge bei Retention von Sekret *(„blind loop"-Syndrom)*; ernährungsbedingte Störungen der Leber, Gastritis des Restmagens, peptische Ulzera im Jejunum und Gefahr des Stumpfkarzinomes.

Erkrankungen des Dünn- und Dickdarms

G. A. Martini

460 Die **akute Enteritis** ist gekennzeichnet durch wäßrige Durchfälle und z. T. heftige abdominelle Schmerzen; infolge des enteralen Flüssigkeitsverlustes und evtl. der Resorption von Toxinen kann ein Schocksyndrom (Hypotonie, Tachykardie) auftreten.
Ätiologie: Infektionen (Virus, Bakterien), Intoxikation, Nahrungsmittelallergie bzw. -unverträglichkeit.
Therapie: Ersatz von Flüssigkeit und Elektrolyten, Antibiotika nur bei bakterieller septischer Infektion und Kreislauf-Schockbehandlung.

461 Die **Enteritis regionalis (Morbus Crohn)** ist eine chronische granulomatöse Entzündung unbekannter Ursache, die segmental jeden Darmabschnitt vom Ösophagus bis zum Rektum befallen kann, sich jedoch bis zu 90 % auch im terminalen Ileum findet. Häufigste Komplikationen sind die Ausbildung von Stenosen und Fisteln.

462 Klinisch ist der Morbus Crohn durch Schmerzen (häufig im rechten Unterbauch mit tastbarem Tumor; Fehldiagnose: Appendizitis), Stenosezeichen (Erbrechen, krampfartige Bauchschmerzen), Durchfälle (besonders bei ausgedehntem Befall und bei Kolonbeteiligung), Allgemeinerscheinungen wie Fieber, Gewichtsverlust und Blutarmut infolge der chronischen Entzündung sowie intestinaler Funktionsstörungen gekennzeichnet. Die *Diagnose* wird gestellt aufgrund des Röntgenbefundes (segmentale Stenosen mit kopfsteinpflasterähnlichem Relief, Wandverdickungen, evtl. Fistelbildung), wenn möglich auch histologisch (epitheloidzellige Granulome in der Submukosa und in regionalen Lymphknoten).

463 Die **Therapie** *des Morbus Crohn* ist vorzugsweise konservativ: 1. Medikamente (Glukokortikoide und Azulfidine), 2. Diät (kalorien-, eiweiß-, mineral- und vitaminreich, bei Stenosezeichen schlakkenarm). Eine Operation (Resektion oder Umgehungsanastomose) kommt nur bei Komplikationen (Stenose, Fistel- oder Abszeßbildung) in Betracht, da die Rezidivhäufigkeit rd. 50 % beträgt.

464 Die sehr seltene **Whipplesche Krankheit** (intestinale Lipodystrophie) ist gekennzeichnet durch chronische Durchfälle, Lymphknotenschwellungen und Polyarthritis. Sie ist fast ausschließlich auf das männliche Geschlecht beschränkt. Die Diagnose wird histologisch gestellt (Dünndarmbiopsie: Makrophagen, die PAS-positives Material enthalten). Ursache sind wahrscheinlich Corynebakterien. Tetracycline oder andere Antibiotika sollen bis zu 1 Jahr gegeben werden.

465 Die **Darmtuberkulose** ist selten geworden. Sie ist im distalen Ileum und Zökum lokalisiert. Die primäre Infektion erfolgt durch den Typus bovinus (spielt seit Sanierung der Rinderbestände keine Rolle mehr), eine sekundäre Infektion bei offener Lungentuberkulose. Die Therapie besteht in Gabe der üblichen Tuberkulostatika (s. Nr. 112).

466 Gefäßbedingte Darmerkrankungen: Der komplette Gefäßverschluß (Thrombose, Embolie) führt zum *Mesenterialinfarkt*. Die Symptome sind akute kolikartige Leibschmerzen, Schocksyndrom, Ileus, Erbrechen, blutige Durchfälle. Die chronische Gefäßinsuffizienz (Gefäßsklerose) führt zur *„Angina abdominalis"* mit Leibschmerzen 15-30 min nach Nahrungsaufnahme (infolge eines Mehrbedarfs an Blut im Mesenterialbereich). Die chronische Mangeldurchblutung kann zum Malabsorptionssyndrom führen.

467 Tumoren des Dünndarms sind sehr selten (weniger als 1 % der Tumoren des Magendarmkanals).
1. *Gutartige Tumoren* können von allen Wandelementen ausgehen: Leiomyome, Adenome, Hämangiome, Lipome, Fibrome, Neurofibrome. Die Symptome sind durch den chronischen Blutverlust und die lokale Verlegung des Darmlumens bestimmt. *Peutz-Jeghers-Syndrom:* familiäre intestinale Adenomatose (Polyposis) kombiniert mit braunen Pigmentflecken der Haut (Gesicht, perioral) und Schleimhaut (Mund). Maligne Entartung ist bei dieser Form von Polyposis extrem selten (4 %) (s. a. Nr. 475).
2. *Bösartige Tumoren:* a) Karzinom: sehr selten. b) Das Karzinoid geht von argentaffinen Zellen des Dünndarms aus. Die Symptomatik wird durch Serotoninproduktion des Tumors und besonders der Lebermetastasen bestimmt: „Flush" (evtl. durch Anstrengungen oder Alkoholgenuß provoziert), gesteigerte Peristaltik (Durchfälle, Darmgeräusche, Leibschmerzen), spastische Bronchitis, Herzjagen, Schweißausbrüche. Serotoninausschüttung kann zur Fibroelastose des rechten Herzens und zur pulmonalen Hypertonie (Rechtsherzinsuffizienz) führen. Die Diagnose wird durch den Nachweis des

Serotoninmetaboliten 5-Hydroxyindolessigsäure im Urin gesichert.
c) Maligne Lymphome: Lymphogranulomatose, Lymphosarkom, Brill-Symmerssche Krankheit, Retikulosarkom.

468 Divertikel des Dünndarms sind entweder angeboren (Meckelsches Divertikel; es kann ektopische Magenschleimhaut enthalten und zu Ulkusbeschwerden bzw. -blutung führen) oder erworben (Duodenal- und Jejunaldivertikel). Die Divertikel im oberen Dünndarm können in seltenen Fällen infolge Fehlbesiedlung mit einer koliformen Flora zu Fettstuhl und Vitamin B_{12}-Mangel führen (Blindsacksyndrom).

469 Divertikel des Dickdarmes treten oft multipel, besonders im Sigmoidbereich (Divertikulose) auf, machen aber für sich allein kaum Symptome. Erst die *Divertikulitis* kann zu zahlreichen Beschwerden führen: Schmerzen, Fieber, Stenosesymptome, Durchfälle, Blutungen, Abszeß- und Fistelbildung. Die Behandlung besteht aus Stuhlregulierung (Leinsamen) und Antibiotika. Bei Komplikationen ist die Operation angezeigt.

470 Das **irritable Kolon** ist eine häufige funktionelle Störung des Dickdarms. Es tritt als „spastische Obstipation" (krampfartige Leibschmerzen, Schafkotstuhl, Schleimabgang) oder besonders bei Jugendlichen als Durchfall (besonders morgendlich, mit Schleimabgang) in Erscheinung. Therapie: Stuhlregulierung (schlackenreiche Kost, Leinsamen, Bauchdeckenmassage), Spasmolytika und Anticholinergika, psychosomatische Behandlung, Sedierung.

471 Die **Colitis ulcerosa** ist eine chronisch-rezidivierende Entzündung des Dickdarms unbekannter Ursache. Die *Diagnose* wird gestellt aufgrund der Anamnese (blutige Durchfälle), des rektoskopischen (Schleimhauthyperämie mit vermehrter Lädierbarkeit, Ulzerationen) und bioptischen Befundes sowie des Röntgenbefundes (Zähnelung der Schleimhaut, Pseudopolypen, „starres Kolon" mit Reliefverlust).

472 Der *klinische Schweregrad der Colitis ulcerosa* wird bestimmt durch die Verlaufsform (akut-fulminant, mit hoher Letalität; chronisch-progredient; chronisch-intermittierend = häufigste Verlaufsform) und die Ausdehnung der kolitischen Veränderungen (Rektum fast immer beteiligt, verschieden weite Ausdehnung auf proximale

Dickdarmabschnitte bis zum Gesamtbefall des Kolons, evtl. mit Befall des unteren Ileums = „backwash ileitis").

473 Komplikationen *der Colitis ulcerosa* treten auf lokal im Bereich des erkrankten Kolons (Blutung, Perforation, pararektale Abszeßbildung, toxische Kolondilatation, als Spätfolge das Kolonkarzinom) und außerhalb des Kolons (Thromboseneigung, Arthritis, Uveitis, Erythema nodosum, Pyoderma gangraenosum, Leberschädigung mit Pericholangiitis und Verfettung).

474 Die **Therapie** *der Colitis ulcerosa* besteht aus einer *Allgemeinbehandlung* (eiweiß- und kalorienreiche, schlackenarme Diät, bei Milchunverträglichkeit milchfrei; evtl. parenterale Substitution von Blut, Flüssigkeit, Elektrolyten; psychische Führung des Kranken) sowie der *medikamentösen Behandlung* (Dauertherapie mit Azulfidine; im akuten kolitischen Schub Glukokortikoide, evtl. lokal als Klysma). Die *Operation* (möglichst totale Kolektomie) ist bei Komplikationen (toxische Kolondilatation, Fistelbildung; schwere, ausgedehnte Kolitis, die auf medikamentöse Therapie nicht anspricht) sowie bei der fulminanten Form unumgänglich.

475 Polypen (Adenome) des Dickdarms sind häufig; zu 80% finden sie sich im Rektum und Sigma. Da sie maligne entarten können, sollten sie nach Möglichkeit entfernt werden. Eine Sonderform ist die *familiäre Polyposis des Dickdarms,* die schon im jugendlichen Alter zur Karzinomentstehung führt. Deshalb ist bei befallenen Familienmitgliedern die totale Kolektomie angezeigt. Andere familiäre Formen der Polyposis sind das Peutz-Jeghers-Syndrom (periorale Pigmentflecken) (s.a. Nr. 467) und das Gardner-Syndrom (Exostosen, Lipome oder Fibrome der Haut). Als Präkanzerose gilt auch das *villöse, papilläre Adenom,* das mit Durchfällen, Entleerung von glasigen Schleimmassen und Hypokaliämie einhergeht.

476 Das Kolonkarzinom ist eine der häufigsten Krebsarten. 60–65% sind im Rektum und Sigmoid lokalisiert. Es tritt meist jenseits des 40. Lebensjahres auf, beim Vorliegen von Präkanzerosen (Colitis ulcerosa, Polyposis coli) jedoch auch früher.

477 Wichtigste *klinische Symptome des Kolonkarzinoms* sind der Abgang von Blut (cave: Beruhigungsdiagnose „Hämorrhoiden"!) sowie die Änderung der Stuhlgewohnheiten (Auftreten von Obstipation oder Durchfall, häufig im Wechsel). Die rektale Untersuchung gehört zu jeder Erstuntersuchung. Symptome der Anämie infolge chronischer okkulter Blutung können im Vordergrund stehen besonders bei Krebs des rechten Kolons): Kurzatmigkeit, pektanginöse Beschwerden. Leibschmerzen oder Fieber sind seltenere Symptome.

478 Die *Untersuchung bei Verdacht auf Kolonkarzinom* umfaßt folgende Methoden: Inspektion und Palpation des Abdomens, digitale Austastung des Rektums, Rektoskopie, Stuhlinspektion, Untersuchung auf okkultes Blut, Röntgenuntersuchung, evtl. Kolonoskopie.

479 Durchfall (Diarrhoe) bedeutet die häufige Entleerung von weichem bis wäßrigem Stuhl. Er ist ein Symptom und keine Krankheit. Häufigste Ursachen sind enterale Infektionen (durch Viren, Bakterien, Protozoen), Nahrungsmittelallergien oder Unverträglichkeiten (Laktose, Gluten usw.), funktionelle Störungen (irritables Kolon), entzündliche Darmerkrankungen, neoplastische Erkrankungen, Maldigestions- und Malabsorptionszustände, endokrine und Stoffwechselstörungen, Medikamente (Laxantien, Zytostatika, Antibiotika). Die Untersuchung muß diese differentialdiagnostischen Möglichkeiten berücksichtigen.

480 Verstopfung (Obstipation) ist die verzögerte Entleerung von hartem Stuhl. Ursache ist eine funktionelle Störung (gestörter Entleerungsreflex, mangelnde Peristaltik bei falscher Ernährung und sitzender Lebensweise, spastische Obstipation bei irritablem Kolon) oder eine mechanische Verlegung des Dickdarms (Tumor, entzündliche Stenose). Die Untersuchung muß organische Erkrankungen ausschließen.

481 Die **habituelle Obstipation** ist die häufigste Ursache der chronischen Verstopfung. Behandlungsprinzip: Der verlorengegangene Defäkationsreflex soll sich wieder einstellen und muß vom Patienten befolgt werden. Therapeutische Maßnahmen: Verbot aller üblichen Laxantien; schlackenreiche Kost; medikamentöse Hilfen: Leinsamen, Quellmittel, salinische Abführmittel; mechanische Behandlung (Bauchdeckenmassage, Bewegung); Einhalten einer regelmäßigen Stuhlentleerungszeit (morgens, evtl. nach Tasse Kaffee, Glas lauwarmen Wassers).

Malassimilationssyndrom und exsudative Enteropathie

W. Creutzfeldt

482 Beim **Malassimilationssyndrom** liegt eine *komplexe Symptomatik* vor, die auf einer mangelhaften Absorption von Aminosäuren, Fett, Zuckern, Elektrolyten und Vitaminen beruht. Je nach Schwere der Absorptionsstörung lassen sich nur einzelne Symptome oder das Vollbild mit Unterernährung und Polyavitaminose klinisch nachweisen.

483 Die *intraluminäre Verdauungsphase* kann durch zu rasche Passage oder Mangel an Verdauungsenzymen oder Gallensäuren gestört sein (sog. Maldigestion), die *intrazelluläre Phase* durch Reduzierung der Resorptionsfläche im makroskopischen oder mikroskopischen Bereich oder durch Ausfall von intrazellulären Enzymen, die *postzelluläre Phase* durch Verlegung der mesenterialen Lymphbahnen oder Blutgefäße (gestörte intra- und postzelluläre Phase = **Malabsorption).**

484 Eine **Maldigestion** läßt sich klinisch von einer Malabsorption durch Nachweis einer verminderten Sekretion von Verdauungsenzymen bzw. eines Gallensäureverlustes und durch entscheidende Besserung der Verdauungsinsuffizienz nach Gabe der fehlenden Enzyme oder Beseitigung des Gallensäurenverlustsyndroms abgrenzen. Eine Enzymsubstitution ist ohne Wirkung bei echter Malabsorption.

485 Bei der **cholerheischen Enteropathie,** dem Gallensäurenverlustsyndrom, ist entweder die Resorption von Gallensäuren im terminalen Ileum gestört, so daß die Gallensäuren ins Kolon gelangen, oder die Gallensäuren werden durch Bakterienbesiedlung des Dünndarms dekonjugiert (z. B. beim sogen. Syndrom der blinden Schlinge). Die Folgen sind Steatorrhoe und im Falle der gestörten Resorption im terminalen Ileum zusätzlich Kolondiarrhoen. Die Diagnose wird mit Hilfe des Atemtestes (Gabe von ^{14}C-Glykocholsäure) gestellt.

486 Die wichtigsten **Untersuchungsmethoden** *zum Nachweis eines Malassimilationssyndroms* sind die quantitative Fettbestimmung im Stuhl, der Xylosetest, der Schilling-Test (mit Gabe von Intrinsic Factor), sorgfältige Röntgenuntersuchung (Schleimhautrelief des Dünndarms! Kurzschlüsse?) und Dünndarmbiopsie.

487 Die **Therapie des Malassimilationssyndroms** setzt eine genaue ätiologische Differenzierung voraus und richtet sich gegen das Grundleiden. Zusätzliche symptomatische Maßnahmen bestehen in parenteraler Zufuhr von Vitaminen, Elektrolyten und Nahrungstoffen bzw. Humanalbumin.

488 Bei der **bakteriellen Dekonjugation von Gallensäuren** ist eine Antibiotikatherapie, bei gestörter Gallensäureresorption im terminalen Ileum zur Verhinderung von Kolondiarrhöen die Gabe von Cholestyramin indiziert. Unbeeinflußbare Steatorrhoe bei Maldigestion oder Verlegung der Lymphbahnen wird mit Ersatz des Nahrungsfettes durch *mittelkettige Triglyzeride* behandelt. Daneben gibt es endokrine Diarrhoen sowie die diabetische Enteropathie. Teilweise liegt ihnen eine gestörte Motilität zugrunde.

489 Das Syndrom einer **exsudativen Enteropathie** entwickelt sich, wenn der Albuminverlust durch den Gastrointestinaltrakt (normalerweise 4-5 g/24 Std.) die Kapazität der Leber zur Albuminsynthese (0,4 g/kg/24 Std.) überschreitet.

490 Im Gegensatz zum nephrotischen Syndrom geht die Hypoproteinämie bei der exsudativen Enteropathie *nicht* mit erhöhten α_2- und β-Globulinen und *nicht* mit einer Hypercholesterinämie einher. Der Proteinverlust durch den Darm läßt sich durch Isotopenmethoden beweisen (Ausscheidung von ^{51}Cr-markiertem Albumin oder ^{131}J-markiertem Polyvinylpyrrolidin in die Fäzes).

491 Ein gesteigerter Eiweißverlust durch den Gastrointestinaltrakt kann zahlreiche Ursachen haben. Pathogenetisch liegt entweder ein Eiweißverlust durch *Austritt von Darmlymphe* oder durch ausgedehnte *Schleimhautdefekte* zugrunde. Klinisch werden primäre und sekundäre exsudative Enteropathien unterschieden.

492 Bei der **primären exsudativen Enteropathie** liegt eine angeborene Lymphangiektasie der intestinalen Lymphgefäße vor. Die Therapie ist symptomatisch und besteht in einer Druckentlastung der Lymphgefäße durch fettfreie Ernährung oder Ersatz des Nahrungsfettes durch mittelkettige Triglyzeride (MCT), die überwiegend auf dem Blutwege abtransportiert werden.

493 Bei den **sekundären exsudativen Enteropathien** ist eine ätiologische Abklärung notwendig. Die Therapie richtet sich gegen das Grundleiden, das entweder zur intestinalen Lymphstauung oder zu ausgedehnten Epitheldefekten geführt hat.

Erkrankungen der Bauchspeicheldrüse usw.

W. Creutzfeldt

494 *Einschränkungen der exokrinen Pankreasfunktion* lassen sich meist nur durch aufwendige Funktionstests nachweisen, weil es erst nach Zerstörung von $^4/_5$ des Organs zu Zeichen der **Pankreasinsuffizienz** (Steatorrhoe) kommt. Wässerige Durchfälle sind kein Pankreassymptom! Einschränkungen der endokrinen Pankreasfunktion (B-Zellinsuffizienz im Sinne eines chemischen oder manifesten Diabetes mellitus) sind leicht zu erfassen, aber nicht spezifisch für Pankreaserkrankungen.

495 Bei einer *Steatorrhoe* werden mehr als 7 g Fett/Tag im Stuhl ausgeschieden. Eine pankreatogene Steatorrhoe läßt sich durch Gabe von Pankreasenzymen bessern *(Maldigestion)*. Eine empfindliche und spezifische Pankreasfunktionsprüfung ist allein durch den *Sekretin-Pankreozymin-Test* mit Analyse des Duodenalsaftes auf HCO_3^- und Enzyme möglich.

496 Bei akuten entzündlichen Pankreaserkrankungen, beim Vorhandensein von Pankreasabszessen und Pankreaspseudozysten und bisweilen bei partieller Abflußbehinderung des Ductus Wirsungianus kommt es zum *Enzymanstieg (Amylase, Lipase) im Blut* (sog. Fermententgleisung).

497 Bei der *Röntgenuntersuchung des Pankreas* ist auf Verkalkungen im Bereich des Pankreas, auf Verdrängungen von Nachbarorganen durch Zysten oder Tumoren, auf Veränderungen der Duodenalschleife und Stenosen im Bereich des Ductus choledochus und der Milzvene zu achten.

498 Die *endoskopische retrograde Cholangio-Pankreatikographie (ERCP)* ermöglicht eine Darstellung des Pankreasgangsystems. Sie ist wichtig für die Differentialdiagnose zwischen Karzinom und chronischer Pankreatitis und für die Indikationsstellung zu einer Anastomosenoperation.
Die *Zöliakographie* dient vor allem der selektiven Darstellung endokriner Pankreastumoren, weil diese sich durch besonders gute Vaskularisierung auszeichnen.

499 Bei den **entzündlichen Pankreaserkrankungen** werden die akute und rezidivierende akute Pankreatitis einerseits, von der chronisch-rezidivierenden und chronischen Pankreatitis andererseits unterschieden. Während es bei der ersten Gruppe entweder zum Tode oder zu einer funktionellen Ausheilung kommt, nimmt die zweite Gruppe einen progressiven Verlauf, der zur exokrinen Pankreasinsuffizienz führt.

500 Allen Formen liegt *pathogenetisch* eine Autolyse (Autodigestion) des Organs zugrunde, wobei bis heute nicht entschieden ist, welches Enzym die Hauptrolle spielt. Die lokale Autodigestion führt zum Ödem, zur Hämorrhagie, zu Nekrosen und zur Bildung von Pseudozysten.

501 *Ätiologisch* kann die Autodigestion durch chemische (Alkohol), metabolische (Hyperparathyreoidismus, Hyperlipämie), infektiöse (Mumps) und mechanische (Trauma, Operation) Faktoren oder durch einen Reflux von Galle oder Duodenalsaft eingeleitet werden. Alle ätiologischen Faktoren können alle Pankreatitisformen auslösen und unterhalten. Eine ätiologische Therapie muß dem Rechnung tragen.

502 Das *Leitsymptom* der **akuten Pankreatitis** ist der schwere Abdominalschmerz mit elastischer Bauchdeckenspannung, der sich gürtelförmig ausbreitet und bisweilen nur links lokalisiert ist. Fermententgleisung, Leukozytose und Hypokalziämie sichern die Diagnose. Die Differentialdiagnose umfaßt alle Ursachen des sog. „akuten Abdomens" sowie den Herzinfarkt (Hinterwand).

503 Die *Therapie der akuten Pankreatitis* besteht in der Ruhigstellung des Organs, der Schmerzbekämpfung, der Schocktherapie und der Verhütung von Komplikationen. Operation (Sanierung der Gallenwege, Entfernung von Sequestern, Exstirpation oder Drainage von Pseudozysten) soll nur nach Abklingen der akuten Symptome durchgeführt werden.

504 Die **chronische oder chronisch-rezidivierende Pankreatitis** ist vergleichsweise zur akut-rezidivierenden Pankreatitis selten. Die Diagnose muß durch den Nachweis einer fortschreitenden Funktionsstörung gesichert sein. Die Therapie besteht in der Ausschaltung aller bekannten ätiologischen Faktoren und ist im übrigen symptomatisch (Ruhigstellung des Organs und Substitution der Funktion).

Bei nachgewiesenen Stenosen des Ductus Wirsungianus (retrograde Pankreatographie) und unbeeinflußbaren Schmerzen sind große chirurgische Eingriffe notwendig.

505 Der wichtigste Tumor des exokrinen Pankreas ist das **Karzinom.** Es macht 2-3 % aller malignen Tumoren aus. 75 % der Pankreaskarzinome sind im Bereich des Pankreaskopfes und der Papille lokalisiert und führen frühzeitig zu einem Verschlußikterus und zur exokrinen Pankreasinsuffizienz.

506 Die *Symptome des Pankreaskarzinoms* (gürtelförmiger, in den Rücken ausstrahlender Schmerz, Gewichtsverlust, dyspeptische Beschwerden) sind der chronischen Pankreatitis ähnlich. Da nur die Radikaloperation im Frühstadium Aussicht auf Heilung bringt, sind eine endoskopische retrograde Pankreatographie und eine Probelaparotomie bei Verdacht (Verschlußikterus, röntgenologische Verdrängungszeichen) absolut indiziert.

507 Obwohl in den Langerhansschen Inseln des erwachsenen Menschen bisher mit Sicherheit lediglich Insulin-, Glukagon- und Somatostatinbildende Zellen nachgewiesen werden konnten, sind bereits vier verschiedene endokrine Syndrome als Folge *hormonproduzierender Pankreastumoren* bekannt. Der seltenste Tumor ist das *Glukagonom*.

508 Beim **Zollinger-Ellison-Syndrom (Gastrinom)** wird von Pankreasadenomen oder -karzinomen in großen Mengen Gastrin produziert, wodurch es zu einer exzessiven Stimulation der Parietalzellen des Magenkorpus kommt. Gastrinome entwickeln sich zu 20 % in der Duodenalschleimhaut (s. a. Nr. 453).

509 Der klinische Verdacht auf ein Gastrinom ist berechtigt bei abnorm gesteigerter Basalsekretion des Magens und rezidivierenden Ulzera (trotz Magenresektion). Die *Diagnose* wird gesichert durch radioimmunologische Gastrinbestimmung im Serum. Die Therapie besteht in der Exstirpation des Pankreastumors und wegen der häufigen Malignität grundsätzlich außerdem in einer totalen Gastrektomie. Auf diese kann verzichtet werden, wenn sich die Hypersekretion durch eine hochdosierte Cimetidin-Therapie beherrschen läßt.

510 Beim **Verner-Morrison-Syndrom** wird von Pankreasadenomen oder -karzinomen ein Hormon produziert, das zu schweren wässerigen Diarrhoen, Dehydration und Hypokaliämie führt. Das Hormon hemmt die Magensaftsekretion. Es wurde neuerdings als VIP (vasoactive intestinal polypeptide) identifiziert.

511 *Der Verdacht auf ein Verner-Morrison-Syndrom* ist berechtigt, wenn andere Ursachen für profuse Diarrhoen ausgeschlossen und eine Achlorhydrie des Magens nachgewiesen wurde. Die Diagnose wird gesichert durch radioimmunologische Bestimmung von VIP im Serum. Exstirpation des Tumors führt zur Heilung.

512 *B-Zelltumoren* des Pankreas **(Insulinome)** führen zum klinischen Bild des perniziösen Hyperinsulinismus mit Spontanhypoglykämien, die durch Glukosegabe zu beseitigen sind (Whipplesche Trias).

513 Die *Diagnose des Hyperinsulinismus* wird durch den Hungerversuch, Plasmainsulinbestimmungen und Zöliakographie gesichert. Operative Entfernung des Tumors führt zur Heilung. Bei inoperablen Tumoren sind Pharmaka indiziert, die die Insulinsekretion hemmen oder die B-Zellen zerstören.

514 Der Hyperinsulinismus ist nur eine Sonderform der *Spontanhypoglykämien*. Differentialdiagnostisch müssen abgegrenzt werden Hypoglykämien durch verminderte Glukoseproduktion in der Leber, einen Ausfall blutzuckersteigernder Hormone oder einen gesteigerten Glukoseverbrauch bzw. -verlust. Besondere Beachtung verdienen die Hypoglycaemia factitia und extrapankreatische Fibrosarkome.

515 **Spontanhypoglykämien** lassen sich nach pathophysiologischen und klinischen Gesichtspunkten einteilen. Für die Praxis ist die klinische Einteilung günstiger. Hierbei wird unterschieden zwischen Hypoglykämien, die vorwiegend nüchtern auftreten (z.B. *Insulinome*), solchen, die nur postprandial auftreten (z.B. *Dumping-Spätsyndrom)* und solchen, die exogen ausgelöst werden (z.B. *Alkoholhypoglykämie).*

Erkrankungen der Leber und der Gallenwege

G. A. Martini

516 Alle „**Funktionsprüfungen**" der Leber messen Teilfunktionen. Die *Ausscheidungsfunktion* wird durch Messung endogener (Bilirubin) oder exogener (Bromsulfalein) Farbstoffe und des Serumcholesterinspiegels erfaßt. Über die *Syntheseleistung* geben bestimmte Proteinfraktionen im Serum Auskunft (Albumin, Gerinnungsfaktoren, z. B. Prothrombinkomplex, Cholinesterase). Hinweis auf eine *Schädigung der Leberzellmembran* ist ein Anstieg der Aktivität bestimmter Enzyme im Serum (GOT, GPT, GLDH). Eine Erhöhung der Aktivität der *alkalischen Phosphatase* und der *Leucinaminopeptidase* (LAP) sowie der Nachweis des Lipoprotein X im Serum sprechen für eine Cholestase.

517 Eine Erhöhung des Bilirubinspiegels im Serum führt zur **Gelbsucht (Ikterus)**. Indirektes Bilirubin (= schlecht wasserlöslich, nicht harnfähig) entsteht im retikulohistiozytären System aus Hämoglobin. In den Leberzellen wird daraus durch Koppelung an Glukuronsäure das direkte Bilirubin (= gut wasserlöslich, harnfähig) gebildet. Bei *hepatozellulärem* und durch *Verschluß* bedingtem Ikterus sind meist *beide* Bilirubinformen im Serum erhöht, bei *prähepatischem* Ikterus dagegen nur das *indirekte*.

518 Das Symptom **Gelbsucht** wird beobachtet bei
a) *erhöhtem Bilirubinangebot* (z. B. Hämolyse, funktionelle Hyperbilirubinämie);
b) *hepatozellulärer Schädigung* (z. B. Virus-, bakterielle, Alkohol-, Arzneimittel- und toxische Hepatitis);
c) *Verschlußsyndrom aus mechanischer Ursache* (= extrahepatisch bedingte Cholestase; z. B. Gallengangsstein, Tumor);
d) *Verschluß aus nichtmechanischer Ursache* (= intrahepatische Cholestase; z. B. bei Hepatitis, Arzneimittel- („Pille") oder Schwangerschaftsikterus).

519 Bei der **Virushepatitis** sind 2 Formen voneinander zu trennen: Bei *Hepatitis A* (früher Hepatitis epidemica) – einer Form der **Virushepatitis** beträgt die Inkubationszeit 16–45 Tage. Die Übertragung erfolgt durch Schmierinfektion. Das Virus kann fluoreszenz-elektronenmikroskopisch im Stuhl vom ~ 5. Tag vor bis ~ 7. Tag nach Auf-

treten der Gelbsucht, Antikörper können vom 4. Tag an im Serum nachgewiesen werden. Die Krankheit hat eine gute Prognose, wird selten, wenn überhaupt chronisch. Eine akute Leberinsuffizienz hingegen wurde beobachtet. Es gibt keine Virusträger nach Überstehen der Krankheit, aber lebenslängliche Immunität.
Die *Hepatitis B* (früher *Serumhepatitis*) hat eine Inkubationszeit von 30–240 Tagen. Die Infektion erfolgt fast immer parenteral durch Blut oder Serumprodukte oder durch Intimkontakt (Speichel oder Geschlechtsverkehr). Das Virus bzw. Virusteile sind in 3 verschiedenen Formen elektronenmikroskopisch nachweisbar.
Das sogen. *Dane-Teilchen* enthält das Virion und hat 42 nm Durchmesser. Es besteht aus dem *Kern* (Core) (= HB-C) und dem äußeren Ring (= HB-S von S = surface, Oberfläche. *Antigenen von der Oberfläche* (HB_S Ag), dem Kern (HB_C Ag) und *anderen Ursprungs* (HB_e Ag) und entsprechende Antikörper ermöglichen den serologischen Nachweis. Der bleibende e-Antigen-Nachweis zeigt an, daß das Serum wahrscheinlich infektiös ist und daß die Krankheit zu chronischem Verlauf neigt. Es gibt gesunde und kranke Virusträger. Diese dürfen in keinem Fall als Blutspender dienen.
Eine *Hepatitis „Nicht-A, Nicht-B"* kann vermutet werden, wenn das klinische Bild einer Virushepatitis vorliegt, aber der Antigenbzw. Antikörpernachweis für Hepatitis A oder B nicht erbracht werden kann. Die Inkubationszeit dieser Hepatitis liegt zwischen der von HA und HB. Andere Viren, die eine Hepatitis machen können, sind das *Epstein-Barr-Virus* (infektöse Mononukleose) (s. a. Nr. 81), das *Zytomegalie-Virus* (bei Nierentransplantierten) (s. a. Nr. 80) und das *Herpes-Virus*.

520 Prophylaxe: gegen A: Gammaglobulin;
gegen B: Hyperimmungammaglobulin, das hochtitrige Antikörper gegen HB_s-AG enthält.
Nur wirksam, wenn kurze Zeit nach Exposition gegeben.

521 *Klinisch* findet sich bei der Virushepatitis meist ein Prodromalstadium von 8–20 Tagen mit Übelkeit, Inappetenz, Abgeschlagenheit, Muskel- und Gelenkschmerzen. Die anschließende ikterische Phase (Leber- und Milzvergrößerung; Anstieg des Serumbilirubins, der Transaminasen, evtl. der alkalischen Phosphatase) dauert im Durchschnitt nicht länger als 20–40 Tage; die Prognose der HA ist gut (Letalität 0,02–0,4 %, die der HB weniger günstig (Letalität bis 30 %).

522 Nach Überstehen einer akuten Virushepatitis findet sich bei einem Teil der Fälle ein **Posthepatitissyndrom** mit und ohne *posthepatitische* Bilirubinämie und/oder rascher Ermüdbarkeit sowie Druck und Völlegefühl im Oberbauch.

523 Eine *fulminante Hepatitis* **(akute Lebernekrose)** entwickelt sich in 0,2–0,4 % der Hepatitisfälle mit innerhalb von Stunden oder wenigen Tagen auftretendem Coma hepaticum (Letalität etwa 70–90 %, je nach Lebensalter). Bei etwa 10 % der Hepatitisfälle kommt es innerhalb eines Jahres zu einem *Rezidiv* **(rezidivierende Hepatitis)**. Auch mehrere Rezidive werden beobachtet. In der Mehrzahl heilt der Prozeß endgültig aus.

524 Eine **chronische Hepatitis** liegt vor, wenn Zeichen einer Hepatitis über mehr als 3–6 Monate bestehen. Die **chronisch-persistierende Hepatitis** (häufig HB_s Ag-positiv, geringe Krankheitserscheinungen, SGPT $\leq$ 4 x normal, kein Anstieg der Immunglobuline und nur geringe Zellinfiltration in den Portalfeldern, gute Prognose) wird unterschieden von der **chronisch-aktiven Hepatitis** (stärkere Krankheitserscheinungen, SGPT > 4 x normal, Anstieg des IgG, entzündliche Infiltration der Portalfelder, Brücken- und Mottenfraßnekrosen, schlechte Prognose). Es gibt eine sogen. *idiopathische Form der* chronisch-aktiven Hepatitis (veränderte Immunreaktion, LE-Zellphänomen, Antikörper gegen glatte Muskulatur) mit Bevorzugung des weiblichen Geschlechts während Menarche und Menopause und eine *HB_s Ag positive Form* mit Bevorzugung des männlichen Geschlechts und wesentlich geringerer Immunreaktion.
Andere Ursachen der chronisch-aktiven Hepatitis sind Arzneimittel (z. B. Methyl-Dopa, Oxyphenisatin) und die Wilsonsche Krankheit.

525 Die **Therapie der Hepatitis** besteht in *Bettruhe* bis zur weitgehenden Normalisierung der Transaminasen und Bilirubinwerte. Diätetisch ist bei ausreichendem Appetit eine *Wunschkost* angezeigt, bei Inappetenz parenterale Gabe von 1000–1200 Kal/die (Glukose oder Lävulose). – Bei Formen der chronisch-aktiven Hepatitis mit hohen γ-Globulinwerten hat sich die Behandlung mit Glukokortikoiden (Prednison) bewährt.

526 Bei Stoffen, die zu **toxischen Leberschäden** führen, lassen sich direkt hepatotoxisch wirkende Substanzen (Wirkung dosisabhängig, regelmäßig experimentell reproduzierbar, Beispiel: Tetrachlorkohlenstoff) von indirekt hepatotoxisch wirkenden Substanzen (Wirkung nicht dosisabhängig, tierexperimentell nicht reproduzierbar) unterscheiden. Es gibt akute und chronische Schädigungen.

527 Klinisch werden 3 Formen von akuten **Arzneimittelschädigungen der Leber** unterschieden:
a) *Funktionelle und morphologische Veränderungen ohne Gelbsucht* (Gallenkontrastmittel, Östrogene);
b) eine *intrahepatische Cholestase* (mit und ohne Gelbsucht, Beispiel: Phenothiazine, Testosteronderivate);
c) ein morphologischer und biochemischer Befund wie bei einer *akuten Virushepatitis* (Beispiel: Isoniazid, Halothan, Methyl-Dopa).

(Mehr als 100 Medikamente verschiedener chemischer Struktur sind bekannt, die eine oder mehrere der genannten Veränderungen hervorrufen können.) *Chronische* Leberschäden wurden nach Oxyphenisatin, Methyl-Dopa und Methotrexat beschrieben. Androgene und östrogene Hormone können zu Adenomen und Karzinomen der Leber führen. Nach Vinylchloridexposition wurden Fibrose und Entwicklung von Angiosarkomen beobachtet.

528 Die **Leberzirrhose** ist eine Erkrankung, die durch *Parenchymuntergang* mit nachfolgender *Vermehrung des Bindegewebes,* Bildung von *Regeneratknoten* und *Zerstörung der normalen Läppchenarchitektur* der Leber gekennzeichnet ist.

529 Charakteristische *Veränderungen der Haut* und ihrer Anhangsgebilde bei Leberzirrhose (und chronischer Hepatitis) sind: arterielle *Gefäßspinnen;* Weißfleckung (besonders deutlich bei Abkühlung der Haut); *Palmarerythem* (flächenhafte Rötung der Handinnenfläche), *Uhrglas-* und *Weißnägel, Dupuytrensche Kontraktur, femininer Behaarungstyp* bei Männern.

530 Die häufigsten **ätiologischen Faktoren** für die Entstehung einer Leberzirrhose sind *chronischer Alkoholabusus (40–50%) und Virushepatitis* (20–25%). In 25–30% der Fälle ist eine Ursache nicht erkennbar *(kryptogenetische Zirrhose).*

531 Bei der **idiopathischen Zirrhose der Frau in der Menopause** handelt es sich um primär-chronische Verläufe mit starker Vermehrung der γ-Globuline, anderen immunologischen Besonderheiten (Autoimmunerkrankung?) und häufig gleichzeitig bestehender polyarthritischer Symptomatologie. Ein ähnliches Bild wird bei *Jugendlichen* (vorwiegend weiblichen Geschlechts) mit starker Plasmazellinfiltration in der Leber beobachtet.

532 Hämochromatose (Eisenspeicherkrankheit): Eine *idiopathische Form* (familiäre Häufung, Männer bevorzugt befallen) wird von einer *erworbenen H.* (z.B. bei Alkoholikern und bei portokavaler Anastomose) unterschieden. Charakteristische Symptome außer hohem Serumeisenspiegel sind: aschgraue Hautfarbe, Leber- und Milzvergrößerung, diabetische Stoffwechsellage und Keimdrüsenunterfunktion.

533 Bei der **Wilsonschen Krankheit** handelt es sich um eine erblich bedingte übermäßige *Kupferspeicherung,* die zu einer Leberzirrhose und neurologisch-psychiatrischen Störungen (extrapyramidale Symptomatologie) führt. Weitere typische Symptome sind der *Kayser-Fleischer-Ring* (orangefarbene Pigmentierung am Korneaalrand) und eine Verminderung der *Zöruloplasminfraktion* bei erhöhtem Kupfergehalt des Serums.

534 Die **primäre biliäre Leberzirrhose** bevorzugt Frauen in der Menopause und beginnt mit einer *nichteitrigen* Entzündung im Bereich der feinen Gallenkanälchen und führt innerhalb weniger Jahre zum Vollbild der Zirrhose. Charakteristisch sind deutliche Cholestasezeichen (alkalische Phosphatase, Cholesterin und α₁-, β-Globuline i.S. erhöht) und starker Juckreiz. Der Nachweis von antimitochondralen Antikörpern ist pathognomonisch. Das Krankheitsbild ist abzugrenzen gegen die *sekundäre biliäre* Zirrhose, die meist die Folge einer chronischen bakteriellen Cholangiitis ist.

535 Seltene Zirrhoseformen sind die **kardiale Zirrhose** (bei lang dauernder Rechtsherzinsuffizienz und/oder Perikardkonstriktion) und die Zirrhose bei *hereditärer Teleangiektasie* (Morbus Osler) sowie die Zirrhose bei α₁-Antitrypsinmangel.

536 Das **Budd-Chiari-Syndrom** entsteht durch einen Verschluß der Lebervenen mit nachfolgender Lebervergrößerung, Aszites und Gelbsucht. Der Aszites ist sehr eiweißreich.

537 Zu einem **Pfortaderhochdruck** mit Anstieg des Druckes in der V. portae über 20 mm H₂O kann es durch eine *intrahepatische* (Leberzirrhose) oder *extrahepatische* Behinderung des Abflusses kommen. Der extrahepatische Stopp kann *prähepatisch* (Pfortaderthrombose) oder *posthepatisch* (Lebervenenverschluß) lokalisiert sein. Direkte Druckmessungen in der Lebervene (eingekeilter Druck) und in der Milz sowie Splenoportographie und/oder Leberarteriographie gestatten, den Sitz des Hindernisses festzustellen.

538 *Folgen* eines Pfortaderhochdruckes sind: Ausbildung eines *Umgehungskreislaufes* (Ösophagusvarizen, Milzvergrößerung mit Zeichen des *Hypersplenismus* (Anämie, Leukozytopenie, Thrombozytopenie) und (bei vermindertem onkotischem Druck) *Aszites*.

539 Ösophagusvarizen lassen sich durch eine *Röntgenuntersuchung* (mit Bariumbrei), eine *Ösophagoskopie* oder eine *Splenoportovenographie* (Injektion von Röntgenkontrastmittel in die Milz) nachweisen.

540 Die Therapie der **Ösophagusvarizenblutung** (klinisch Erbrechen von dunklem Blut, Teerstuhl, evtl. Schock) besteht in *Blutersatz*, *Drucktamponade* des Ösophagus *(Sengstaken-Sonde)*, Octapressininfusion zur Drucksenkung im Pfortaderbereich und Gabe *schlecht resorbierbarer Antibiotika* zur Verhinderung einer Intoxikation mit Eiweißabbauprodukten (Ammoniakintoxikation). Verödung bzw. Sklerosierung der Varizen können das Blutungsrezidiv verhindern.

541 Eine **portokavale Anastomose** wird zur Drucksenkung im Pfortaderbereich und damit zur Behebung der Blutungsgefahr aus Ösophagusvarizen angelegt.

542 Das **Leberkoma** ist ein zerebraler Intoxikationszustand. Das *exogene Leberkoma* oder die portokavale Enzephalopathie werden durch zerebrale Intoxikation mit Substanzen verursacht, die durch Bakterien aus stickstoffhaltigem Darminhalt gebildet werden (z.B. Ammoniak, Phenole, biogene Amine, die als falsche Neurotransmitter wirken). Charakteristische Symptome sind *Foetor hepaticus, Bewußtseinstrübung* und *motorische Störungen (Flattertremor, Asterixis)*.

543 Das **endogene Leberkoma** wird durch weitgehenden *Funktionsausfall der Leber* (z.B. fulminante Hepatitis, Intoxikationen,

Erkrankungen der Leber und der Gallenwege 111

Endzustand chronischer Lebererkrankungen) ausgelöst. Außer Bewußtseinsstörungen bestehen meist eine deutliche Blutungsneigung und ein *Foetor hepaticus*.

544 Die Behandlung von *Störungen der Wasserausscheidung* (Aszites, Ödeme) erfolgt durch Restriktion der NaCl-Zufuhr und Gabe von *Diuretika* (hemmen die Na-Rückresorption entweder im proximalen Nierentubulus [*Thiazide,* Furosemid] oder im distalen Tubulus *[Aldosteronhemmer]*).

545 Die häufigsten Ursachen für eine *Nierenbeteiligung* bei Leberkrankheiten (sogen. **hepato-renales Syndrom**) sind: *Schock bei Cholangiitis,* chronische *Glomerulonephritis* bei chronischen Lebererkrankungen; *terminale zirkulatorische Niereninsuffizienz* bei Leberinsuffizienz und infektiöse oder toxische Schädigungen, die beide Organe betreffen. Die **terminale, zirkulatorische Niereninsuffizienz** ist eine häufige Komplikation der hydropischen Leberzirrhose; sie ist gekennzeichnet durch Oligurie, Hyperazotämie, Hyponatriämie und Hyperkaliämie. Die Störung ist potentiell reversibel, ohne stärkere morphologische Veränderungen in der Niere; sie hat aber eine sehr schlechte Prognose.

546 Gutartige Tumoren (Adenome, Fibrome, Hämangiome) können die Ursache für eine sonst meist symptomlose Lebervergrößerung sein. Adenome und Hamartome wurden nach Behandlung mit androgenen und östrogenen Hormonen beobachtet. Ein *primäres Leberzellkarzinom* entwickelt sich häufig auf dem Boden einer Leberzirrhose (10 %), ist jedoch weitaus seltener als *Lebermetastasen* von Primärtumoren anderer Organe. Bei Verdacht auf primäres Leberkarzinom ist der Nachweis von α-Fetoprotein im Serum wichtig.

547 Die häufigste Ursache für eine Lebervergrößerung ist eine **Fettleber** (Beschwerden: Völlegefühl und Druckgefühl im Oberbauch, Meteorismus und Übelkeit). Ätiologische Faktoren sind Alkoholkonsum, Diabetes, Fehl- bzw. Überernährung, Intoxikationen und chronische konsumierende Erkrankungen.

548 Vermehrter Alkoholkonsum (> 80 g/Tag) führt zu *Fettleber, alkoholischer Hepatitis* und *Leberzirrhose* (Typ Laënnec). Die alkoholische Lebererkrankung hat charakteristische Merkmale: Fett, sogen. alkoholisches Hyalin (Mallory-Körperchen), entzündliche polymorphkernige Zellinfiltration und Fibrose. Außer der reinen

Fettleber wird bei *Alkoholabusus* das **Zieve-Syndrom** (zusätzlich Verschlußsyndrom, passagere Lipämie und hämolytische Anämie) beobachtet.

549 Granulomatöse Veränderungen der Leber werden bei malignen *Systemerkrankungen* (z.B. Morbus Hodgkin, Retikulose) gefunden, relativ häufig auch bei *Morbus Boeck* (in 60–70 % der Fälle) und bei einigen *Infektionskrankheiten* (Tuberkulose, Brucellose).

550 Für die Bildung von **Gallensteinen** spielt die Zunahme der Konzentration schlecht wasserlöslicher Stoffe in der Galle eine wichtige Rolle. *Gallenpigmentsteine* finden sich bei erhöhtem Bilirubingehalt der Galle (z.B. chronisch gesteigerter Hämolyse). *Cholesterinsteine* entstehen dann, wenn die Galle mit Cholesterin übersättigt ist („lithogene Galle"). Übersättigung kann u.a. erfolgen bei Fettsucht, Schwangerschaft oder Dünndarmresektion. Zur Übersättigung kommt es, wenn vermindert konjugierte Gallensäuren sezerniert werden und Cholesterin im Überschuß – im Verhältnis zum Gallensäurepool – ausgeschieden wird. Patienten mit Cholesterin-Gallensteinen haben offenbar eine zweifache Störung im Cholesterinstoffwechsel: verstärkte HMG-CoA Reduktaseaktivität, die zu vermehrter Cholesterinsynthese führt, und eine verminderte 7-α Hydroxylaseaktivität, die eine verminderte Gallensäuresynthese bewirkt.

Reine Cholesterinsteine lassen sich durch Vergrößerung des Gallensäurepools durch Zufuhr von Chenodesoxycholsäure auflösen. Begünstigt wird die Steinbildung durch Gallenstase und Entzündung der Gallenwege. Steine mit *Kalziumeinlagerung* sind im Röntgenbild spontan kontrastgebend.

551 Die Beschwerden von Gallensteinträgern reichen von funktionellen Störungen (Völlegefühl, Blähungen, Übelkeit) bis zu heftigen, akut einsetzenden episodischen Schmerzen (Kolik) im rechten Oberbauch bei Einklemmung eines Steines in den Gallenwegen.

552 Bei **Steinabgang** kommt es häufig zu einer begleitenden *Pankreatitis, Gelbsucht* (Verschlußsyndrom) und leichter *Temperaturerhöhung*. Stärkeres Fieber und Schüttelfrost sprechen für zusätzliche bakterielle Entzündung (Cholangiitis, u.U. Sepsis).

553 Die gleichen Symptome wie bei *Choledocholithiasis* (Gelbsucht mit und ohne Fieber oder Schüttelfrost, Schmerzen bzw. Kolik, Urindunkelfärbung, Juckreiz) könnten auch durch *andere Behinderungen* *des Gallenabflusses* hervorgerufen werden (Gallengangsstrikturen, Sklerose des Sphincter Oddi, Malignome der Gallenwege oder ihrer Umgebung). Den Befund einer palpablen Gallenblase bei Gelbsucht nennt man *Courvoisiersches Zeichen* (meist bei Tumorverschluß).

554 Die **akute Cholezystitis** ist häufig eine Komplikation einer Steingallenblase. Sie verursacht heftige Schmerzen im rechten Oberbauch mit Abwehrspannung (peritoneale Reizung!), Brechreiz, Temperaturerhöhung (38–39 °C), Leukozytose und Linksverschiebung im Differentialblutbild.

Hereditäre Enzymopathien und Stoffwechselkrankheiten

M. Eggstein, W. Gerok, G. W. Löhr, H. D. Waller und N. Zöllner

555 Hereditäre Stoffwechselkrankheiten („inborn errors of metabolism") sind familiäre, angeborene, häufig aber erst später im Leben sich manifestierende Defekte, die sich sowohl als chemische als auch als morphologische Anomalien äußern können. Biochemisch handelt es sich um Enzymopathien, Transportdefekte oder fehlgebildete Zellproteine.

556 Hereditäre Enzymopathien sind erbliche Stoffwechselkrankheiten, bei denen das Wesen des Defektes im Fehlen der Aktivität oder sterischen Veränderung eines Enzyms besteht. Ihre Vererbung wird durch die Ein-Gen-ein-Enzym-Hypothese erklärt. Erstbeschreiber war Garrod, der am Beispiel der Alkaptonurie das Prinzip demonstrierte (s. a. Nr. 561).

557 Hereditäre Transportdefekte bewirken mangelhafte Absorption oder Sekretion von Metaboliten an den Grenzflächen der Hohlorgane. Klassisches Beispiel ist die Zystinurie, häufigster Fall ist die familiäre Hyperurikämie (Gicht) (s. a. Nr. 578 ff).

558 Stoffwechselblocks verhindern die Umsetzung eines Metaboliten in sein Folgeprodukt. Mögliche Konsequenzen sind Anstau und Ausscheidung des Metaboliten, Vermehrung von Nebenprodukten im Blut oder Harn, Mangel an Folgeprodukten, aber auch komplexere Störungen des Stoffwechsels durch Wegfall der Produkthemmung.

559 Nach der *Ein-Gen-ein-Enzym-Hypothese* kontrolliert ein Gen Bildung und Eigenschaften eines Enzymproteins. Neuer ist die *Ein-Gen-eine-Polypeptidkette-Hypothese*, die postuliert, daß an der Bildung zusammengesetzter Enzyme mehrere Gene beteiligt sind, und damit eine Erklärung für die Organspezifität bietet. Die *genetische Information ("genetic code")* wird von der Desoxyribonukleinsäure des Zellkerns getragen und von verschiedenen Ribonukleinsäuren an die Eiweißsynthese im Zytoplasma vermittelt.

560 Die häufigsten genetisch determinierten Defekte des Aminosäurenstoffwechsels mit klinischer Symptomatik sind die **Phenylke-**

tonurie und die **Homozystinurie**. Die Phenylketonurie führt zur Störung der geistigen Entwicklung und zu einer neurologischen Symptomatik (Reflexsteigerung, Tremor, Krämpfe, choreatische Bewegungsstörung) (s. a. Nr. 16). Die Homozystinurie verursacht Veränderungen am Auge (Ektopie der Linse, Glaukom, Ablatio retinae), arterielle und venöse Thrombosen und eine dem Marfan-Syndrom ähnliche Veränderung des Skelettsystems.

561 Die **Alkaptonurie** beruht auf Mangel der Homogentisinsäureoxydase. Homogentisinsäure ist wegen ihrer hohen renalen Clearance nur im Urin, nicht im Blut nachweisbar. Leitsymptome sind die braunschwarze Färbung des Urins beim Stehenlassen und die Braunfärbung von bradytrophem Gewebe, insbesondere Knorpel (s. a. Nr. 556).

562 Die essentielle **Pentosurie** ist eine Störung im Pentoseabbau, bei der vermehrt Xylulose ausgeschieden wird. Die renale familiäre *Glukosurie* **(renaler Diabetes)** ist eine Störung der Glukoserückresorption im Nierentubulus. Beide Krankheiten sind klinisch harmlos und nur durch die Verwechslung mit dem Diabetes mellitus von Bedeutung.

563 Intoleranz gegen Zucker entsteht durch unterschiedliche Defekte bei deren Resorption und Stoffwechsel (Galaktosämie, Fruktoseintoleranz, Saccharoseintoleranz, Laktoseintoleranz und Monosaccharidmalabsorption). Die Leiden treten bereits im Kindesalter auf (s. a. Nr. 16).

564 Glykogenspeicherkrankheiten entstehen durch 9 verschiedene Defekte im Auf- oder Abbau des Glykogens bzw. des Glukose-6-Phosphats. Dadurch sind verschiedene Organsysteme geschädigt, meist Muskel und Leber. Beim häufigsten Typ I besteht Neigung zur Hypoglykämie, Ketoazidose und Hyperlipämie.

565 Der *Glukose-6-P-Dehydrogenase-Mangel* **(Favismus)** gehört zu den häufigsten Erbkrankheiten. Er betrifft vor allem die Blutzellen und ist, an das X-Chromosom gebunden, inkomplett dominant vererblich. Unter der Einnahme von Medikamenten (z.B. 8-Amino-Chinoline, Sulfonamide, Azetanilid, Chloramphenicol, Nitrofurantoin), nach Genuß bestimmter Leguminosen (z.B. Vicia fava), unter psychischen Streß-Situationen und auch Virusinfekten kann eine schwere Hämolyse auftreten. Sie geht in der Regel mit der Bildung

Heinzscher Innenkörper in den Erythrozyten einher. Selten treten spontane hämolytische Anämien auf. Ursächlich kommt dem Mangel an reduziertem Glutathion eine wichtige Bedeutung zu (s. a. Nr. 21).

566 Hereditäre nichtsphärozytäre hämolytische Anämien können durch Enzymdefekte in der Glykolyse, meist verbunden mit einem ATP-Mangel in den Erythrozyten, oder durch Enzymdefekte in den Glutathion synthetisierenden und reduzierenden Reaktionsketten ausgelöst werden. Die osmotische Resistenz der Erythrozyten ist nicht oder nur wenig verändert, die Splenektomie bringt in der Regel keine Besserung. Der Erbgang ist meistens autosomal rezessiv.

567 Primäre Hyperlipoidämien sind die häufigsten Stoffwechseldefekte. Sie führen zu Xanthelasmen, Xanthomen an Haut und an Sehnen, Arcus lipoides und begünstigen ein vorzeitiges Auftreten arteriosklerotischer Durchblutungsstörungen des Myokards und der Extremitäten. Die *Klassifizierung* erfolgt nach der Art ihrer Lipoproteinämien (Fredrickson) und nach ihrer Beeinflußbarkeit durch Kohlenhydrate oder Fette. *Hypercholesterinämie* ist mit signifikanter Erhöhung der Koronarmortalität verbunden.

568 Sekundäre Hyperlipoidämien *mit Neutralfettvermehrung* treten bei Diabetes mellitus, Hypothyreoidismus, Alkoholismus, Krankheiten der Niere und des Pankreas und bei nichtdiabetischen Störungen der Glukoseverbrennung auf. Bei Leberkrankheiten führt Cholestase zu Lipoidvermehrung ohne Neutralfettvermehrung.

569 Bei der **familiären Hypercholesterinämie** sind Plasmacholesterin, -phosphatide und β-Lipoproteine stark vermehrt, während Neutralfette normal sind. Die *Xanthome* sind plan oder tuberös. Die Koronargefäße sind regelmäßig beteiligt, bei Homozygoten auch Herzklappen und Aorta. Vitien und frühzeitige Koronarsklerose sind häufige Todesursachen.

570 Bei der **familiären fettinduzierten Hyperlipämie** sind Triglyzeride und Chylomikronen im Serum vermehrt; eine Hypercholesterinämie ist sekundär. Hepatosplenomegalie, Oberbauchkoliken (Pankreatitis) sowie eruptive Xanthome kommen vor. Die Therapie des relativ harmlosen Leidens besteht in fettarmer Kost.

571 Bei den **gemischten Hyperlipoidämien** mit Prä-β-Lipoproteinen sind Cholesterin und Neutralfett wechselnd stark vermehrt, die Lipoproteine entsprechen den Typen III-V. Gefäßkomplikationen sind häufig, ebenso Xanthome aller Art. Oft ist die Glukosetoleranz pathologisch.

572 In der **Therapie** der *Hyperlipoidämien sind Diätumstellungen* zu versuchen: Eine kohlenhydratreiche, fettarme Kost verzichtet auf sichtbares Fett und Wurst; bei der kohlenhydratarmen Diät werden die pflanzlichen Kohlenhydrate stark eingeschränkt; mehrfach ungesättigte Fettsäuren gibt man als Soja- oder Maisöl. Das Körpergewicht muß normalisiert werden. Zur *Arzneimitteltherapie der gemischten Hyperlipoidämien* kommen Nikotinsäure und Pyridylcarbinol, Clofibrat, gelegentlich auch D-Isomere der Schilddrüsenhormone in Frage. Bleibt ein energisch durchgeführter Therapieversuch erfolglos, muß er mit anderen Mitteln neu versucht werden.

573 Die seltenen **erythropoetischen Porphyrien** (kongenitale Porphyrie, erythropoetische Protoporphyrie, d. h. Hydroa aestivale) sind durch außerordentliche *Lichtempfindlichkeit* gekennzeichnet. Häufig ist die **hepatische Porphyria cutanea tarda,** bei der neben der lichtbedingten Dermatose eine Leberzirrhose mit Hämosiderose imponiert.

574 Die **akute intermittierende Porphyrie** manifestiert sich durch anhaltende Bauchkoliken, bizarre neurologische Symptomatik oder Depression. Sie kann durch Arzneimittel, speziell Barbiturate, Sulfonamide und Östrogene, ausgelöst werden. Durch Vermehrung der Porphyrinvorstufen ist die umgekehrte *Ehrlichsche Aldehydprobe (bzw. der Schwartz-Watson-Test) positiv. Therapeutisch* werden Noxen ausgeschaltet, Kortikosteroide versucht. Abdominelle Eingriffe sind durch rechtzeitige Diagnose zu vermeiden.

575 Eine **Zystinurie** kann Ursache einer doppelseitigen Nephrolithiasis mit röntgenologisch schattengebenden Konkrementen sein. *Leitsymptome* sind hexagonale Zystinkristalle im Urinsediment und ein positiver Farbtest mit Cyanid-Nitroprussid-Natrium. Eine operative Behandlung ist wegen der zwangsläufigen Rezidive nur als Notfallmaßnahme (vollständiger Harnstopp) oder bei übergroßen Steinen indiziert. Die Dauerbehandlung mit dem Ziel der Steinauflösung besteht in der Gabe von Penicillamin in Verbindung mit reichlicher Flüssigkeitszufuhr zur Alkalisierung des Urins.

576 Beim **Marfan-Syndrom** werden abnorme elastische Fasern gebildet. Dadurch entstehen Aneurysmen der Aorta und Pulmonalarterien, Vitien, Ektopie der Augenlinse, Dolichostenomelie (Arachnodaktylie) sowie Skoliose; Herzinsuffizienz und Aneurysmaruptur sind die Todesursachen.

577 Die **Osteomalazie des Erwachsenen** ist häufig die Folge eines Phosphatdiabetes. Dabei bestehen eine Hypophosphatämie, Hyperphosphaturie infolge einer gestörten proximal-tubulären Phosphatrückresorption (stark erhöhte renale Phosphat-Clearance). Der Kalziumhaushalt ist in der Regel nicht gestört. Im Röntgenbild sind bandförmige Entkalkungszonen charakteristisch (Looser-Milkman-Zonen). Die Therapie besteht in hohen Vitamin-Gaben (Vitamin-D-Resistenz!) unter Kontrolle des Kalziumspiegels im Blut und in der gleichzeitigen Gabe von Phosphat. Bei einem Anstieg der Kalziumkonzentration im Serum über 11,0 mg/100 ml (5,5 mval/l) ist Vitamin D kontraindiziert! (S. a. Nr. 591.)

Gicht

N. Zöllner

578 Die **Gicht,** die wichtigste Manifestation der *familiären Hyperurikämie* (s. a. Nr. 754), beginnt als *rezidivierende Monarthritis* mit anfallsfreien Intervallen. Auch Schleimbeutel und Sehnenscheiden werden befallen. Durch Uratablagerungen im Nierenmark entsteht die *Gichtniere* mit Pyelonephritis und Hypertonie; Nephrolithiasis ist häufig (s. a. Nr. 557).

579 Ursache der familiären Hyperurikämie ist ein *Defekt der tubulären Harnsäureausscheidung.* Ein analoger Defekt kann durch Saluretika, Ketoazidose, Hyperlaktazidämie, z.B. nach Alkohol, hervorgerufen werden. Andere Ursachen einer *sekundären Hyperurikämie* sind vermehrter Zellzerfall (z.B. bei Tumoren, Leukosen, Strahlenbehandlung). Nur chronische sekundäre Hyperurikämie verursacht sekundäre Gicht.

580 Der **Gichtanfall** beginnt plötzlich, zuerst meist am Großzehengrundgelenk, Sprunggelenk oder Knie. Die intensive lokale Entzündung geht mit Allgemeinbefunden (Fieber, Leukozytose usw.) einher. Diagnostisch wichtig ist der *therapeutische Effekt* von Colchicin; Phenylbutazon, Indometacin, Kortikoide und ACTH sind ebenfalls wirksam.

581 Ausdruck der **chronischen Gicht** ist die *Tophusbildung,* die Ablagerung von Uraten in Gelenkkapseln und subchondralen Knochenpartien (typisches Röntgenbild). Durch Perforation entstehen Fisteln und Geschwüre. Ziel der *Dauertherapie* ist die *Senkung des Harnsäurespiegels* durch Urikosurika (Probenecid, Sulfinpyrazon, Benzbromaron) oder Synthesehemmung (Allopurinol).

582 Prognostisch bedeutsam ist die **Gichtniere** mit ihren Folgen. Allopurinol verringert die Harnsäureausscheidung, chronische Wasserdiurese die Harnsäurekonzentration im Harn. Saluretika sind kontraindiziert. Harnsäuresteine werden durch Harnneutralisierung (Alkalizufuhr) aufgelöst.

Avitaminosen

W. Gerok

583 **Vitamine** werden definiert als für den Organismus unentbehrliche Stoffe, deren exogene Zufuhr erforderlich ist (Unterscheidung von Hormonen), und die an der Deckung des Energiebedarfs und an der Bildung von Struktureinheiten nicht beteiligt sind (Unterscheidung von essentiellen Aminosäuren und essentiellen Fettsäuren). Vitamine wirken als prosthetische Gruppen von Enzymen oder sind Bestandteile von Koenzymen.

584 Eine **Hypovitaminose** kann auf folgenden Ursachen beruhen: vitaminarme Kost, Störung der Vitaminresorption, Störung der Vitaminspeicherung oder -verwertung, verminderte Umwandlung des Provitamins in das wirksame Vitamin, Zufuhr von Antivitaminen, erhöhter Vitaminbedarf. Für die Diagnostik der Mangelzustände werden Belastungstests mit Nachweis der gestörten Stoffwechselreaktion durch „Metabolitanstau" eingesetzt. **Hypervitaminosen,** d. h. Krankheitserscheinungen infolge gesteigerter Vitaminzufuhr, werden nur bei fettlöslichen Vitaminen, besonders Vitamin A und D, beobachtet.

585 **Vitamin-A-Mangel** führt zu Veränderungen am Auge (Lichtscheu, Hemeralopie, Xerophthalmie, Keratomalazie), an der Haut (Trockenheit, Hyperkeratosen, Phrynoderm) und an der Schleimhaut (Leukoplakie, Ulcera, Hyperkeratosen).

586 Der *Vitamin-B_1-Bedarf* ist bei proteinarmer Kost, Azidose, chronischem Alkoholkonsum und abnormer Bakterienbesiedlung des Darms gesteigert. Die **B_1-Hypovitaminose** ist gekennzeichnet durch Funktionsstörungen der Muskulatur (Atrophie, Tonusverlust, Lähmung), des Herzens (EKG!, Herzinsuffizienz), des Nervensystems (Reflexausfälle, Krämpfe) und des Gastrointestinaltraktes (Achylie, Magen-Darm-Atonie).

587 **Pellagra** ist Folge eines Mangels an *Nikotinamid*. Sie beruht auf einer verminderten Zufuhr des Vitamins oder Provitamins Tryptophan, auf einem erhöhten Vitaminbedarf, auf gleichzeitigem Fehlen von Vitamin B_2 und B_6 oder auf einer Resorptionsstörung. Charakteristisch für die Pellagra ist die Kombination von Pellagra-„Dermatitis", Magen-Darm-Symptomen und neurologischer Symptomatik.

588 Pharmaka mit *Antivitamincharakter für Vitamin B_6* sind Isonikotinsäurehydracid und Penicillamin.

589 Die *megaloblastäre Anämie* bei **Folsäuremangel** kann nur kurzfristig (bis zum Verbrauch der B_{12}-Reserven) durch Folsäuregaben beeinflußt werden. Bei funikulärer Myelose ist die Therapie mit Folsäure kontraindiziert.

590 Ein **Vitamin-B_{12}-Mangel** beruht in der Regel nicht auf verminderter Vitaminzufuhr mit der Nahrung, sondern auf verminderter enteraler Resorption (Fehlen von Intrinsic-Faktor bei atrophischer Gastritis und Magenkarzinom, Inaktivierung des Intrinsic-Faktors durch Darmbakterien), auf verminderter Speicherung (Leberkrankheiten) oder auf vermehrtem B_{12}-Verbrauch (Schwangerschaft, Botriocephalus-latus-Infektion) (s. a. Nr. 129).

591 Das mit der Nahrung zugeführte *Provitamin D* (7-Dehydrocholesterol) wird unter Einwirkung des UV-Lichtes in der Haut in das eigentliche Vitamin (Cholecalciferol) umgewandelt. Durch 2 weitere Reaktionen (Hydroxylierungen), von denen die erste in der Leber, die 2. in der Niere erfolgt, entsteht die *„Wirkform" des Vitamins:* 1,25-Dihydroxycholecalciferol. Es stimuliert die enterale Kalziumresorption und die Mineralisation des Osteoids. Eine **D-Hypovitaminose** äußert sich beim Erwachsenen in einer *Osteomalazie* (s. a. Nr. 577). Sie ist die Folge einer gestörten enteralen Resorption von Provitamin D (infolge allgemeiner Malabsorption, Störung der Fettresorption bei Behinderung des Gallenflusses, Störung des enteralen Lymphabflusses) oder einer verminderten Bildung von 1,25-Dihydroxy-Cholecalciferol bei chronischen Nierenerkrankungen mit Schwund des Parenchyms. Die bei den Nierenerkrankungen hierdurch verminderte enterale Kalziumresorption führt zum *sekundären Hyperparathyreoidismus* (s. a. Nr. 625, 629).

592 Eine verminderte **Prothrombinsynthese** kann Folge einer verminderten *Vitamin-K-Resorption* (bei allgemeiner Malabsorption oder Behinderung des Gallenabflusses) oder einer verminderten Vitamin-K-Funktion bei Leberparenchymerkrankungen sein.

Erkrankungen des Hypothalamus-Hypophysen-Systems

H. Nowakowski

593 Die intraselläre menschliche **Hypophyse** besteht aus Adeno- und Neurohypophyse mit unterschiedlicher Hormonproduktion. In den Zellen des Hypophysenvorderlappens werden Wachstumshormon (STH), Prolaktin (LTH), gonadotrope Hormone (FSH und LH resp. ICSH) sowie das thyreotrope (TSH), adrenokortikotrope (ACTH) und Melanophorenhormon gebildet. Die Hormone der Neurohypophyse sind Oxytocin und Vasopressin.

594 Bei den Erkrankungen des Hypophysenvorderlappens (HVL) spielen **Tumoren** eine wichtige Rolle. Chromophobe Adenome sind häufig, eosinophile Adenome und Kraniopharyngeome selten. Die endokrinen Symptome kommen entweder durch Überproduktion von Hormonen (Beispiel **Akromegalie)** oder Druckatrophie des HVL durch den expansiv wachsenden Tumor zustande (s. a. Nr. 603).

595 *Lokalsymptome* sind: Exkavation der knöchernen Sella, Affektion des Tractus opticus oder des Chiasmas (homonyme oder bitemporale Hemianopsie, Gefahr der Erblindung). *Allgemeinsymptome* bei Überproduktion von STH: **hypophysärer Gigantismus** oder **Akromegalie** (s. a. Nr. 602); bei partieller oder totaler Zerstörung des HVL: Symptome des **Hypopituitarismus.**

596 Unter **Hypopituitarismus** versteht man ein Krankheitsbild, das sich bei partieller oder totaler Zerstörung des HVL entwickelt. Bei *totalem* Ausfall des HVL entsteht der Panhypopituitarismus *(Simmondssche Krankheit)*. Die postpartale Nekrose des HVL ist eine Sonderform des Panhypopituitarismus *(Reye-Sheehan-Syndrom)*.

597 Symptome des **Panhypopituitarismus** sind Asthenie, Hypothermie und Atrophie der peripheren endokrinen Organe. Charakteristisch sind die alabasterfarbene Blässe, der totale Verlust der Sekundärbehaarung, bei Frauen die sekundäre Amenorrhoe (bei postpartaler Nekrose die Stillunfähigkeit), bei Männern der Libido- und Potenzverlust sowie die sekundäre Hodenatrophie.

598 Die *Behandlung des Panhypopituitarismus* erfordert Substitution mit Cortison (12,5 bis 25 mg, maximal 37,5 mg Cortisonazetat) oder seiner synthetischen Derivate (Prednison). Die Dosis muß bei außergewöhnlichen Belastungen (z. B. Operation) erhöht werden. Die sekundäre Hypothyreose wird mit Trijodthyronin und Thyroxin behandelt.

599 Das **hypophysäre Koma** droht bei allen Formen des Panhypopituitarismus und kann durch banale Infekte, chirurgische Eingriffe (Hypophysenoperation) und verschiedene Medikamente ausgelöst werden. Hohe Letalität ohne entsprechende Behandlung. Im *hypophysären Koma* steht die Gabe von Trijodthyronin (evtl. durch Magensonde) in Kombination mit 100 mg eines wasserlöslichen Cortisolpräparates an erster Stelle. Man achte auf Hypoglykämie und auf Elektrolytstörungen. Eine schwere respiratorische Azidose erfordert die künstliche Beatmung und Tracheotomie.

600 Der **hypophysäre Zwergwuchs** entsteht durch STH-Mangel. In Zweifelsfällen ist die radioimmunologische Bestimmung von STH im Plasma notwendig. Wichtigste Ursache sind *Hypophysentumoren* oder *Geburtsschädigungen* der intrasellären Hypophyse (sog. idiopathische Form: keine Sellaveränderungen, keine Augensymptome).

601 *Führende klinische Symptome* außer dem Klein- oder Zwergwuchs sind: die ausbleibende Pubertät und der sexuelle Infantilismus, bei totaler Hypophysendestruktion die sekundäre Nebennierenrinden- und Schilddrüsenatrophie sowie die Retardation der Skelettentwicklung, bei den Tumorformen die entsprechenden Lokalsymptome von seiten der Hypophyse.

602 Der **hypophysäre Gigantismus** entsteht durch Überproduktion von STH. Für die Diagnose ist auch hier der Nachweis erhöhter STH-Spiegel im Plasma unerläßlich. Auch für die Erfolgsbeurteilung der Therapie sind Kontrollen des STH-Plasmaspiegels notwendig. Charakteristisch ist das beschleunigte Längenwachstum, zu dem später akromegale Symptome hinzutreten können. Die Diagnose gründet sich auf den Nachweis eines *proportionierten Riesenwuchses*. Bei Nachweis von Sellaveränderungen und Optikusbeteiligung ist die Diagnose sicher. Der Nachweis eines latenten oder manifesten Diabetes mellitus stützt die Diagnose. Behandlung wie bei Akromegalie (s. a. Nr. 595).

603 Die **Akromegalie** entsteht durch Überproduktion von STH. Charakteristisch sind die meist von den Patienten selbst nicht bemerkte Veränderung der Physiognomie und die Vergrößerung von Händen und Füßen. Im Bereich des knöchernen Schädels ist die Sella turcica erweitert, Nebenhöhlen und Kiefer sind vergrößert, die Zahnlücken verbreitert. Bei suprasellärer Ausbreitung können Augensymptome hinzutreten. Da die akromegalen Symptome irreversibel sind, sollte die *Diagnose* so früh als möglich gestellt werden. Der Nachweis erhöhter STH-Spiegel im Plasma kann für die Diagnose entscheidend sein. Blutchemisch hohe Phosphatwerte. Ein manifester Diabetes findet sich in 12 % der Fälle, ein latenter ist wesentlich häufiger (s. a. Nr. 594).

604 *Therapie:* bei fehlender Optikusbeteiligung kann die Röntgenbestrahlung der Hypophyse nützlich sein. Besser ist die operative Entfernung des Adenoms auf extraduralem, d. h. transsphenoidalem Weg mittels mikrochirurgischer Techniken. Die Normalisierung vorher erhöhter STH-Plasmakonzentrationen ist für die Beurteilung des chirurgischen Erfolgs von großer Bedeutung.

605 Führende Symptome des **Diabetes insipidus** sind Polydipsie, Polyurie und unzureichende Konzentrationsfähigkeit der Nieren. In den meisten Fällen sind *organische Erkrankungen des Hypothalamus* dafür verantwortlich. In Betracht kommen Tumoren oder Metastasen von Malignomen, Granulome, Gummen, Tuberkulose sowie entzündliche und traumatische Erkrankungen des Hypothalamus. Für die Diagnose des echten Diabetes insipidus stehen, da der Vasopressinnachweis noch nicht möglich ist, indirekte Verfahren zur Verfügung (Durstversuch, i.v. Infusion von hypertonischen Kochsalzlösungen, Inhalation oder Injektion von Nikotin).

606 Die *Behandlung* ist im allgemeinen rein symptomatisch und besteht in der Substitution von Hypophysenhinterlappenextrakten in Form von i.m. Injektionen oder Inhalationen. Bemerkenswerterweise hat das Antiepileptikum Tegretal in Dosen von 200–600 mg die gleichen günstigen Wirkungen. Auch Saluretika vom Chlorothiazidtyp sind wirksam.

Erkrankungen der Schilddrüse

E. Klein

607 Hormonbildung und -inkretion der Schilddrüse vollziehen sich in vier Phasen: Jodination, Jodisation, Kondensation von Hormonvorläufern, Inkretion von Thyroxin und Trijodthyronin in Aminosäureform. Die gesunde Schilddrüse arbeitet nicht autonom, sondern in Abhängigkeit von der Anregung durch das **thyreotrope Hormon des Hypophysenvorderlappens.** Ohne diese hat die Schilddrüse nur eine ungenügende Basisfunktion von etwa 10% ihrer normalen Leistung.

608 Schilddrüsenkrankheiten bestehen in einer Änderung der *Gestalt* oder einer Störung der *Funktion* des Organs oder in einer Kombination beider Vorgänge. Daraus ergibt sich eine Unterteilung in Lokalisations- und Funktionsdiagnostik.

609 Die **Lokalisationsdiagnostik** erfolgt durch Inspektion, Palpation, Szintigraphie mit Radiojod (^{131}J) oder Technetium (^{99m}Tc) und ggf. Röntgenuntersuchungen zur Feststellung von Verdrängung oder Einengung der Trachea und des Ösophagus.
Die **Funktionsdiagnostik** von Schilddrüsenkrankheiten stützt sich in erster Linie auf Hormonanalysen im Blut (Thyroxin- und ggf. Trijodthyronin-Spiegel, Hormonjod als PBI, radioimmunologische Bestimmung von TSH vor und nach TRH-Belastung) und Jodstoffwechseluntersuchungen (Radiojodtest, TSH-Test, Suppressionstest u.a.), während Bestimmungen von Grundumsatz, Serumcholesterin oder Achillessehnen-Reflexzeit für eine Diagnose allein nie ausreichen.

610 Blande Strumen sind Schilddrüsenvergrößerungen bei normaler hormoneller Leistung des Organs, so daß eine *euthyreotische Stoffwechsellage* erhalten bleibt. Sind über 10% der Bevölkerung eines Gebietes betroffen, so spricht man von *endemischem,* sonst von *sporadischem* Kropfvorkommen.

611 Der **endemischen Struma** liegen exogene Faktoren (Jodmangel, strumigene Stoffe in Wasser und Nahrung) zugrunde, die *sporadische Struma* beruht auf endogenen Störungen verschiedener, im Einzelfall meist unbekannter Art.

612 Die **Therapie jeder blanden Struma** besteht in einer Langzeitmedikation von Schilddrüsenhormonen, am besten in Form eines Kombinationspräparates von L-Thyroxin und L-Trijodthyronin, unter Umständen und insbesondere bei der juvenilen Struma kombiniert mit kleinen Dosen Jodid. Wird eine Struma ihrer Größe wegen operiert, so schließt sich obligatorisch eine lebenslange Rezidivprophylaxe mit Schilddrüsenhormonen an.

613 Unter **Kretinismus** versteht man eine Kombination körperlicher und geistiger Entwicklungsstörungen unterschiedlichen Schweregrades, die durch eine schon im fetalen Leben ungenügende Versorgung mit Schilddrüsenhormonen hervorgerufen ist: *angeborene Hypothyreose*. Sie kann mit oder ohne Struma einhergehen. Kennzeichnend für den Kretinismus sind ein dysproportionierter Minderwuchs und insbesondere eine sog. Epiphysendysgenesie. Das Skelettalter hinkt dem chronologischen Lebensalter nach.

614 Erworbene Hypothyreosen können durch eine Erkrankung der Schilddrüse *(primäre Hypothyreose)* oder eine solche der Hypophyse *(sekundäre Hypothyreose)* hervorgerufen sein. Man kann beide durch die radioimmunologische Bestimmung von TSH im Blut, besser durch die damit kombinierte TRH-Belastung oder auch durch den TSH-Test gegeneinander abgrenzen. Alle Hypothyreosen müssen lebenslang mit Schilddrüsenhormonen substituiert werden.

615 Hyperthyreose bedeutet vermehrtes Angebot von Schilddrüsenhormonen an den Organismus. Sie wird unterhalten durch eine Überfunktion des gesamten Schilddrüsengewebes oder eine solche nur eines solitären und dann hyperthyreot-autonom genannten Adenoms der Schilddrüse. Die sog. Basedow-Form der Erkrankung wird durch stimulierende Immunoglobuline unterhalten (s.a. Nr. 617).

616 Hyperthyreosen können begleitet sein von einer **endokrinen Ophthalmopathie,** die indessen nicht durch die Schilddrüsenüberfunktion hervorgerufen wird, sondern eine immunologisch bedingte Komplikation der Schilddrüsenerkrankung darstellt. Sie kommt auch bei eu- und hypothyreotischer Stoffwechselsituation vor.
Die 3 **Kardinalsymptome der endokrinen Ophthalmopathie** sind: 1. eine Protrusio bulbi (bulborum), 2. Lidödeme und 3. Augenmuskelparesen sowie ophthalmologische Komplikationen. Diese 3 Symptome können isoliert oder kombiniert miteinander vorkommen.

617 Wichtigste Symptome und Laboratoriumsbefunde einer **Hyperthyreose** sind eine konzentrierte Unruhe, Gewichtsabnahme, Tachykardie oder Herzrhythmusstörung und eine heiße, feuchte Haut. Der Spiegel an Schilddrüsenhormonen im Blut ist auf über 13 µg% Thyroxin, über 0,25 µg% Trijodthyronin bzw. auf über 8 µg% PBI erhöht, der sogenannte TRH-Test negativ und der thyreoidale Jodumsatz im Radiojod-Test beschleunigt.

618 Zur **Behandlung einer Hyperthyreose** kommen die Medikation von *antithyreoidalen Substanzen* in Kombination mit Schilddrüsenhormonen, *radioaktives Jod* oder eine *Strumaresektion* in Betracht. Die Auswahl des Behandlungsverfahrens richtet sich nach dem Lebensalter des Kranken, der Größe und Beschaffenheit seiner Struma und dem Schweregrad einer etwa begleitenden endokrinen Ophthalmopathie.

619 **Schilddrüsenentzündungen** sind in akuter oder subakuter Form bakteriell oder virusbedingt, sie gehen stets mit erheblichen örtlichen Beschwerden im Halsbereich sowie allgemeinen Entzündungszeichen wie Fieber und Beschleunigung der Blutkörperchensenkungsgeschwindigkeit einher. Sie können begrenzt fokal oder diffus die Schilddrüse betreffen.

620 Die **chronische lymphomatöse Thyreoiditis** bezeichnet man als Immunthyreoiditis, weil ihr eine Antigen-Antikörper-Reaktion im Schilddrüsengewebe zugrunde liegt. Als Antigen sind Drüsenbestandteile aus Schilddrüsenzellen oder Kolloid aufzufassen, die in Zusammenhang mit einem genetisch bedingten Defekt der Immunüberwachung über die sog. T-Lymphozyten zur Antikörperbildung in sog. B-Lymphozyten Anlaß gegeben haben. Es gibt eine atrophische Form mit dem Risiko eines Überganges in eine primäre Hypothyreose und eine hypertrophische Form als Struma lymphomatosa.

621 An **bösartigen Geschwülsten der Schilddrüse** sind die differenzierten Karzinome (ca. 65%) von den undifferenzierten anaplastischen Karzinomen (ca. 30%) und selteneren weiteren Tumorformen (ca. 5%) abzugrenzen. Metastasierungsart und Malignität sind weitgehend vom Tumortyp abhängig. Zur Behandlung kommen relativ radikale operative Maßnahmen und eine Nachbestrahlung mit Radiojod (falls der Tumor bzw. seine Metastasen Jod speichern) oder

Hochvoltqualitäten sowie die Medikation von Schilddrüsenhormonen, eine zytostatische Therapie nur in Spätfällen, in Betracht.

Erkrankungen der Nebenschilddrüsen

F. Kuhlencordt und H.-P. Kruse

622 Das menschliche **Parathormon** ist ein Polypeptid, das aus 84 Aminosäuren besteht. Die *Hauptwirkungen* sind: Osteoklastische Knochenresorption, Förderung der intestinalen Kalziumresorption und tubulären Kalziumrückresorption, sowie Hemmung der tubulären Phosphatrückresorption. Die *Parathormonproduktion* wird im Sinne eines Feedback-Mechanismus durch die *ionisierte Kalziumfraktion* im Serum reguliert. Eine Hypokalzämie aktiviert die Hormonproduktion, während sie durch eine Hyperkalzämie inhibiert wird. Die wichtigsten Regulationsfaktoren der *Kalziumhomöostase* sind neben dem Parathormon die D-Hormone, die besonders die Knochenmineralisation und die intestinale Kalziumresorption fördern. Die Aufrechterhaltung einer Serumkalziumkonzentration im physiologischen Bereich ist für die normale Funktion von Muskulatur, Nervensystem, endokrinen Drüsen u.a. unerläßlich.

623 Das Hormon der C-Zellen der Schilddrüse – das **Calcitonin** – spielt beim Menschen für die Kalziumhomöostase eine untergeordnete Rolle.

624 Die Ursache des **primären Hyperparathyreoidismus** liegt vermutlich in den Nebenschilddrüsen selbst, während der **sekundäre Hyperparathyreoidismus** die Antwort auf eine Störung des Kalziumphosphatstoffwechsels darstellt.

625 Beim **primären Hyperparathyreoidismus** erfolgt die Hormoninkretion unabhängig von der Serumkalziumionenkonzentration, d.h. der Feedback-Mechanismus ist gestört *(autonomer Hyperparathyreoidismus)*. Der **sekundäre Hyperparathyreoidismus** (s. a. Nr. 591, 629) ist Folge einer Hypokalzämie renaler oder intestinaler Genese *(regulativer Hyperparathyreoidismus)*.

626 Am häufigsten findet sich beim primären Hyperparathyreoidismus ein einzelnes *Nebenschilddrüsenadenom*, seltener bestehen mehrere Adenome bzw. eine *diffuse Hyperplasie* oder ein *Nebenschilddrüsenkarzinom*. Beim sekundären Hyperparathyreoidismus liegt gewöhnlich eine *diffuse Hyperplasie* aller Nebenschilddrüsen vor.

627 Die Vielzahl der *Symptome des primären Hyperparathyreoidismus* läßt sich nach 4 Gesichtspunkten gliedern. Hyperkalzämie-Syndrom, urologisches Syndrom, Skelett-Syndrom und Begleiterkrankungen. Die wichtigsten Kriterien für die *Diagnose des primären Hyperparathyreoidismus* sind Hyperkalzämie, Erhöhung der Parathormonkonzentration im Serum, sowie eine typische Knochenhistologie.

628 Die Differentialdiagnose der **Hyperkalzämie** hat neben den autonomen Formen eines Hyperparathyreoidismus in erster Linie neoplastische Prozesse, eine Hyperthyreose, eine Vitamin D-Intoxikation und eine Sarkoidose zu bedenken.

629 Der **sekundäre Hyperparathyreoidismus** ist wesentlich häufiger als der primäre. Seine Symptomatologie wird oft durch das renale oder gastrointestinale Grundleiden überdeckt. Ein Übergang der Hypokalzämie in eine Normo- oder Hyperkalzämie kann Ausdruck der Progredienz im Sinne eines autonomen **tertiären Hyperparathyreoidismus** sein (s. a. Nr. 591, 625).

630 Die *Therapie* der Wahl beim primären und tertiären Hyperparathyreoidismus ist die Operation der Nebenschilddrüsen mit Adenomentfernung oder Teilresektion. Beim sekundären Hyperparathyreoidismus steht die Behandlung des Grundleidens im Vordergrund.

631 Die typischen blutchemischen Befunde des **Hypoparathyreoidismus** sind: Hypokalzämie, Hyperphosphatämie und eine verminderte oder nicht nachweisbare Parathormonkonzentration im Serum. Leitsymptome sind die *Tetanie* oder ihre Äquivalente.

632 Der **Pseudohypoparathyreoidismus** ist genetisch bedingt und geht mit bestimmten Gestaltmerkmalen einher. Wie beim Hypoparathyreoidismus liegen eine Hypokalzämie und Hyperphosphatämie vor.

633 Häufigste Ursachen einer **Hypokalzämie** sind neben dem Hypoparathyreoidismus und Pseudohypoparathyreoidismus die chronische Niereninsuffizienz, das Malabsorptionssyndrom oder ein D-Mangelzustand.

Erkrankungen der Nebennierenrinde

D. Klaus und F. Heni

634 Trotz gewisser Überschneidungen im Wirkungsbereich lassen sich drei Gruppen von **Nebennierenrindenhormonen** nachweisen: 1. Glukokortikoide, 2. Androkortikoide, 3. Mineralokortikoide.

635 Die Glukokortikoide **Kortisol** und **Kortison** sind für Wachstum und Entwicklung des Organismus unentbehrlich. Sie erhalten die Energiereserven und ermöglichen die erfolgreiche Auseinandersetzung mit der Umwelt. Sie steuern das Ansprechen auf vasoaktive Substanzen, regulieren Nierendurchblutung und glomeruläre Filtration und haben Einfluß auf die Blutzellregeneration.

636 Nur unphysiologisch hohe Plasmakonzentrationen **(Cushing-Syndrom)** wirken durch Abnahme der Eiweißsynthese und Erhöhung des Eiweißabbaus destruierend. Sie verursachen Schwund des Gewebeeiweißes, besonders in Bindegewebe, Haut, Knorpel, Knochen und Muskulatur, erhöhen die Glykogen- und Eiweißsynthese in der Leber, hemmen die Glukoseoxydation und führen zu Hyperglykämie und Glykosurie, hemmen Gefäßdurchlässigkeit und zelluläre Abwehr im extravasalen Raum und verkürzen die Reifungszeit der Knochenmarkszellen, so daß sich Erythrozytose, Granulozytose, Thrombozytose und Hypervolämie ergeben (s. a. Nr. 646).

637 Bei **Ausfall der Glukokortikoide** werden alle Stoffwechselgrößen ins Negative umgekehrt: Abnahme der Eiweiß- und Fettmobilisierung in der Peripherie, Glykogenverarmung der Leber, erhöhte Glukoseoxydation in der Peripherie mit Hypoglykämie, evtl. hypoglykämischem Koma, Gewichtsabnahme durch Appetitmangel und ungenügende Enzymsekretion im Magen und oberen Dünndarm, Hypotonie, stark verminderte allgemeine Resistenz.

638 Androkortikoide (Dehydroepiandrosteron und Androstendion) sind schwache Androgene. Etwas stärker ist ihre anabole Wirkung. Die Produktion steigt vor der Pubertät steil an *(Adrenarche)*, erreicht mit 25 Jahren die höchsten Werte und fällt dann bei Mann und Frau wieder ab. Beim Mann sind die Nebennierenrinden-Androgene ohne Bedeutung, bei der Frau für die Erzeugung und Unterhaltung der sekundären Geschlechtsbehaarung verantwortlich. Frauen wandeln 70% von Androstendion im peripheren Gewebe zu

Testosteron um. Nur NNR-Tumoren produzieren wechselnd größere Mengen Testosteron (Hirsutismus, Virilismus), selten auch Östrogene (Feminisierung).

639 Unter den Mineralokortikoiden ist **Aldosteron** das einzige Endprodukt. Das wichtigste Zwischenprodukt ist Desoxykortikosteron. Die Wirkung besteht in einer Einschleusung von Natrium-Ionen in die Zellen, im Austausch gegen Kalium- und Wasserstoff-Ionen, besonders im distalen Tubuluskonvolut der Nieren und im Epithel von Darm sowie Schweiß- und Speicheldrüsen. **Ausfall der Mineralokortikoide** führt zu progressivem Natrium-, Chlor- und Wasserverlust mit Hypovolämie (Exsikkose, hypotone Dehydratation), Hypotonie und Kollaps. Im Blut kommt es zu Hyponatriämie, Hypochlorämie, Hyperkaliämie und metabolischer Azidose.

640 Überproduktion von **Aldosteron** bzw. Desoxykortikosteron bewirkt eine erhöhte Natrium- und Wasserresorption im Austausch gegen Kalium- und Wasserstoff-Ionen mit Zunahme der Natrium- und Wasserbestände, Hypokaliämie und extrazellulärer Alkalose. Nach 8–10 Tagen normalisiert sich die Natrium-Bilanz, und die Nierentubuli werden refraktär gegenüber der Wirkung von Aldosteron *(Escape-Phänomen)*. Die Speichel- und Schweißdrüsen nehmen am Escape-Phänomen nicht teil, und auch der Kaliumverlust über den Darm besteht weiter.

641 Die **Regulation** der **Glukokortikoidsekretion** erfolgt über ein *negatives Rückkopplungssystem,* in dem bei Abfall des Plasmakortisols die CRF-Ausschüttung im Hypothalamus und damit die ACTH-Sekretion aus dem Hypophysenvorderlappen stimuliert wird. Zusätzlich wirken auf das hypothalamische Regulationszentrum *steuernde Faktoren* ein (Anstieg von CRF, ACTH und Kortisol im Streß). Geringe *Erhöhung von ACTH* steigert nur die Kortisolsekretion, anhaltend stärkere auch die Androkortikoidsekretion, sehr hohe ACTH-Sekretion zusätzlich die Abgabe von Desoxykortikosteron und Kortikosteron. Nach komplettem *ACTH-Ausfall* schwindet die Nebennierenrinde um $5/6$, Kortisol und Androgene fallen sehr stark ab, nur die subkapsulären Zellschichten (Zona glomerulosa) sezernieren noch die Hälfte bis $1/3$ der früheren Aldosteronmenge.

642 Die **Regulation** der **Aldosteronsekretion** erfolgt in erster Linie durch das Renin-Angiotensin-System. Die Sekretion des Renins, das im Blut aus Angiotensinogen Angiotensin I freisetzt, das dann seinerseits in Angiotensin II umgewandelt wird, wird durch Natriummangel, Abnahme des intravaskulären Volumens und Blutdruckabfall stimuliert, durch Zunahme des Extrazellulärvolumens und des Plasmavolumens gehemmt. Zusätzlich wird die Aldosteronsekretion direkt und unabhängig von Renin durch Kaliumüberschuß und Natriummangel stimuliert, durch Kaliummangel und Natriumüberschuß gehemmt. Die *Rückkoppelung der Aldosteronsekretion* erfolgt nicht direkt, sondern indirekt über die Ausweitung des Extrazellulärraumes, die zu einer Hemmung der Renin- und damit der Aldosteronsekretion führt.

643 In allen **Streß-Situationen** (Erregung, Angst, Schmerz, Fieber, Narkose, Gewebsverletzungen, Hypoglykämie u a) führen Stimuli aus dem zentralen oder peripheren Nervensystem ohne vorherigen Abfall von Plasmakortisol zur erhöhten Abgabe von CRF, ACTH und Kortisol.

644 Die **primäre globale Nebennierenrindeninsuffizienz („M. Addison")** ist am häufigsten durch eine idiopathische Atrophie bedingt *(Autoimmunprozeß?)*, gelegentlich begleitet von einem primären Hypothyreoidismus. *Tuberkulose* ist als Ursache nicht so häufig, noch seltener sind *bakterielle Entzündungen, hämorrhagische Nekrose oder Metastasen*. Lange Zeit besteht bei dem chronischen Verlauf eine latente Nebennierenrindeninsuffizienz. Auf ACTH erfolgt keine Steigerung der Kortisol-Sekretion. Leitsymptome sind Hyperpigmentierung, orthostatische Hypotonie, Neigung zu Hypoglykämie und renaler Natriumverlust. Die charakteristischen Veränderungen der Plasmaelektrolyte (Hyponatriämie, Hyperkaliämie, metabolische Azidose) treten erst spät auf.

645 Bei **sekundärer NNR-Insuffizienz** durch verminderte ACTH-Produktion bestimmen der Kortisolausfall (Störung des organischen Stoffwechsels mit Streß-Gefährdung), bei älteren Menschen zusätzlich die fehlenden Androkortikoide (Ausfall der Sekundärbehaarung) das Bild, während Elektrolyt- und Wasserhaushalt nicht gestört sind.
Iatrogene NNR-Insuffizienz durch Kortisol- bzw. Prednisonbehandlung von Allgemeinerkrankungen blockiert die CRF-, ACTH-, Kortisol- und Androgensekretion um so stärker und länger (Monate), je mehr die Tagesdosis von 7,5 mg Prednison überschritten wird und die

Behandlung andauert. Nach Absetzen einer Langzeitbehandlung mit Prednison erfolgt der Anstieg der Kortisolsekretion im diagnostischen Test erst nach 6–8tägiger Gabe von ACTH, die normale Regulation des Hypothalamus–HVL-NNR-Systems erst nach Monaten.

646 Das **Cushing-Syndrom** ist entweder durch *vermehrte ACTH-Produktion oder primär erhöhte Steroidsekretion der* Nebennierenrinde bedingt (s. a. Nr. 636).
Bei Cushing-Syndrom durch *vermehrte ACTH-Produktion* infolge Erhöhung der zentralen Hemmschwelle (idiopathische Hyperplasie), durch Hypophysenadenome oder ektopische ACTH-Bildung in malignen Tumoren sind beide Nebennieren hyperplastisch. Das Erscheinungsbild ist nur von der Höhe des ACTH-Spiegels abhängig. Bei der idiopathischen Nebennierenrindenhyperplasie sind ACTH-Sekretion und Plasmakortisol nur leicht erhöht (klinisch reines Cushing-Syndrom). Bei ektopischer ACTH-Bildung in malignen Tumoren (Bronchialkarzinom, Thymuskarzinom, *paraneoplastisches Syndrom*) ist die ACTH-Konzentration stark gesteigert. Die Bildung von *Mineralokortikoiden* überwiegt (ausgeprägte Hypokaliämie).

647 Erhöhte Hormonproduktion in **Nebennierenrindenadenomen oder -Karzinomen** zeigt je nach Art des überwiegend produzierten Steroids verschiedene klinische Bilder (reines Cushing-Syndrom, Mischformen mit Hirsutismus, Mischformen mit Mineralokortikoid-Syndrom, selten auch Feminisierung). Die ACTH-Sekretion ist meist blockiert, die gesunde Nebenniere atrophisch. Die ätiologische Differenzierung des Cushing-Syndroms erfolgt durch den *Dexamethason-Hemmtest* mit 8 mg über 2 Tage.

648 Die seltenen, nur Aldosteron bildenden Adenome **(Conn-Syndrom)** sind durch gutartige Hypertonie mit ausgeprägter Hypokaliämie, metabolischer Alkalose, Vergrößerung des Extrazellulärraums, Hemmung der Reninsekretion und neutralen bis alkalischen Harn gekennzeichnet.

649 Der **sekundäre Aldosteronismus** ist durch eine Aktivierung des Renin-Angiotensin-Systems bedingt und wird nach dem Verhalten des Blutdrucks in Formen *mit und ohne Hochdruck* eingeteilt. Ein sekundärer Aldosteronismus mit Hochdruck findet sich bei maligner Hypertonie, Nierenarterienstenose, reninsezernierenden Tumoren und in leichterem Grad bei renoparenchymalen Erkrankungen. Ein sekundärer Aldosteronismus ohne Hochdruck ist beim *Bartter-Syndrom* (Hyperplasie des juxtaglomerulären Apparates), Anorexia mentalis und nephrotischem Syndrom vorhanden. Der sekundäre Aldosteronismus bei Leberzirrhosen mit Aszites und feuchter Herzinsuffizienz ist überwiegend durch eine Verminderung des hepatischen Abbaus von Aldosteron bedingt.

650 Ein **Hypoaldosteronismus** tritt primär im Rahmen des M. Addison und isoliert bei Defekten in der Aldosteronbiosynthese oder bei Ausfall der Reninsekretion infolge einer Nierenerkrankung ein. Das seltene Bild ist durch renalen Natriumverlust, Plasmareninanstieg, Hyperkaliämie und metabolische Azidose gekennzeichnet.

Erkrankungen des Nebennierenmarks

D. Klaus

651 Die häufigste Erkrankung des Nebennierenmarks ist das **Phäochromozytom,** ein meistens gutartiger, nur selten maligner Tumor, dessen chromaffine Zellen große Mengen *Katecholamine* (Adrenalin, Noradrenalin) bilden und ins Blut ausschütten. Tumoren der Paraganglien entlang der Aorta können ebenfalls vermehrt Katecholamine (Noradrenalin, Dopamin) produzieren.

652 Aus der endokrinen Aktivität des Phäochromozytoms resultieren die *klinischen Erscheinungen.* Leitsymptome sind Hochdruckkrisen oder persistierende Hypertonie. Überwiegende Adrenalinausschüttung führt zu systolischem Blutdruckanstieg mit Tachykardie (Minutenvolumenhochdruck) und Hyperglykämie, Noradrenalinausschüttung zur diastolischen Hypertonie (Widerstandshochdruck). Zu den Kreislaufsymptomen treten häufig Herzklopfen und Herzschmerzen, Schweißausbrüche, Kopfschmerzen und Hyperglykämie („extrapankreatischer Diabetes mellitus"). Die persistierende Hypertonie führt zu Linksbelastung des Herzens mit Hypertrophie, die Hochdruckkrise zum akuten Linksherzversagen mit Lungenödem.

653 Wichtig für die **Diagnostik** ist die Mehrausscheidung von Katecholaminen und deren Metaboliten (Vanillinmandelsäure) im Harn. Provokationsteste (Histamin, Glukagon, Tyramin) können nicht mehr empfohlen werden. Bei Dauerhypertonie oder Blutdruckkrisen durch ein Phäochromozytom kann mit Regitin® eine stärkere Blutdrucksenkung herbeigeführt werden als bei anderen Hochdruckformen.

654 Als **Therapie** anzustreben ist die operative Tumorenentfernung, möglichst nach Seitenlokalisation durch Röntgendiagnostik. Bedrohlichen intraoperativen Hochdruckkrisen begegnet man mit Regitin, dem postoperativen Blutdrucksturz durch präoperative Behandlung mit α-Rezeptorenblockern (Phenoxybenzamin) und Plasmaexpandern. Der Operationserfolg ist unsicher, wenn nicht alle chromaffinen Geschwülste (gelegentlich doppelseitiges Vorkommen) beseitigt werden.

Diabetes mellitus

H.-F. v. Oldershausen

655 Als **Diabetes mellitus** (Zuckerkrankheit) wird eine lang dauernde, mit herabgesetzter Glukosetoleranz einhergehende Regulationsstörung des intermediären Stoffwechsels bezeichnet, die durch einen relativen oder absoluten Insulinmangel infolge einer unzureichenden Produktion, Sekretion oder Wirksamkeit des in den β-Zellen des Pankreas gebildeten Insulins bedingt ist.

656 Da die Häufigkeit eines **manifesten Diabetes** auf 2−4%, die eines **subklinischen (asymptomatischen) Diabetes** auf 4−10% und die einer **diabetischen Anlage** auf 10−25% der Bevölkerung geschätzt wird, ist der Diabetes mellitus wahrscheinlich die *häufigste erbliche Stoffwechselkrankheit,* die auf einer multifaktoriellen Vererbung beruht. Zur Manifestation tragen vor allem Fettsucht durch Überernährung und eingeschränkte körperliche Aktivität sowie endokrine Störungen, wie Hyperkortizismus, Gravidität, Wachstumsschübe, Pubertät und Klimakterium bei.

657 Vom manifesten Diabetes werden der potentielle, der latente und der subklinische Diabetes abgegrenzt. Der **potentielle Diabetes** stellt eine Vermutungsdiagnose bei Frauen mit „Embryopathia diabetica" (Kinder von über 4,5 kg Geburtsgewicht oder Totgeburten mit Inselzellhypertrophie des Pankreas) und bei Personen dar, deren beide Elternteile, ein Elternteil und ein Geschwister oder ein eineiiges Zwillingsgeschwister zuckerkrank sind, die aber selbst eine ungestörte Glukosetoleranz aufweisen.

658 Der **latente (suspekte) Diabetes** kann während der Schwangerschaft, bei Fettsucht, nach Infektionen, schweren emotionellen Belastungen oder anderen Streßsituationen auftreten, wobei interkurrent ein abnormer Glukosetoleranztest festgestellt wird.

659 Der **subklinische (asymptomatische, chemische) Diabetes** wird beobachtet, wenn das Inselsystem des Pankreas einer Mehranforderung an Insulin nicht mehr zu genügen vermag und der Glukosetoleranztest eindeutig pathologisch ausfällt, ohne daß die Nüchternblutzuckerwerte sicher erhöht sind.

660 Der **manifeste (klinische) Diabetes** ist durch eine Hyperglykämie und meist auch Glukosurie sowie klinische Symptome und unterschiedlich häufig nachweisbare Organveränderungen charakterisiert. Zu den **Leitsymptomen** des Diabetes mellitus gehören außer der Hyperglykämie und Glukosurie vielfach auch Polyurie, Polydipsie, Muskelschwund, Adynamie, Gewichtsabnahme, Pyodermien und Pruritus. Diese Krankheitserscheinungen sind pathophysiologisch auf eine mangelhafte Glukoseverwertung von Muskulatur und Fettgewebe, eine vermehrte Glukoseproduktion der Leber mit erhöhter Glukoneogenese aus Proteinen, ein Überschreiten des tubulären Transportmaximums für Glukose, eine Hyperosmolarität und osmotische Diurese mit renalen Elektrolyt- und Wasserverlusten, eine gesteigerte Lipolyse und Ketogenese sowie eine mangelhafte Resistenz gegenüber bakteriellen und mykotischen Infektionen zurückzuführen.

661 Außer einer Fettleibigkeit werden im *Vor- und Initialstadium* des manifesten Diabetes öfters Symptome einer wiederholt auftretenden reaktiven Hypoglykämie mit Heißhunger, Schweißausbrüchen, Zittern und Schwäche als Ausdruck eines passageren Hyperinsulinismus, periphere, koronare oder zerebrale Durchblutungsstörungen oder Symptome einer Neuropathie beobachtet.

662 Zu den *weitgehend diabetesspezifischen* **Augenveränderungen** zählen eine blutrote Diskoloration der Regenbogenhaut (Rubeosis iridis), subkapsuläre Trübungsflecke der Linse (Cataracta diabetica), Mikroaneurysmen sowie proliferierende und exsudative Prozesse der Netzhaut (Retinopathia diabetica), die zu Blutungen, einer Netzhautablösung, einem Glaukom oder einer Erblindung führen können.

663 Unter dem Oberbegriff der **diabetischen Nephropathie** werden außer der nahezu spezifischen nodulären interkapillären Glomerulosklerose (Kimmelstiel-Wilson) (s. a. Nr. 753), die langfristig subklinisch oder aber polysymptomatisch mit Proteinurie, Ödemen, Hypertonie und zunehmender Niereninsuffizienz verlaufen kann, auch andere glomeruläre, tubuläre und vaskuläre Nierenschäden, wie Pyelonephritis, Papillennekrose mit septischem Krankheitsbild oder Nierenarteriosklerose mit Hypertonie, zusammengefaßt.

664 Als Ausdruck einer **diabetischen Angiopathie** lassen sich verdickte Basalmembranen von Kapillaren der Haut oder Schleimhäute, Muskulatur, Niere oder Netzhaut *(Mikroangiopathie)* sowie vorzeitige arteriosklerotische Veränderungen vor allem von Extremitäten-, Herzkranz- und Hirnarterien *(Makroangiopathie)* sehr oft nachweisen, so daß periphere Durchblutungsstörungen 2–5mal, Herzinfarkte sowie zerebrale Insulte etwa 3mal und eine Gangrän etwa 50mal häufiger als bei Nichtdiabetikern angetroffen werden.

665 Die **diabetische Neuropathie** ist u.a. durch ein vorwiegend motorisches asymmetrisches Syndrom einer polyneuritischen Manifestation vom Multiplextyp (diabetische Amyotrophie mit bevorzugtem Befall der Hüftbeuger, Kniestrecker sowie Fuß- und Zehenheber), eine distale symmetrische, vorwiegend sensible Polyneuropathie (sensibles Kernsyndrom), vegetativ-nervöse Blasen-, Darm- oder auch Sexualfunktionsstörungen (Blasenatonie, nächtliche Diarrhoen, Impotentia coeundi) sowie eine diabetische Enzephalopathie mit psychopathologischen und zentralen neurologischen Veränderungen gekennzeichnet. Der Diabetes mellitus kommt beim Menschen der zweiten Lebenshälfte etwa 6mal eher als Ursache einer Polyneuropathie in Betracht als jede andere Noxe.

666 Als *Veränderungen am* **Verdauungstrakt** sind die bei adipösen Zuckerkranken meist nachweisbare Fettleber, das gehäufte Vorkommen einer durch Malabsorptionssyndrom, Obstipation oder auch Magenatonie ausgezeichneten Gastroenteropathie, eine Cholezystopathie und Cholelithiasis sowie die erhöhte Morbidität an Virushepatitis und Leberzirrhose anzuführen. Davon abzugrenzen sind die *sekundären Diabetesformen* bei chronischer Pankreatitis, Pankreaskarzinom oder Hämochromatose (Bronzediabetes infolge Siderose von Leber, Pankreas, Herzmuskel oder auch anderen Organen) und der *hepatogene Diabetes* bei Leberzirrhose.

667 Zu den *weiteren* **Organveränderungen und metabolischen Störungen** gehören außer der bei etwa 60 % der Diabetiker nachweisbaren **Fettsucht,** primäre und sekundäre (symptomatische) **Hyperlipoproteinämien,** eine seltener anzutreffende **Gicht,** lokalisierte **Osteopathien** (u.a. Hyperostosis frontalis interna des Schädels, Spondylosis hyperostotica der Brustwirbelsäule, Fußwurzelknochennekrosen) und **endokrine Störungen,** wie Minderwuchs mit sekundärer Glyko-

genese (Mauriac-Syndrom), Impotenz, öfters auch Amenorrhoe und
Sterilität.

668 Meist im Anschluß an Diätfehler, unzureichende Insulintherapie, Infekte, Gastroenteritis, Pankreatitis, Herzinfarkt, zerebrale Insulte, Unfälle oder Operationen entwickelt sich eine **diabetische Azidose** mit den Warnzeichen Apathie, Inappetenz, Brechreiz, Durst, Bauchschmerzen und zunehmende Bewußtseinstrübung, die zu den charakteristischen (aber nicht immer vorhandenen) Befunden eines **Coma diabeticum** überleiten mit einer oft exzessiven Hyperglykämie, Ketoazidose mit Azetongeruch in der Ausatmungsluft, großer tiefer Atmung, Exsikkose, peritonealen Reizerscheinungen, Tachykardie, Kollaps und Bewußtlosigkeit, wonach in wenigen Stunden oder Tagen vor allem durch einen Volumenmangelkollaps mit akutem Nieren- oder Herzversagen der Tod eintreten kann (s. a. Nr. 672).

669 Bei der Zuckerkrankheit lassen sich ein meist vor dem 25. Lebensjahr einsetzender magerer, häufig labiler **juveniler Diabetestyp** mit meist rasch zunehmendem absolutem Insulinmangel sowie starker Azidoseneigung von einem vorwiegend stabilen **Erwachsenen- und Altersdiabetes** mit Übergewicht und einer oft langfristig nur inkompletten Insuffizienz der β-Zellen unterscheiden, der vorwiegend im Alter von 50−80 Jahren auftritt und weniger zur Ketoazidose neigt. Während die *Makroangiopathien,* wie Durchblutungsstörungen der Peripherie, der Herzkranz- oder Hirngefäße bereits im Vor- oder Frühstadium eines manifesten Diabetes nachweisbar sein können, sind die *Mikroangiopathien* (Retinopathie und Glomerulosklerose) als diabetisches Spätsyndrom meist erst nach 10−15jähriger Dauer des Diabetes festzustellen.

670 Die **Diagnose** stützt sich neben anamnestischen Angaben und der Erkennung diabetischer Organveränderungen auf die quantitative Untersuchung des Nüchternblutzuckers (über 120 mg/100 ml bzw. 6,6 mMol/l), der postprandialen Blutzuckerwerte (über 130 mg/ 100 ml bzw. 7,2 mMol/l) und dem qualitativen sowie quantitativen Nachweis der Glukosurie. Zur Feststellung eines subklinischen (chemischen) Diabetes dient die Bestimmung des 2-Stunden-Blutzuckerwertes im oralen Glukosetoleranztest nach Gabe von 100 g Glukose oder 100 g Oligosaccharide, der 180 mg/100 ml bzw. 9,9 mMol/l im Kapillarblut überschreitet.

671 Die **Differentialdiagnose** hat, abgesehen von den sekundären Diabetesformen nach Pankreaserkrankungen und primär extrainsulären endokrinen Störungen (Akromegalie, Morbus Cushing, Phäochromozytom, Glukagonom, Hyperthyreose), passagere Hyperglykämien bei Hirnerkrankungen, Vergiftungen, Arzneimittelgaben (Nebennierenrindensteroide, Thiazide) oder Leberkrankheiten sowie die Schwangerschaftsglukosurie, alimentäre oder renale Glukosurie zu berücksichtigen.

672 Die *Diagnose* des **Coma diabeticum** beruht auf der starken Hyperglykämie (meist über 400 mg/100 ml bzw. 22 mMol/l), der dekompensierten metabolischen Azidose (pH unter 7,35, Standardbikarbonat meist unter 10 mval/l) und ausgeprägten Ketonurie, die allerdings bei der Sonderform des *hyperosmolaren, nichtazidotischen Coma diabeticum* (Serumosmolarität über 340 mOsmol/l) vermißt wird. Differentialdiagnostisch sind neben dem meist rascher einsetzenden hypoglykämischen Schock die Bewußtseinsstörungen bei traumatischen, vaskulären oder entzündlichen Hirnschäden, Vergiftungen, Urämie, Leberkoma und Laktatazidose zu beachten.

673 Die **Therapie** gründet auf einer *Regelung der Lebensweise* (Naunyns Rat: *„Mäßigkeit im ganzen"*), einer möglichst gleichmäßigen **körperlichen Betätigung** und einer optimal nach dem Sollgewicht eingestellten **Diät,** die in Abhängigkeit vom Kalorienbedarf aus einer eingeschränkten Menge an Kohlenhydraten (150–250 g) sowie pro kg Körpergewicht 1-1,5 g Eiweiß und weniger als 1 g Fett täglich besteht, soweit nicht eine diätische Gewichtsreduktion oder eingeschaltete Schontage (Hafer, Obst oder Gemüse) bei Stoffwechselentgleisung indiziert sind. Oft ist eine lipidsenkende Therapie erforderlich.

674 Eine *Behandlung mit* **Diät und Insulin** wird bei etwa einem Viertel der Diabetiker durchgeführt und kann die Einschränkung der Kohlenhydrattoleranz verbessern, aber nicht völlig beseitigen. Die Wahl des Insulinpräparates richtet sich nach dessen Wirkungseintritt, Wirkungsoptimum, Wirkungsdauer und etwaigen Nebenwirkungen (u.a. Insulinallergie, Lipoatrophie, Insulinresistenz), die Zahl und Menge der erforderlichen täglichen Insulingaben nach dem Blutzuckertagesprofil, dem Ausmaß der Glukosurie sowie den Lebens- und Arbeitsverhältnissen des Patienten. Bei *Diabetes in der Schwangerschaft* ist eine streng normoglykämische Stoffwechseleinstellung durch kleine Insulingaben anzustreben, um die gefürchteten Komplikationen (Fetopathie, Ateminsuffizienzsyndrom, neonatale Hypoglykämie) zu vermeiden.

675 Eine *Behandlung mit* **Diät und oralen Antidiabetika,** die ebenfalls etwa ein Viertel aller Diabetiker betrifft, beschränkt sich auf den stabilen, nichtazidotischen Erwachsenen- und Altersdiabetes mit einem täglichen Insulinbedarf von meist unter 30 E, da der Wirkungsmechanismus der angewandten Sulfonylharnstoffe und anderen Sulfonamidderivate auf einer Stimulierung der Insulinausschüttung aus den β-Zellen beruht und somit ein teilweise noch funktionstüchtiges Pankreas voraussetzt. Die verschiedenen Biguanidderivate besitzen keinen β-zytotropen Effekt, sondern bewirken außer einer eingeschränkten intestinalen Glukoseresorption eine verminderte Glukoseabgabe der Leber und eine vermehrte Glukoseaufnahme der Muskulatur, die mit einer dosisabhängigen Erhöhung des Blutlaktatspiegels einhergeht. Biguanidgaben sind wegen ihrer Nebenwirkungen, insbesondere der Laktatazidose, verlassen worden.

676 Zur **Therapie des diabetischen Komas** gehören 1. die Insulinbehandlung zur Hemmung und Normalisierung der pathologisch gesteigerten Lipolyse, Ketogenese und Hyperglykämie (etwa durch wiederholte kleine i.m. Gaben oder als Dauerinfusion von Alt-Insulin), 2. die Behandlung der Azidose, Dehydratation, Elektrolytstörungen und Kreislaufinsuffizienz durch Flüssigkeitszufuhr (etwa mit 4–6 l einer hypotonen Mischung aus je $^1/_3$ physiologische NaCl-Lösung, physiologische $NaHCO_3$-Lösung und Aqua dest. in 24 Stunden), Elektrolytsubstitution insbesondere von Kalium und Volumenauffüllung durch Plasmaexpander, 3. die Intensivüberwachung und Intensivtherapie einer Herz- oder Niereninsuffizienz, 4. die antibiotische Bekämpfung von Infektionen (s. a. Nr. 668 und 672).

677 Die **Letalität** des azidotischen diabetischen Komas und des hyperosmolaren nichtazidotischen Komas beträgt noch etwa 30–40%, die der seltenen Laktatazidose über 60%. Die **Prognose** des Diabetes wird weitgehend durch die vorwiegend kardialen, renalen und zerebralen Gefäßkomplikationen bestimmt, deren Auftreten und Schwere durch optimale Stoffwechseleinstellung, sorgfältige Selbstkontrollen und Gewichtsreduktion wesentlich hinausgezögert und vermindert werden können. Darüber hinaus stehen planmäßige Diabetessuchaktionen und Diätschulung zur Früherfassung und

Frühbehandlung der diabetischen Stoffwechselveränderungen im Mittelpunkt der **Diabetesprophylaxe.**

Fettsucht und Magersucht

N. Zöllner

678 Fettsucht entsteht, wenn die Nahrungsaufnahme größer als der -bedarf ist; der Überschuß wird als Fett abgelagert. Bezugsgröße ist die Kalorie (kcal)*, *Bilanzstörung* kommt sowohl durch Überessen als auch Einschränkung der körperlichen Aktivität zustande. Häufigste Ursache sind psychische Faktoren [Umwelteinflüsse, seelische Belastung („Kummerspeck")]. (Siehe auch Nr. 902.)

679 Das *Körpersollgewicht* wird nach Bornhardt berechnet. Geringes Übergewicht kommt auch bei Schwerarbeitern durch Muskelhypertrophie vor. Feststellung der *Hautfaltendicke* klärt die Sachlage. Ödeme können Übergewicht vortäuschen. Abnorme biochemische Befunde sind Fettsuchtfolgen und nicht Ursachen. Zerebrale Fettsucht und Hyperkortizismus sind auszuschließen.

680 Folgen der Fettsucht sind Belastungsdyspnoe, Pickwickier-Syndrom, Gallensteine, orthopädische Leiden, Varikosis und Intertrigo. Die Fettsucht begünstigt die Manifestation von Diabetes mellitus, Gicht, Hypertonie, Hyperlipidämie und Herzinsuffizienz. Das Unfall- und Operationsrisiko ist vergrößert. Die *Lebenserwartung* ist deutlich herabgesetzt.

681 *Einschränkung der Kalorienzufuhr* ist die einzige *sinnvolle* **Behandlung.** Am zweckmäßigsten werden 1000 kcal* oder weniger auf mehrere Mahlzeiten verteilt gegeben. Wird die Diät eingehalten, muß das Gewicht abnehmen. Da 1 kg abgebautes Fettgewebe 6000 kcal* liefert, müßte z. B. bei einem Bedarf von 2000 kcal* tgl. das Gewicht pro Woche um rd. 1 kg abnehmen.

682 *Appetitzügler* sind fast immer entbehrlich und keinesfalls langfristig erlaubt. Durch Manipulation des *Natriumgehaltes der Kost* wird der Wasserhaushalt beeinflußt; die starken Gewichtsschwankungen täuschen einen Therapieeffekt vor.

683 Bei mangelhafter Nahrungsaufnahme, aber ausreichender Zufuhr essentieller Nahrungsbestandteile, kommt es zur **Magersucht,** im

---

*Ab 1. 1. 1978 wurde die „Kalorie" durch Joule ersetzt (Kalorie × 4,1897 = Joule).

Extremfall zur *Kachexie*. Von der Magersucht abzutrennen sind die Mangelkrankheiten, wenngleich Kombinationen in unterentwickelten Ländern häufig sind.

684 *Rasch auftretende Magersucht* ist meist die Folge einer organischen Krankheit (Infekt, Diabetes mellitus, Karzinom) oder eines psychiatrischen Leidens (Depression). Die *Anorexia nervosa* ist eine Krankheit junger Frauen, die aus seelischen Ursachen die Nahrungszufuhr einschränken; meist ist eine Amenorrhoe nachweisbar (s. a. Nr. 903).

685 *Symptome der Magersucht* sind vor allem Antriebslosigkeit, Kälteempfindlichkeit und Muskelschwäche. Der Grundumsatz sinkt bis auf 50 %; Hypothermie, Hypotonie und Bradykardie vervollständigen das Bild. Diarrhoen, Polyurie und Hypoglykämie sind Ausnahmen. Die *Prognose der Magersucht* wird bestimmt durch die Grundkrankheit. Thromboseneigung, verringerte Infektresistenz, später diffuse Hirnschädigung und Verwirrtheitszustände können zusätzlich auftreten. Gegenüber Arzneimitteln können die Patienten über- oder unterempfindlich sein.

686 Die **Therapie** ist die des Grundleidens. Nach dessen Beseitigung muß die *Wiederauffütterung* langsam erfolgen unter vorsichtigem Muskeltraining zur Förderung des Eiweißansatzes. Bei appetitlosen Patienten ist rechtzeitig *Sondenernährung* (häufige kleine Mahlzeiten) oder *parenterale Ernährung* erforderlich.

Andrologie

C. Schirren

687 Andrologie ist die Lehre von der Zeugungsfähigkeit des Mannes und allen damit zusammenhängenden Störungen. Hier sind auch die funktionellen Sexualstörungen des Mannes integriert.

688 Die **Oligozoospermie** kann viele Ursachen haben. Exogene und endogene Noxen (Nikotin, Medikamente, Varikozele) sind auszuschalten, bevor mit *Hormonen* behandelt wird. Dabei ist der 3-Monats-Zyklus der Spermiogenese zu berücksichtigen. Gonadotropine gibt man nur bei herabgesetzter körpereigener Gonadotropinproduktion.

689 Azoospermie bedeutet Fehlen von Spermatozoen im Ejakulat. Meist ist sie die Folge eines Verschlusses im Bereich der Nebenhoden (Epididymitis) oder einer angeborenen Fehlbildung im Bereich der ableitenden Samenwege. In diesen Fällen ist eine operative Korrektur möglich. In anderen Fällen liegen ein spermatogenetischer Stillstand (Therapie nicht möglich) oder ein Sertolizell-Syndrom (Therapie nicht möglich) zugrunde. Beide Zustände können auch Folge einer zytostatischen Behandlung sein.

690 Climacterium virile. Auch der Mann macht die Phase eines Klimakteriums durch, wenn Klimakterium eine Interaktion von sozialen und hormonalen Faktoren ist. Die Symptome entsprechen den Symptomen beim Klimakterium der Frau. Für den Mann stehen Potenzstörungen im Vordergrund. Sekundär ist der Leistungsknick. Hormone sind nur eine Basis der Behandlung. Die Führung des Patienten ist außerordentlich wichtig: Vorbereitung auf das Alter!

691 Hodenhochstand ist eine Fehlposition des normalerweise in das Skrotum deszendierten Hodens, die in etwa 2% bei andrologischen Störungen vorkommt. Frühbehandlung gilt hier als Methode der Wahl. Vor Beendigung des 6. Lebensjahres sollten die Hoden im Skrotum sein. Grundsatz: Vor jedem operativen Eingriff Hormonbehandlung vorschalten!

Intersexualität

C. Overzier

692 Intersexualität *ist der Sammelbegriff für alle organischen Krankheitsbilder,* denen entweder eine Aberration der Geschlechtschromosomen zugrunde liegt, oder bei denen das Genitale im gegengeschlechtlichen Sinne abgewandelt ist. Mindestens 2‰ der Gesamtbevölkerung leiden an intersexuellen Defekten.

693 Echte Hermaphroditen haben sowohl Hoden- als auch Eierstockgewebe; **Pseudohermaphroditen** haben Gonaden nur eines Geschlechts, aber ihr äußeres Genitale ist im Sinne des anderen Geschlechts abgewandelt.

694 Das **Syndrom der testikulären Feminisierung** ist trotz guter Hormonleistung der Hoden infolge eines α-Reduktasedefekts (Verminderung der Testosteron-Dihydrotestosteron-Konversion) phänotypisch weiblich und ohne Sekundärbehaarung.

695 Das **Klinefelter-Syndrom** zeigt eine (individuell unterschiedliche) mangelhafte Hormonleistung, immer aber ein mit dem Alter stark zunehmendes Hormondefizit. Mit einer Testosteronsubstitution muß daher der sonst im 35.–40. Lebensjahr drohenden Invalidität (durch Osteoporose usw.) vorgebeugt werden.

696 Hypogonadismus mit sehr kleinen (erbsgroßen) Hoden und chromatinpositivem Kerngeschlecht findet man beim Klinefelter-Syndrom; chromatinnegativ sind der primäre und der (häufigere) sekundäre präpuberale Hypogonadismus sowie die seltene Pseudopubertas bei kongenitalem adrenogenitalem Syndrom.

697 *Einige* **Intersexformen** *neigen hochgradig zur* **malignen Degeneration** *der Gonaden:* das Syndrom der testikulären Feminisierung, die gemischte Gonadendysgenesie (s.a. Nr. 699) und der Pseudohermaphroditismus, sofern er familiär vorkommt, eine blind endende Vagina hat oder ein höheres Mosaik aufweist.

698 Gynäkomastie sollte immer zur Untersuchung der Hoden veranlassen: Die ätiologische Bedeutung der Gynäkomastie ist sehr verschieden: banale Pubertätsgynäkomastie, Klinefelter-Syndrom, Therapiefolge, seltener Leydig-Zell-Tumor, Chorionepitheliom u. a.

699 Primäre Amenorrhoe verlangt die Kerngeschlechtsdiagnose: chromatinnegativ bei Gonadendysgenesie (s. a. Nr. 697), Turner-Syndrom; chromatinpositiv bei Kraniopharyngeom, chromophobes Adenom der Hypophyse (Sella?) oder gynäkologische Ursache?

700 Zwitterbildungen des Genitales bei Neugeborenen müssen sofort abgeklärt werden. Chromatinpositiv: Gefahr des adrenogenitalen Syndroms, mit Erbrechen tödlich verlaufendes Salzverlustsyndrom (hohe 17-Ketosteroid-Ausscheidung). – Chromatinnegativ: keine akute Gefahr (Pseudohermaphroditismus masculinus, evtl. echter Hermaphroditismus?).

701 Intersexe sind infertil. *Ausnahmen* sind: das XY-Syndrom, die Hernia uteri, gelegentlich Triplo-X-Frauen, außergewöhnlich selten auch Mosaikfälle mit verschwindend kleinem pathologischen Anteil.

702 *Den verschiedenen Formen des* **kongenitalen adrenogenitalen Syndroms** (AGS) liegen genetisch bedingte Enzymdefekte zugrunde. Die häufigsten sind: der 21-Hydroxylase-Defekt, der 11β-Hydroxylase-Defekt, der 3β-Hydroxysteroid-Dehydrolase-Defekt.

703 *Das späte weibliche AGS zeigt* klinisch: sekundäre Amenorrhoe, virile Behaarung, Klitorishypertrophie, Rückbildung der Brüste, Vermännlichung der Stimme. Virile Behaarung allein rechtfertigt die Diagnose nicht. Nur bei berechtigtem klinischen Verdacht sollten *aufwendige NNR-Untersuchungen* durchgeführt werden: Hormonuntersuchungen mit Belastungs-Tests; röntgenologisch: Schichtung, Szintigraphie, Arteriographie.

704 *Das kongenitale adrenogenitale Syndrom* verläuft bei Mädchen heterosexuell (mit Vermännlichung bis zur penilen Urethra), beim Knaben aber isosexuell (mit Pseudopubertas praecox). Kinder mit *kongenitalem adrenogenitalem Syndrom* sind durch die hormonale Wachstumsförderung groß, Erwachsene infolge des vorzeitigen Schlusses der Epiphysenfugen klein.

705 *Eine* **hormonale Substitutionstherapie** muß während der ganzen Dauer des Hormondefizits durchgeführt werden, zeitlebens z. B. bei Kastraten, beim schweren Hypogonadismus, dem Klinefelter-Syndrom und dem adrenogenitalen Syndrom.

Störungen des Wasser- und Elektrolythaushaltes

M. Schwab

706 Das gesamte **Körperwasser** läßt sich in einen *intrazellulären* und einen *extrazellulären* Anteil, letzterer wiederum in eine *intravasale* und *interstitielle* Flüssigkeitsphase unterteilen. Die intrazelluläre Flüssigkeit umfaßt etwa 40 %, die extrazelluläre 20 % des Körpergewichts.

707 Dasjenige Kation, welches in der extrazellulären Flüssigkeit in höchster Konzentration vorkommt, ist **Natrium**. Konzentrationsänderungen von Natrium bewirken entsprechende Änderungen der gesamten Elektrolytkonzentration, da aus Gründen der Elektroneutralität Konzentrationsänderungen der Kationen auch solche der Anionen nach sich ziehen.

708 Etwa 95 % des osmotischen Drucks der Körperflüssigkeiten entfallen auf Elektrolyte, der Rest auf Nichtelektrolyte. Daraus folgt, daß Änderungen der Natriumkonzentration Änderungen des osmotischen Drucks bewirken.

709 Der alleinige oder überwiegende *Verlust von Wasser* führt zu einer Verminderung der intra- und extrazellulären Flüssigkeit und zu einem Anstieg der darin gelösten Substanzen. Der Zustand wird als **hypertone Dehydration** bezeichnet.

710 Der *Verlust von Wasser und Elektrolyten* im gleichen Verhältnis, in dem diese Komponenten in der extrazellulären Flüssigkeit vorliegen, führt zu einer Verminderung der extrazellulären Flüssigkeit bei gleichbleibender Konzentration der gelösten Substanzen: es resultiert eine **isotone (extrazelluläre) Dehydration.**

711 Der *Verlust von Elektrolyten,* in erster Linie von Natrium, im Überschuß gegenüber Wasser führt zu einer Verminderung der Elektrolytkonzentration im extrazellulären Raum und einer Verminderung der extrazellulären Flüssigkeitsphase: es liegt eine **hypotone Dehydration** vor.

712 Akute Verluste extrazellulärer Flüssigkeit durch Erbrechen, Durchfälle oder Anhäufung extrazellulärer Flüssigkeit im subkutanen Gewebe bewirken eine akute Verminderung des intravasalen Volumens. Sie verursachen dadurch eine Tachykardie ohne oder mit

Erniedrigung des arteriellen Blutdrucks und, in ausgeprägtem Zustand, einen *Kreislaufschock.*

713 Durstgefühl findet sich sowohl bei hypertoner Dehydration als auch bei akuter Verminderung des intravasalen Flüssigkeitsvolumens durch Blutung, gastrointestinale Flüssigkeitsverluste oder Ansammlung großer Mengen extrazellulärer Flüssigkeit im subkutanen Gewebe.

714 Eine Ansammlung von meist isotoner *extrazellulärer* Flüssigkeit in den subkutanen Geweben und in den Körperhöhlen wird als generalisiertes **Ödem** bezeichnet. Für die Verteilung der Ödemflüssigkeit spielen der *hydrostatische Kapillardruck* (universelle Erhöhung bei Herzinsuffizienz, Erhöhung im Pfortadergebiet bei Leberzirrhose) und der *kolloidosmotische Druck* (erniedrigt bei nephrotischem Syndrom und Leberzirrhose) eine entscheidende Rolle.

715 Im Unterschied zu Natrium findet sich **Kalium** ganz überwiegend innerhalb der Körperzellen, nur zu einem geringen Anteil im extrazellulären Raum. Seine Plasmakonzentration liegt bei 4–4,5 mval/l. Zustände von **Kaliummangel** rufen Störungen des neuromuskulären und des kardiovaskulären Systems, des Magendarmkanals und der Nierenfunktion hervor. Sie werden am häufigsten durch Anwendung von Saluretika und bei Verlust von kaliumreichen gastrointestinalen Flüssigkeiten beobachtet. *Klinisch* beobachtet man daher Muskelschwäche, Tachykardie, Extrasystolen und EKG-Veränderungen, Obstipation und Störungen der Harnkonzentrierung.

716 Normalerweise ist das Verhältnis von **Säuren** zu **Basen** in den Körperflüssigkeiten so eingestellt, daß im arteriellen Blut ein pH-Wert – als pH wird der negative Logarithmus der Wasserstoffionenkonzentration bezeichnet – von 7,38 bis 7,45 resultiert.

717 Eine Anhäufung von Säuren bewirkt ein Absinken des pH-Wertes: **Azidose;** eine Anhäufung von Basen bewirkt einen Anstieg des pH-Wertes: **Alkalose.**

718 Eine Azidose infolge Anhäufung von Kohlensäure wird als **respiratorische Azidose,** eine Alkalose infolge Verminderung von Kohlensäure als **respiratorische Alkalose** bezeichnet. Erstere beruht auf einer Verminderung, letztere auf einer Steigerung der alveolären Belüftung.

719 Eine Azidose infolge Anhäufung von „fixen" Säuren (im Unterschied zur flüchtigen Kohlensäure) oder Entzug von Basen (Bikarbonat) wird als **metabolische Azidose** (s. a. Nr. 724), eine Alkalose infolge Verminderung von fixen Säuren oder Zufuhr von Basen, meist Bikarbonat, als **metabolische Alkalose** bezeichnet.

720 Metabolische Azidosen führen zu einer kompensatorischen Steigerung der alveolären Belüftung, respiratorische Azidosen zu einer kompensatorischen Erhöhung der Bikarbonatkonzentration. In analoger Weise beobachtet man bei **metabolischen Alkalosen** eine Verminderung der Lungenbelüftung, bei respiratorischen Alkalosen eine Verminderung der Bikarbonatkonzentration durch Steigerung der renalen Ausscheidung.

721 Als Maß der metabolischen Abweichungen des Säure-Basen-Stoffwechsels wird häufig **Standardbikarbonat** (Alkalireserve) bestimmt. Darunter versteht man die Bikarbonatkonzentration im Plasma bei 40 mm CO_2-Druck und voller Sauerstoffsättigung des Hämoglobins bei 37 °C.

722 Als Kenngröße der alveolären Belüftung im Verhältnis zum Stoffwechsel ist der **CO_2-Druck** im arteriellen Blut anzusehen. Er beträgt normalerweise 37–43 mm Hg. Niedrigere Werte sprechen für alveoläre Hyperventilation, höhere Werte für alveoläre Hypoventilation.

723 Die in der Klinik häufigsten **metabolischen Azidosen** werden bei dekompensiertem Diabetes mellitus, Niereninsuffizienz, Schockzuständen und schweren Durchfällen mit Bikarbonatverlusten beobachtet.

724 Als Ersatz für verlorengegangenes Wasser werden Zuckerlösungen (Glukose, Lävulose) verwendet. Ersatzlösungen für extrazelluläre Flüssigkeit sollten etwa der Zusammensetzung der extrazellulären Flüssigkeit entsprechen. Verluste bestimmter Elektrolyte lassen sich am besten durch 1molare Elektrolytzusatzlösungen (1 ml = 1 mval Kation bzw. Anion) ausgleichen (s. a. Nr. 719f).

Nierenkrankheiten

H.-G. Sieberth

725 Durch **Erkrankungen der Nieren** können die *Ausscheidungsfunktionen* (Endstoffwechselprodukte und körperfremde Substanzen), die *Regulationen* im Flüssigkeits-, Elektrolyt- und Säure-Basen-Haushalt und ihre *endokrinen Funktionen* (Reninbildung, Vitamin-D-Metabolismus, Erythropoetinbildung) gestört sein.

726 Wichtige **klinische Symptome,** die auf eine Nierenerkrankung hinweisen, sind Störungen der Miktion, Ödeme, Schmerzen in den Nierenlagern und ableitenden Harnwegen und ein Bluthochdruck. Weniger spezifische Symptome sind Kopfschmerzen, Sehstörungen, Blässe, Müdigkeit und Abgeschlagenheit, Erbrechen, Blutungen. Viele Nierenerkrankungen verlaufen aber völlig symptomlos.

727 Ein schmerzhaftes Wasserlassen bezeichnet man als **Strangurie,** häufiges Wasserlassen als **Pollakisurie,** Entleerungsstörungen als **Dysurie,** Urinmengen über 2000 ml/Tag als **Polyurie,** unter 500 ml/Tag als **Oligurie** und weniger als 200 ml/Tag als **Anurie.**

728 Von einem **pathologischen Urinbefund** spricht man, wenn der frisch gelassene Urin blutig oder trüb ist, mikroskopisch eine Erythrozyturie, Leukozyturie, Zylindrurie nachweisbar ist oder der Harn vermehrt Eiweiß enthält (Normalwerte 0–2 Ery/mm^3, Leukozyten 0–3/mm^3, Eiweiß bis 100 mg/24 Stunden).

729 Eine **Bakteriurie** kann besonders bei Frauen durch Kontamination des Urins vorgetäuscht werden. Eine signifikante Bakteriurie besteht, wenn 2mal mehr als 100000 Keime/ml Urin der gleichen Art nachgewiesen werden. Besteht die Möglichkeit einer bakteriellen Kontamination, sollte man besonders vor einer antibiotischen Therapie zunächst den Bakteriennachweis im durch Blasenpunktion gewonnenen Urin führen. Bakterien im Blasenurin sind immer als pathologisch anzusehen.

730 Neben der Artdiagnostik ist die **Funktionsdiagnostik** bei jeder Nierenerkrankung von größter Bedeutung. Die Inulin- und endogene Kreatinin-Clearance geben Hinweise auf die Höhe des *Glomerulumfiltrates*. Die PAH-Clearance ist ein gutes Maß für die *Nierendurchblutung*. Durch die Bestimmung der *Rückresorption* und zum Teil auch *Sekretion* bestimmter Substanzen (z. B. Wasser – Osmolalität, Elektrolyte, Wasserstoffionen, Zucker, Aminosäuren usw.) erhält man Angaben über tubuläre Partialfunktionen. Die *Serum-Kreatinin- und Harnstoffkonzentration* steigt erst dann an, wenn das Glomerulumfiltrat um ein Drittel oder gar um die Hälfte vermindert ist! Diese Bestimmungen sind semiquantitative Nierenfunktionsproben.

731 Eine *Proteinurie* tritt bei vielen Nierenerkrankungen, bei hohem Fieber und beim Anstieg des Venendruckes, z. B. bei Herzinsuffizienz auf. Die Eiweißausscheidung bei interstitiellen und vaskulären Erkrankungen überschreitet für gewöhnlich nicht 3 g/24 Stunden. Ausscheidungen über 5 g pro Tag werden als große Proteinurie bezeichnet. Die qualitative Bestimmung von Eiweiß im Urin erfolgt heute zumeist durch Teststreifen, die quantitative Bestimmung (g/24 Std.) nach Biuret.

732 Für ein **nephrotisches Syndrom** sind folgende Symptome charakteristisch:
a) große Proteinurie, b) Hypoproteinämie, c) Ödeme,
d) Hyperlipidämie.
Ein nephrotisches Syndrom besteht, wenn sich 3 der 4 Symptome nachweisen lassen. *Ursachen* sind: Glomerulonephritiden, immunologische Systemerkrankungen, Amyloidose, Myelomnieren, diabetische Glomerulosklerose, Schwermetallvergiftungen u. a. Pathogenetisch ist für die Entwicklung eines nephrotischen Syndroms die Verminderung des kolloidosmotischen Drucks durch die renalen Albuminverluste entscheidend. Die Flüssigkeitsverluste aus dem Plasmaraum ins Interstitium führen zur Hypovolämie mit sekundärem Aldosteronismus, der über Natrium- und nachfolgender Wasserretention die Ödeme verstärkt.

733 Nach vorwiegend *morphologischen Gesichtspunkten* unterscheidet man glomeruläre, interstitielle, tubuläre und vaskuläre Erkrankungen. Eine so scharfe Unterscheidung ist funktionell oft nicht möglich.

734 Eine **akute Glomerulonephritis (G. N.)** tritt überwiegend 6–20 Tage nach einem Streptokokkeninfekt (vorwiegend Typ A – 12), aber auch nach Staphylokokken- und Virusinfekten auf. Die *Kardinalsymptome* sind Proteinurie, Erythrozyturie und Hypertonie. Das früher häufig lebensbedrohliche Vollbild der Erkrankung wird heute nur noch selten beobachtet. Neben einer symptomatischen *Therapie* besteht die Behandlung hauptsächlich in der Vermeidung einer Überwässerung, Elektrolytbilanzierung und antibiotischen Behandlung mit Penicillinen. Keinesfalls darf während dieser Zeit eine Herdsanierung erfolgen. Der Wert einer späteren Herdsanierung ist umstritten.

735 Ein Teil der akuten Glomerulonephritiden heilt nicht aus, sondern geht in eine *chronische Verlaufsform* über. Bei den meisten Patienten mit chronischer Glomerulonephritis ist das Vollbild einer akuten Glomerulonephritis in der Anamnese jedoch nicht nachweisbar.

736 Bei der Mehrzahl der akuten und chronischen Glomerulonephritiden lassen sich immunfluoreszenzmikroskopisch in den Glomerula, vorwiegend an den Basalmembranen, **Antigen-Antikörper-Komplement-Komplexe** nachweisen. Durch eine bestimmte immunologische Situation des Organismus – Host response – kommt es zur Bildung zirkulierender Antigen-Antikörper-Komplement-Komplexe, die sich dann vorwiegend in Glomerula ablagern.

737 Relativ selten kommt es auch zur linearen Ablagerung von Antibasalmembran-Antikörpern **(Goodpasture-Syndrom).** Im Serum finden sich dann Antibasalmembranen-Antikörper. Diese Form der Glomerulonephritis entspricht am ehesten der sog. Masugi-Nephritis.

738 Die **rapid progrediente Glomerulonephritis** (Synonyma: perakute Glomerulonephritis, subakute Glomerulonephritis) verläuft klinisch schleichender als die akute Glomerulonephritis. Mit wenigen Ausnahmen kommt es innerhalb von Monaten bis maximal 2 Jahren zu einer Niereninsuffizienz. Die Erkrankung befällt vorwiegend Männer im 2. und 3. Lebensjahrzehnt. Im Gegensatz zur chronischen GN sind die Nieren röntgenologisch vergrößert. Histologisch finden sich in den Glomerula extrakapilläre Halbmondbildungen oder schwere intrakapilläre Nekrosen.
Eine spezielle Form der akut progressiven Glomerulonephritis ist das *Goodpasture-Syndrom*. Es ist charakterisiert durch das gleichzeitige Auftreten von Lungenblutungen und einer Antibasalmembran-Glomerulonephritis.

739 Die **chronische Glomerulonephritis** ist eine oft über Jahre und Jahrzehnte verlaufende Nierenerkrankung mit vorwiegend 3 klinischen Verlaufsformen:
a) *asymptomatische Verlaufsform* mit wechselndem pathologischem Urinbefund,
b) *vorwiegend nephrotische Verlaufsform* und
c) *vorwiegend hypertone Verlaufsform*.
Es werden auch Mischformen von b und c und Übergänge von der einen Form in die andere Form beobachtet. Histologisch unterscheidet man vorwiegend in:
mesangioproliferative GN,
perimembranöse GN und
membrano-proliferative GN.

740 Die **Therapie der chronischen GN** beschränkt sich hauptsächlich auf eine symptomatische Behandlung des nephrotischen Syndroms und des Hypertonus. Der Wert der antiphlogistischen und immunsuppressiven Therapie ist umstritten.

741 Eine Spezialform bildet die **minimal proliferierende GN** (Synonyma: Minimal changes oder früher Lipoid-Nephrose). Bei dieser Erkrankung konnte die immunologische Genese noch nicht gesichert werden. Die Erkrankung verläuft mit einem nephrotischen Syndrom, meistens ohne Einschränkung der Nierenfunktion. Pathologische Veränderungen an den Glomerula lassen sich nur elektronenmikroskopisch nachweisen. Besonders bei Kindern, weniger bei Erwachsenen, kommt es zu Spontanremissionen. Unter einer Behandlung mit Glukokortikosteroiden kommt es in vielen Fällen zu einer Besserung oder Remission.

742 **Immunologische Systemerkrankungen,** insbesondere Lupus erythematodes, Panarteriitis nodosa und Wegenersche Granulomatose sind häufig mit einer GN vergesellschaftet. Diese Formen der GN sprechen in der Regel gut auf immunsuppressive Therapie an.

743 Die **akute Pyelonephritis** ist eine durch häufig einseitig aszendierende, aber auch hämatogene Infektionen ausgelöste interstitielle Nephritis. Hohes Fieber, Spontan- und Klopfschmerz im Nierenlager und Miktionsbeschwerden sind die *Kardinalsymptome*. Sie kann als Erstinfektion oder akute Exazerbation einer chronische Pyelonephritis auftreten. Ursachen der bakteriellen Infektion sind häufig Mißbildungen, Obstruktionen, vesiko-ureterale Refluxe, instrumentelle Eingriffe, Schwangerschaften, neurologische Erkrankungen und Stoffwechselstörungen. Die *Therapie* besteht in einer sofortigen antibiotischen Behandlung, die später dem bakteriellen Befund und der Resistenzbestimmung angepaßt werden kann. Häufigster Keim: E. coli!

744 Die **chronische Pyelonephritis** ist eine symptomarm verlaufende Erkrankung, oft mit intermittierend auftretenden Rückenschmerzen und Beschwerden beim Wasserlassen. Die *Diagnose* wird hauptsächlich aus der Leukozyturie, Bakteriurie, Proteinurie und den Veränderungen im i.v. Pyelogramm gestellt. Röntgenologisch finden sich bei der Pyelonephritis häufig Obstruktionen verschiedener Genese, vesiko-uretterale Refluxe, Konkremente, Kelchdestruktionen und narbige Einziehungen. Im Spätstadium ein- oder auch beidseitig ausgebildete Schrumpfnierenbildung.

745 Präexistente Nierenschäden anderer Genese sind häufig *Ursache* einer Pyelonephritis. Die chronische Pyelonephritis ist dann oft die augenfällige Nierenerkrankung.

746 Die **Therapie** der chronischen Pyelonephritis besteht in der antibiotischen Behandlung, besonders bei einer Exazerbation. Ist die chronische Pyelonephritis auf eine urologische Veränderung in den ableitenden Harnwegen zurückzuführen, so sollte man, wenn irgend möglich, diese Veränderungen operativ beseitigen.

747 Eine **asymptomatische Bakteriurie,** d.h. konstanter Bakteriennachweis im Urin ohne klinische Symptomatik, bei fehlendem Laborbefund und normalem i.v. Pyelogramm bedarf – abgesehen von Schwangerschaften – einer antibiotischen Behandlung.

748 Jede bakterielle und abakterielle interstitielle Nephritis kann bereits recht frühzeitig zu einer sekundären tubulären Partialfunktionsstörung führen (verminderte Konzentrationsfähigkeit, *Salzverlustniere, renale Azidose*).

749 Eine Vielzahl von Noxen, u.a. Schwermetalle, Leptospiren, Nephrokalzinose, Kaliummangel, Strahleneinwirkungen, immunologische Reaktionen und Stoffwechselstörungen, können zur **interstitiellen Nephritis** führen. Die häufigste Noxe ist der chronische Analgetika- oder meist Phenacetin-Abusus. Im Urin findet man eine geringe Proteinurie, Leukozyturie und wechselnde Erythrozyturie (Papillennekrose). Der Urin ist meistens steril, der Nachweis von Bakterien spricht nicht gegen die Diagnose (s. 745). Die Erkrankung führt häufig zur Niereninsuffizienz; die Beseitigung der Noxe kann zum Stillstand oder zur Remission der Erkrankung führen.

750 Seltene **genetische Störungen** können zu einer verminderten Rückresorption von Wasser, Aminosäuren, Zucker, Phosphat und Bikarbonat führen. Diese Störungen können isoliert (z. B. Diabetes insipidus renalis, renale Glukosurie) oder auch in Kombination auftreten (z. B. *Fanconi-Syndrom*). Folgen können Steinbildungen, Wachstums- und Skelettschäden sowie zentral-nervöse Störungen sein.

751 Jede Hochdruckerkrankung führt auch zu Veränderungen an den großen (**Arteriosklerose**) und kleinen Nierengefäßen (**Arteriolosklerose** – benigne Sklerose). Bei exzessiven Blutdruckwerten kommt es zur *malignen Nephrosklerose* mit schweren fibrinoiden Nekrosen, besonders in den Vasa afferentia der Glomerula. Diese Erkrankung geht mit schweren klinischen Erscheinungen, Kopfschmerzen, Appetitlosigkeit, Gewichtsverlust, Erbrechen und stark beschleunigter Senkung einher. Wird der Blutdruck nicht normalisiert, kommt es meistens innerhalb eines Jahres zur Niereninsuffizienz.

752 Der **renovaskuläre Hypertonus** wird vorwiegend durch einseitige fibromuskuläre oder arteriosklerotische Einengungen der Arteria renalis ausgelöst. Der klinische Verdacht kann durch ein periumbilikales Stenosegeräusch ausgesprochen werden. Die Diagnose läßt sich nur durch eine Renovasographie sichern. Eine funktionell wirksame Stenose liegt dann vor, wenn die Reninkonzentration in der Nierenvene auf der Seite der Stenose um den Faktor 1,5 höher als auf der kontralateralen Seite liegt. Durch Beseitigung der *Nierenarterienstenose* läßt sich der Hochdruck heilen.

753 *Nierenerkrankungen, die im Verlaufe eines Diabetes mellitus auftreten*, werden auch als **diabetische Nephropathie** bezeichnet. Es handelt sich hierbei nicht um eine einheitliche Erkrankung. *Pyelonephritis, Gefäßsklerosen, diabetische Glomerulosklerose (Morbus Kimmelstiel-Wilson)* können hierzu gerechnet werden. Die letzte Erkrankung geht häufig mit einem nephrotischen Syndrom einher. Die Glomerula zeigen Membranverdickungen und oft kugelförmige hyaline Ablagerungen (s.a. Nr. 663).

754 Bei der Hyperurikämie, besonders im Rahmen einer **Gicht,** aber auch bei erhöhtem Zellzerfall, z. B. bei Tumorbehandlung, kann es zur Uratablagerung in den Tubuli und im Interstitium der Niere kommen. Die Bildung von Uratsteinen führt oft zu Koliken und zur Obstruktion. Durch Gabe von Bikarbonat und Allopurinol (Xanthin-Oxydasehemmer) läßt sich die Ablagerung verhindern und eine Rückbildung der Nierenveränderungen erreichen (s. a. Nr. 578 ff).

755 Zur **Amyloidniere** kommt es besonders bei chronischen Entzündungen (chronische Polyarthritis), Tuberkulosen und bei malignen Tumoren (paraneoplastisches Syndrom). Die Erkrankung beginnt mit einem nephrotischen Syndrom. 3 Jahre nach dem Auftreten der ersten Symptome kommt es in 70% der Fälle zur Niereninsuffizienz. Histologisch: Amyloidablagerung vorwiegend in den Gefäßen und Glomerula.

756 Die **Myelomniere** tritt im Gefolge eines multiplen Myeloms oder eines Morbus Waldenström auf und verläuft mit einem nephrotischen Syndrom. Histologisch finden sich Paraproteinablagerungen, umgeben von Riesenzellgranulomen im Interstitium der Niere, und Eiweißpräzipitate in den Tubuli. Das nephrotische Syndrom kann oft das erste Symptom eines multiplen Myeloms sein.

757 Die **EPH-Gestose** (E = edema, P = proteinurea, H = hypertension) ist eine *Erkrankung der fortgeschrittenen Schwangerschaft.* Sie kann primär oder als Pfropfgestose bei einem präexistenten Nierenschaden auftreten. Das Auftreten von Krämpfen, Eklampsie, ist lebensbedrohlich und verlangt die sofortige Beendigung der Schwangerschaft. Im präklamptischen Stadium Verordnung von Bettruhe, Flüssigkeitsbilanzierung und Blutdrucksenkung.

758 Bei hochgradigen Flüssigkeitsverlusten kann es zur *funktionellen Oligurie* kommen. Die Retentionswerte, besonders von Harnstoff, steigen an, die Urin-Osmolalität ist maximal erhöht. Durch Flüssigkeitszufuhr und Elektrolytsubstitution steigt die Diurese sofort an, und die Retentionswerte fallen ab. Bleibt die Exsikkose bestehen, kann sich ein akutes Nierenversagen entwickeln.

759 Ein **akutes Nierenversagen** läßt sich allein durch Flüssigkeitszufuhr nicht durchbrechen! Es kommt dadurch nur zur Überwässerung. Im Urin ist die Osmolalität erniedrigt ($\sim$ 300 mosmol), die Natriumkonzentration meistens hoch, Harnstoff unter 1 g/100 ml. In etwa 80 % der Fälle besteht eine Oligurie, 20 % der Fälle sind norm- oder polyurisch. Die Ursachen des akuten Nierenversagens sind mannigfaltig. Zirkulationsstörungen (Schockniere) sind am häufigsten, gefolgt von toxischen Schädigungen. Auch eine akute interstitielle Nephritis, parainfektiös oder allergisch, kann unter dem Bild eines akuten Nierenversagens verlaufen. Die Mehrzahl heilt nach einem polyurischen Stadium aus. Zur Überbrückung des oligurischen Stadiums ist oft eine Dialysebehandlung erforderlich.

760 Alle chronischen Nierenerkrankungen können in einer **Niereninsuffizienz** enden. Auf dem Wege dahin durchlaufen sie folgende **Stadien:** Kompensiertes Dauerstadium bis zum Auftreten erhöhter Retentionswerte, Stadium der kompensierten Retention bis zum Auftreten klinischer Symptome der Urämie, Stadium der dekompensierten Retention, das noch durch konservative Therapie gebessert werden kann, Stadium der terminalen Niereninsuffizienz, in dem eine Dialysebehandlung oder Transplantation erforderlich ist.

761 Die *chronische Niereninsuffizienz* bewirkt durch den Ausfall der exkretorischen und inkretorischen Funktion der Nieren eine Vielzahl von Stoffwechselstörungen, die nahezu jedes Organ in Mitleidenschaft zieht. Die 1-Hydroxylierungsstörung des in der Leber an C 25 hydroxylierten Vitamin D 3 ist ein Teilfaktor für die Entstehung des *sekundären Hyperparathyreoidismus*. Die durch die Niereninsuffizienz verminderte Bildung von Erythropoëtin ist für die Entstehung der *renalen Anämie* von Bedeutung.

762 Die **Grundprinzipien der konservativen Therapie** bei der chronischen Niereninsuffizienz bestehen in

a) ausreichender Flüssigkeitszufuhr, um die Harnstoffrückdiffusion in den Nieren zu vermindern,
b) einer Verminderung der Proteinzufuhr und Verbesserung der Aminosäuren-Relation in der Nahrung durch Kartoffel-Ei-Diät oder Zugabe von essentiellen Aminosäuren,
c) in optimaler Elektrolytsubstitution zur Vermeidung von Hyponatriämien und zur Bekämpfung der renalen Azidose,
d) in Verbesserung der Nierenhämodynamik, insbesondere durch Blutdrucksenkung und Behandlung einer Herzinsuffizienz.

763 Bei allen akuten und chronischen Niereninsuffizienzen ist die *Pharmakokinetik* der vorwiegend renal eliminierten Medikamente verändert! Diese Medikamente müssen entsprechend der Einschränkung der Nierenfunktion in ihrer Dosis reduziert werden. Wird dies nicht beachtet, besteht die Gefahr der Kumulation mit Intoxikation.

764 Bei der **Hämo- oder Peritonealdialyse** diffundieren über semipermeable Membranen oder das Bauchfell die im Blut retinierten toxischen Substanzen in eine isotonische und isoionische Flüssigkeit, die nach Anreicherung mit diesen Substanzen verworfen wird. Durch die intermittierende Dialysebehandlung, die 3mal wöchentlich durchgeführt wird, ist es heute möglich, Patienten mit chronischer Niereninsuffizienz über viele Jahre am Leben zu erhalten. Für den Anschluß der Dialysegeräte sind besondere Gefäßoperationen (Shunt- und Fisteloperationen) erforderlich.

765 Bei der **Transplantation** werden Verwandten- oder konservierte Leichennieren übertragen. Durch Immunsuppression läßt sich die Abstoßung der Nieren unterdrücken. Die Gewebsverträglichkeit *(Histokompatibilität)* läßt sich heute in einem gewissen Umfange vorausbestimmen (HLA-Antigene). Bei den Abstoßungen lassen sich perakute Rejektionen mit sofortiger Organzerstörung von akuten und chronischen Rejektionen unterscheiden.

Erkrankungen des Urogenitalsystems

R. Hohenfellner und J. E. Altwein

766 Der **fieberhafte Harnwegsinfekt** im Säuglings- und Kleinkindesalter ist monotones Symptom für eine ganze Palette von Mißbildungen, meist aus dem Formenkreis **„obstruktive Uropathie"**. Urographie! Miktionszystourethrogramm! 3–4 % der Schulmädchen haben einen signifikanten Harnwegsinfekt; die Hälfte der Infizierten hatte eine krankhafte Veränderung der ableitenden Harnwege, z. B. eine *Meatusstenose*. Urethrozystoskopie!

767 Rezidivierende, röntgennegative **Harnwegsinfekte weiblicher Patienten** in der Menopause sollten auch an eine *Östrogenmangelzystitis* denken lassen. Urethalabstrich, Kario-pyknotischer Index!

768 Dysurie und Pollakisurie bei Männern im 4. oder 5. Lebensjahrzehnt sollten auch bei fehlender Hämaturie an einen Blasentumor denken. Urinzytologie, Zystoskopie!

769 *Mißbildungen* sind selten isoliert. Kryptorchismus und Hypospadie sind in etwa 3%, kardiovaskuläre Fehlbildungen in >10% mit Harntraktanomalien vergesellschaftet. Auch Gesichtsanomalien sind überzufällig häufig mit Fehlbildungen der ableitenden Harnwege kombiniert.

770 Die **akute Hydrozele** ist Hodentumor-verdächtig. Besonders beim 15–35jährigen Mann ist die Hydrozele häufig symptomatisch für einen Hodentumor. Inguinale Hodenfreilegung!

771 Bei Kindern sind beide Nieren vergrößert zu tasten bei
a) polyzystischer Nierendegeneration,
b) infravesikaler Obstruktion durch Harnröhrenklappen und
c) doppelseitigen Wilmstumoren.

772 *Jede Hämaturie ist so lange tumorverdächtig, bis das Gegenteil bewiesen ist.* Die Zystoskopie während des Blutabganges ermöglicht eine Seitenlokalisation und offenbart das Vorliegen eines Blasentumors.

773 Hinter der therapieresistenten Epididymitis kann sich ein **Chorionkarzinom** verbergen. Frühzeitige Hodenfreilegung!

774 Die Urographie ist während der *akuten* **Uretersteinkolik** nicht indiziert. Die Kontrastmittel-induzierte Osmodiurese kann zur Fornixruptur mit einer parapelvinen Harnextravasation führen. Das Urogramm gehört in das kolikfreie Intervall!

775 Bei **Patienten mit Flankentrauma** muß auch bei fehlender Hämaturie und urographisch stummer Niere an einen Nierenstielabriß gedacht werden.
Notfall-Operationen, Schockbekämpfung!

776 Pneumaturie und Fäkalurie sind pathognomonisch für eine **vesikointestinale Fistel.** Zystogramm, Kolon-Kontrasteinlauf, Zystoskopie klären die Ursache. Am häufigsten ist die Sigmadivertikulitis. Fistelbildung infolge eines einbrechenden Sigma- oder Rektumkarzinoms signalisiert Inoperalität.

777 Eine sterile *Leukozyturie* wird bei der Urogenitaltuberkulose oder bei der Phenacetin-Niere beobachtet.

778 Die äußere Harnröhrenöffnung bildet eine natürliche Barriere gegenüber der Keiminvasion. Bereits der einmalige unsterile **Katheterismus** kann über eine chronische Pyelonephritis zur späteren Niereninsuffizienz führen. Einzige Indikation für den Katheterismus in der Praxis ist der akute Harnverhalt. Operationssaal(!) – gleiche Asepsis!

779 Jeder Mann über 45 bedarf der jährlichen rektalen Untersuchung. Prostata- und Rektumkarzinome sind im Frühstadium radikal operabel und heilbar.

780 Eine Elektrolyt-Bestimmung im Serum und im 24-Stunden-Urin kann eine metabolisch bedingte Harnsteinerkrankung erkennen lassen. Trotz Einrichtung spezialisierter Stein-Sprechstunden bleibt die erhöhte Flüssigkeitszufuhr sicherste Rezidiv-*Harnsteinprophylaxe*. Das spezifische Gewicht wird durch den Patienten mit dem Urometer kontrolliert. Es soll 1010 nicht überschreiten.

Erkrankungen der Knochen

F. Kuhlencordt und H.-P. Kruse

781 **Metabolische Osteopathien** sind generalisierte Knochenerkrankungen durch übergeordnete Störungen mit dem pathologisch-anatomischen Substrat einer Osteoporose, Osteomalazie oder Ostitis fibrosa generalisata, welche einzeln oder in variabler Kombination auftreten können. Die Primärerkrankung liegt meist im Bereich des Endokrinium, des Gastrointestinaltraktes oder der Nieren.
Nach abgeschlossenem Wachstum und einem passageren dynamischen Gleichgewicht beginnt im 4. Lebensjahrzehnt ein *physiologischer Knochenverlust*, der durch eine negative Bilanz von Knochenneubildung und Knochenresorption bedingt ist.
Eine *negative Kalziumbilanz* führt über den Mechanismus der Kalziumhomöostase zwangsläufig zur Inanspruchnahme der Depotfunktion des Skeletts mit negativer Knochenbilanz.

782 Alle Formen der **Osteoporose** haben eine *einheitliche Pathogenese*. Sie besteht in einer pathologisch-negativen Knochenbilanz, die in ihrer Höhe vom Verhältnis der Knochenneubildung zur Knochenresorption bestimmt wird. Die Ätiologie der **primären Osteoporose** ist ungeklärt, während für die *sekundäre* Osteoporose verschiedene Grunderkrankungen verantwortlich sind. In Frage kommen besonders gastrointestinale, renale, endokrine, metabolische und genetische Ursachen. Bei der **sekundären Osteoporose** steht die Behandlung des Grundleidens im Vordergrund. Bei der primären Osteoporose gibt es dagegen keine ätiologische Therapie.

783 Die pathogenetisch orientierte *Therapie der primären und sekundären Osteoporose* zielt auf die positive Beeinflussung der Knochen- und Kalziumbilanz durch Förderung der Knochenneubildung und intestinalen Kalziumresorption, sowie durch Hemmung der Knochenresorption und renalen Kalziumausscheidung.

784 Die **Osteogenesis imperfecta** läßt sich als genetisch bedingte sekundäre Osteoporose auffassen. Zu den charakteristischen Symptomen gehören Frakturanfälligkeit, blaue Skleren und Otosklerose. Die Frakturhäufigkeit ist im Kindesalter am größten, läßt mit der Pubertät nach und kann im höheren Lebensalter erneut ansteigen.

785 Bei der **Osteomalazie** liegt eine Mineralisationsstörung der organischen Knochenmatrix vor, der pathogenetisch in erster Linie D-Mangel und D-Stoffwechselstörungen, eine metabolische Azidose und ein pathologisch erniedrigtes Kalziumphosphatprodukt im Serum zugrunde liegen. Die *Ätiologie der Osteomalazie* ist multifaktoriell. Das Malabsorptionssyndrom, die chronische Niereninsuffizienz und die renalen Tubulusfunktionsstörungen sind zunächst zu berücksichtigen, während eine Hypophosphatasämie oder Störungen der Knochenmatrix selten sind (s.a. Nr. 577).

786 Typische klinische *Symptome einer Osteomalazie* sind Knochenschmerzen, Adynamie und Watschelgang. Röntgenologisch sind Loosersche Umbauzonen an bestimmten Prädilektionsstellen des Skeletts pathognomonisch.

787 Die *Behandlung der Osteomalazie* erfordert nicht in allen Fällen Vitamin D. Ist eine D-Therapie erforderlich, so muß diese in der Dosis jeweils der Osteomalazie-Ätiologie und der individuellen Empfindlichkeit angepaßt werden. Überdosierungen führen zur Hyperkalzurie und Hyperkalzämie mit den entsprechenden Komplikationsmöglichkeiten.

788 Durch die spezifische Wirkung des Parathormons am Knochen kommt es in praktisch allen Fällen eines Überfunktionszustandes der Nebenschilddrüsen zur Entwicklung einer **Osteodystrophia fibrosa generalisata (v. Recklinghausen).** Diese Veränderungen gehen beim primären Hyperparathyreoidismus oft mit braunen Tumoren (röntgenologisch Zysten) einher.

789 Die meist röntgenologisch gestellte Verdachtsdiagnose einer *Osteodystrophia fibrosa generalisata (cystica)* bedarf der Absicherung durch die Knochenhistologie und des Nachweises einer Nebenschilddrüsenüberfunktion. Die klinischen und biochemischen Befunde bei der *Osteodystrophia fibrosa generalisata* variieren in Abhängigkeit von der zugrunde liegenden Form des Hyperparathyreoidismus. Dabei können Hyper-, Normo- und Hypokalzämie vorkommen.

790 Die Ostitis bzw. **Osteodystrophia deformans Paget** ist eine lokalisierte Osteopathie, die monostotisch oder polyostotisch und gewöhnlich asymmetrisch auftritt.

791 Der hohe Knochenumbau beim *Morbus Paget* läßt sich durch eine *Calcitoninbehandlung* reduzieren. Parallel dazu kommt es zum

Abklingen der Schmerzen und der lokalen Überwärmung, sowie zum Abfall von alkalischer Serumphosphatase und Hydroxyprolinausscheidung im Urin.

792 *Komplikationsmöglichkeiten* eines *Morbus Paget* sind pathologische Frakturen, neurologische Symptome bei Beteiligung von Schädelbasis oder Wirbelsäule, Herzinsuffizienz und Entwicklung eines osteogenen Sarkoms oder malignen Riesenzelltumors.

793 Die **konstitutionellen Knochenerkrankungen** werden grundsätzlich in Formen mit bekannter und unbekannter Genese differenziert. Dabei handelt es sich um eine Vielzahl verschiedener Störungen, die z.T. selten sind und oft Erbkrankheiten darstellen.

794 Die **fibröse Dysplasie** mit monostotischer oder polyostotischer Manifestation kann mit Pubertas praecox und Pigmentanomalien der Haut als **McCune-Albright-Syndrom** in Erscheinung treten.

795 Die **Osteopetrosis Albers-Schönberg** ist eine Erbkrankheit mit symmetrischem Knochenbefall, bei der neben Bezirken mit normalem Knochengewebe übermineralisierte Gebiete und Hyperostosen vorkommen.

796 Man unterscheidet **primäre und sekundäre Knochentumoren**, die entweder vom Knochen ausgehen oder in den Knochen metastasiert sind. Die sekundären Knochentumoren haben dementsprechend stets malignen Charakter.

797 Der häufigste maligne primäre Knochentumor beim Erwachsenen ist das **Plasmozytom**. Dieser Prozeß kann röntgenologisch bei diffusem Skelettbefall als Osteoporose verkannt werden, wenn typische herdförmige Osteolysen fehlen.

798 Das **Osteosarkom** ist der häufigste osteogene Tumor, der bevorzugt das männliche Geschlecht im zweiten Lebensjahrzent betrifft. Prädilektionsstellen sind die Metaphysen der langen Röhrenknochen in der Umgebung der Kniegelenke.

Erkrankungen der Gelenke

F. Hartmann

799 Der *entzündlich-rheumatische Schmerz* besteht bei Ruhe und in Bewegung. Er weckt die Kranken nachts oft auf (z.B. bei Spondylitis ankylopoetica). Zu ihm rechnet man auch die Schmerzen, die im Knochen durch Ostitis, Plasmozytom, Osteomyelitis oder Metastasen hervorgerufen werden. Der *degenerativ-rheumatische Schmerz* (Arthrosen, Spondylose) ist bewegungsabhängig, findet sich häufig nur bei Beginn einer Bewegung (Anlaufschmerz) und verschwindet in Ruhe.

800 Die rheumatologischen **Laboratoriumsmethoden** dienen zunächst der Trennung eines entzündlichen vom degenerativen Rheumatismus (Blutkörperchensenkungsgeschwindigkeit, Serumglykoproteide) und der Einordnung eines entzündlichen Geschehens in den Formenkreis des rheumatischen Fiebers (Antistrepolysintiter), der chronischen Polyarthritis (Rheumafaktoren) oder der sog. Kollagenosen (Autoantikörper, Lupus-erythematodes-Faktoren).

801 Das **rheumatische Fieber** ist eine *Zweitkrankheit* nach einem Streptokokkeninfekt und befällt vorzugsweise ältere Kinder und Jugendliche mit starker Exsudation in die großen Gelenke. Der Antistreptolysintiter steigt in der Regel um mehr als 2 Titerstufen an. Die Krankheit hinterläßt auch nach mehrfachen Schüben keine verkrüppelnden *Folgen* an den Gelenken. Jedes Rezidiv steigert die Gefahr einer Herzbeteiligung (Pankarditis) (s. a. Nr. 298 ff). Kranke mit rheumatischem Fieber in der Familie, mit dauernd hohen Antistreptolysintitern (>als 300) und starken Anstiegen des Streptolysintiters nach einem Streptokokkeninfekt sind besonders rezidivgefährdet.

802 Die *Behandlung* des rheumatischen Fiebers muß sofort einsetzen, um Herz (Endokarditis mit der Folge von Klappenfehlern) und Stammganglien (Chorea minor) zu schützen: 1 mg Prednison/kg Körpergewicht/Tag + 0,15 g/kg Körpergewicht Azetylsalizylsäure oder 3mal 0,2 g Phenylbutazon/Tag. Tägliche Gaben von 1,2–1,6 Mill. E Penicillin per os haben bis zu 8 Tagen nach dem Streptokokkeninfekt noch eine Wirkung auf Schwere und Verlauf des rheumatischen Fiebers.

Erkrankungen der Gelenke

803 Die **chronische Polyarthritis** *(rheumatoide Arthritis)* ist eine familiär gehäufte, vorwiegend Frauen befallende chronische Synovitis, die hauptsächlich die kleinen Gelenke symmetrisch und schleichend befällt. Das Auftreten von Rheumafaktoren weist auf eine immunpathologische Genese hin.

804 Im *klinischen Bild* sind charakteristisch die Veränderungen an den Fingern mit dorsaler Schwellung über den Fingergrundgelenken, ulnarer Deviation der Finger, Schwund der Mm. interossei, Verkrüppelungen der Finger mit W-förmiger, M-förmiger oder schwanenhalsartiger Verunstaltung.

805 *Frühsymptome* der chronischen Polyarthritis sind morgendliche Klammheit der Finger, Parästhesien beim Eintauchen in kaltes Wasser, Müdigkeitsgefühle in der Muskulatur.

806 *Röntgenologisch* sind Veränderungen wie gelenknahe Osteoporose, Verschmälerung der Gelenkspalten durch Zerstörung des Knorpels, Bildung von Zysten und Usuren, Abschmelzen und Luxationen der Gelenke im Bereich der Handwurzelgelenke und der Fingergrundgelenke erkennbar.

807 *Extraartikuläre Manifestationen* der chronischen Polyarthritis sind die Rheumaknötchen, besonders an den Ellenbogen, am Herzbeutel und im Herzmuskel und oft auch ohne Gelenkbeteiligung an Sehnenscheiden (Hygrome) und Schleimbeuteln (chronische Bursitis), ferner Arteriitiden.

808 Die chronische Polyarthritis verläuft in der Kindheit oft akut mit hohem Fieber und schmerzhaften Schwellungen der großen Gelenke, ohne daß die Rheumafaktoren ansteigen **(Stillsches Syndrom).** Charakteristisch ist eine Sakroileitis. In der Jugend und bei jungen Männern manifestiert sie sich häufig als Monarthritis, verläuft atypisch mit Fieber und Beteiligung der großen Gelenke oder läßt die Symmetrieregel vermissen. Auch hier fehlen häufig erhöhte Werte für Rheumafaktoren *(sog. seronegative und atypische Polyarthritis).* Eine schwere Form des Erwachsenenalters mit sehr hohen Titern für Rheumafaktoren ist das **Felty-Syndrom:** Polyarthritis, Milz- und Lymphknotenschwellung, Uveitis, Sakroileitis.

809 Bei **Psoriasis** findet sich eine besonders schwere Form der chronischen Polyarthritis mit Sakroileitis, schwerer Zerstörung der Fingergrund- und -mittelgelenke (Fernrohrfinger) und Abschmelzen der Endphalangen (Akroosteolyse) und häufiger Beteiligung der Kniegelenke. Die Rheumafaktoren verhalten sich unterschiedlich.

810 Eine Brücke zwischen chronischer Polyarthritis und den Autoimmunkrankheiten (Lupus erythematodes, Dermatomyositis, Periarteriitis nodosa) stellt das **Sjögren-Syndrom** dar: chronische Entzündung der Schleimhäute des Magendarmkanals und der Tränendrüsen, Speicheldrüsen, Bauchspeicheldrüse (Tränenlosigkeit, Schwellung der Parotis, Ösophagitis, trockene Haut, Urethritis, Vaginitis).

811 Die *Therapie der chronischen Polyarthritis* hat das Ziel, die Synovitis unter Kontrolle zu bringen, der Zerstörung und Versteifung der Gelenke vorzubeugen, die Beweglichkeit zu erhalten oder wiederherzustellen. Sie baut sich stufenweise auf. Antiphlogistika (Phenylbutazon, Azetylsalizylsäure, Aminophenazon, Novamin-Sulfon) – Prednison – Zytostatika, Muskelentspannung durch geeignete Phenothiazine, Bindegewebsmassage und, wenn die Arthritis unter Kontrolle ist, die BKS Neigung zum Absinken zeigt, Unterwasserbewegungstherapie. Die Dauerbehandlung wird nach Dosis und Zusammenstellung der benutzten Therapiemaßnahmen auf den phasenhaften Verlauf der Krankheit eingestellt. Chirurgische bzw. orthopädische Behandlung können funktionelle Erleichterung verschaffen.

812 Die **Spondylitis ankylopoetica** (Morbus Bechterew) ist eine zur Versteifung der Wirbelsäule führende chronische Entzündung der Sakroiliakalgelenke, Zwischenwirbelhalbgelenke, der kleinen Wirbelgelenke, in einem Drittel der Fälle auch der stammnahen großen Gelenke, seltener auch der kleinen Gelenke. Sie gefährdet den Patienten durch eine verkrümmende Versteifung der Wirbelsäule infolge Verkalkung der Entzündungsgebiete.

813 Die Spondylitis ankylopoetica befällt vorwiegend das männliche Geschlecht, beginnt in der Pubertät, meist mit einer Periostitis des Calcaneus, des Trochanter major und der Dornfortsätze, sowie mit einer Iridozyklitis. Die Rheumafaktoren sind in der Regel nicht erhöht. Ein relativ spezifischer Hinweis ist die Bestimmung von HLA 27.

Erkrankungen der Gelenke

814 Die *Behandlung* der Spondylitis ankylopoetica entspricht der der chronischen Polyarthritis. Die die Rückenmuskulatur übende und der Versteifung vorbeugende physikalisch-balneologische Behandlung ist hier besonders wichtig.

815 Die **Arthrosen** oder Osteoarthronosen sind degenerative Erkrankungen der Gelenke. Für die Manifestation an großen Gelenken sind abnorme Belastungen, Übergewicht und Diabetes mellitus günstige Vorbedingungen. Sie treten in der Regel doppelseitig auf. In der klinischen Symptomatik stehen Bewegungseinschränkung, Anlaufschmerz, Knacken und Reiben im Vordergrund.

816 Die sog. **Periarthritis humeroscapularis** ist eine schmerzhafte Schultersteife durch eine Degeneration der Sehne des M. suprascapularis oder des Bizeps, die im Reparationsstadium verkalken können.

817 Die **Polyarthrose** ist eine im mittleren Lebensalter häufig auftretende erbliche degenerative Gelenkerkrankung der großen und kleinen Gelenke. Sie wird erkannt an harten, wenig schmerzhaften Knoten an den Fingerendgelenken *(Heberdensche Knoten)*.

818 Die *degenerativen Erkrankungen der Wirbelsäule* machen sich durch Bewegungseinschränkungen und schmerzhafte Muskelverspannungen bemerkbar. Sie entwickeln sich unter den für die Arthrosen genannten Bedingungen in der Reihenfolge Diskopathie, Osteochondrose, Spondylose, Spondylarthrose. Vorzugslokalisationen sind die Hals- und Lendenwirbelsäule.

819 Die *Behandlung* der Arthrosen und Spondylosen ist analgetisch, muskelentspannend, aber nicht antiphlogistisch-zytostatisch: Ziel ist die Erhaltung oder Wiederherstellung der Beweglichkeit der Gelenke durch Entlastung (Unterwasserbewegungsbehandlung, orthopädische Maßnahmen oder Operationen).

Erkrankungen der Muskeln (Myopathien)

F. Hartmann

820 Die *Leistungsfähigkeit der Muskulatur* hängt ab
a) von ihrer Masse;
b) von ihrer gespeicherten oder, bei Dauerleistungen, von ihrer ständig regenerierten Energie (ATP – Kreatinphosphat – Glykogen-, O_2-Zufuhr, Menge und Aktivität von Mitochondrien);
c) von der aktuellen Ansprechbarkeit. Diese ist gegeben durch Gleichgewichte und Transportvorgänge biologisch-aktiver Ionen an der Zelloberfläche und innerhalb der Zelle (Natrium, Kalium, Kalzium, Magnesium) sowie durch die Ausgangsspannung, die der Muskel über die sog. γ-Schleife unter Einflüssen aus Hirnstamm, Kleinhirn und Rückenmark erhält.

821 Die häufigsten **krankhaften Zustände** an der Muskulatur sind psychosomatisch-affektiv bedingte Zustände von erhöhtem oder erniedrigtem Muskeltonus. Steigerungen bis zu schmerzhaften *Myogelosen* (Myalgien) werden durch mechanische Reizung der die Muskulatur versorgenden motorischen Nerven bei Spondylarthrosen oder der die Muskelspannung einstellenden sensiblen Nerven bei Arthrosen und Arthritiden begünstigt. Vorzugsgebiete sind die tragenden Muskelpartien des Schultergürtels und die für die aufrechte Haltung des Menschen maßgebende Muskulatur des Lenden-Becken-Gürtels.

822 Muskelschwund kann die Folge sein von
a) *Inaktivität*, z. B. bei motorischen Lähmungen;
b) allgemeiner *Unterernährung* mit Kalorien- und Eiweißmangel (Neoplasmen);
c) *endokrinen Erkrankungen* (Hyperthyreose, Diabetes mellitus, Nebennierenrindeninsuffizienz, Cushing-Syndrom, Klimakterium);
d) *Myositis* (Sepsis, Viruserkrankungen, Toxoplasmose, Morbus Boeck, Myositis ossificans, Polymyositis ohne erkennbare Ursache, Dermatomyositis, Periarteriitis nodosa, Lupus erythematodes);
e) *Muskeldystrophien,* die erworben sind, z. B. Alkoholismus, oder die angeboren sind, z. B. Dystrophia musculorum progressiva und Myotonia dystrophica.

823 Myasthenisch-myalgische Syndrome (Muskelkatergefühle) finden sich
a) nach körperlichen Anstrengungen, die zu einem länger dauernden Stoffwechseldefizit der Muskulatur führen;
b) bei psychosozialen Konflikten, die in die Leistungsmuskulatur projiziert werden;
c) bei entzündlichen Muskelerkrankungen, die am Austritt von Muskelenzymen, wie Kreatin-Phosphokinase und Aldolase, in das Blut erkannt werden können;
d) Störungen des Wasser- und Elektrolythaushaltes, besonders bei Exsikkose (idiomuskulärer Wulst) und Hypokaliämie: schmerzhafte Muskelschwäche bis zur paroxysmalen Lähmung der gesamten Willkürmotorik.

824 Zur *Aufklärung unklarer Muskelbeschwerden* gehören a) eine Berufs- und Konfliktanamnese – b) Untersuchung (Beteiligung einer Muskelgruppe oder der gesamten Willkürmuskulatur?) – c) elektromyographische Feststellung, ob eine neurale oder muskuläre Störung vorliegt – d) Elektrolytstatus – e) Bestimmung der Muskelenzyme im Serum – f) Muskelbiopsie aus dem klinisch am stärksten betroffenen Muskelgebiet.

825 Die **Therapie** richtet sich nach dem Grundleiden
a) üben, d. h. entspannend und/oder kräftigend;
b) schmerzlindernde und muskelentspannende Pharmaka;
c) Antiphlogistika, Steroide, Immunsuppressiva bei chronisch-entzündlichen, besonders immunpathologisch bedingten Prozessen;
d) Ausgleich der Wasser- und Elektrolytbilanz, z.B. bei Muskelkrämpfen durch Erbrechen, Durchfälle, oder bei chronischer Niereninsuffizienz.
e) Besondere Maßnahmen bei folgenden Muskelerkrankungen: Prostigmin und – bei jüngeren Kranken – Thymektomie bei Myasthenia gravis pseudoparalytica; Procainamid, Chinin oder Prednisolon bei Myotonia dystrophica.

Immunologisch bedingte Erkrankungen

F. Scheiffarth und H.-W. Baenkler

826 Immunologisch bedingte Erkrankungen beruhen auf einer spezifischen Reaktion des Immunsystems, d. h. der *Interaktion von Antigenen mit Immunozyten oder Antikörpern*.

827 Das Immunsystem wird von Zellen (Immunozyten) repräsentiert, deren Hauptpopulationen T-Lymphozyten und B-Lymphozyten sind. Sie kommen in Geweben, in der Zirkulation und in Organen vor. Besonders zahlreich finden sie sich in Knochenmark, Lymphknoten und Milz.

828 Antigene sind hochmolekulare Substanzen (Proteine, Lipopolysaccharide, Nukleinsäuren, Membranstrukturen). Niedermolekulare Substanzen (z. B. Arzneimittel) werden als Teilantigene *(Haptene)* bezeichnet. Sie erlangen die Eigenschaften der Vollantigene erst nach Koppelung (Haptenisierung) mit hochmolekularen Substanzen. Nach Antigenkontakt werden *T-Lymphozyten* zu aktiven kleinen Lymphozyten („killer-cells") und lösen die zelluläre Immunreaktion aus. *B-Lymphozyten* werden zu Plasmazellen, die Antikörper produzieren und die humorale Immunreaktion unterhalten (s. a. Nr. 28).

829 Antikörper sind Proteine (Molekulargewicht 150000-900000), die der Gammaglobulinfraktion des Serums entsprechen. Sie werden summarisch auch als *Immunglobuline* bezeichnet. Sie lassen sich in IgA-, IgG-, IgM-, IgD- und IgE-Immunglobuline mit jeweils unterschiedlicher biologischer Aktivität klassifizieren (s. a. Nr. 28, 146).

830 Immunreaktionen werden durch sekundäre *unspezifische Mechanismen* verstärkt: bei der zellulären Immunreaktion sind dies von den Lymphozyten abgegebene Faktoren (z. B. Lymphotoxine), bei der humoralen Immunreaktion Komplement und Mediatoren (z. B. Histamin).

831 Jede Immunreaktion dient primär dem Schutz des Organismus. *Überschießende und fehlgeleitete Immunreaktionen* können zu organlokalisierten oder zu generalisierten Schädigungen führen, die dann als immunologisch bedingte Erkrankungen, **Immunopathien,** imponieren.

832 *Immunopathien* können überall im Organismus ablaufen: in Organen, im Gefäßapparat, auf Schleimhäuten. Ihre Manifestation ist örtlich und zeitlich an das Vorkommen des entsprechenden Antigen (z. B. Pollen, Fremderythrozyten) gebunden. Immunopathien unter Beteiligung aktiver Lymphozyten *(zelluläre Immunreaktion)* laufen nach dem Prinzip der sog. Tuberkulin-Reaktion ab (z. B. Kontaktekzem, Granulome). Immunopathien unter Beteiligung von Antikörpern *(humorale Immunreaktion)* weisen, je nach der Natur des Immunglobulin, unterschiedlichen Charakter auf: Antikörper der IgE-Klasse lösen anaphylaktische Reaktionen (z. B. Urticaria, Anfallsasthma, anaphylaktischer Schock), Antikörper der IgG- und der IgM-Klasse im Gewebe die sog. Arthus-Reaktion (z. B. allergische Alveolitis) aus.

833 Präformierte Immunkomplexe können im Organismus verstreut werden und sich an beliebiger Stelle am Gefäßendothel oder an serösen Häuten anlagern. Die Folge ist eine lokale Entzündungsreaktion, die als *Vaskulitis* (z. B. Arteriitis, Glomerulitis) oder als *Serositis* (z. B. Synovitis, Pleuritis) imponiert.

834 *Immuntoleranz* ist ein Zustand der Indifferenz gegenüber bestimmten Antigenen. Natürlicherweise entwickelt sie sich während der Fetalzeit gegenüber allen im Organismus vorkommenden potentiellen Antigenen. Deshalb unterbleibt im späteren Leben eine Immunreaktion gegen körpereigene Substrate.

835 *Bruch der Toleranz* durch exogene oder endogene Faktoren führt zu einer Immunreaktion gegen körpereigene Substrate (Autosensibilisierung, Autoaggression). Die Folge ist eine in der Regel permanent fortschreitende Immunopathie mit isoliertem Organuntergang oder mit generalisierter Gefäßerkrankung.

836 Anlagestörungen des Immunsystems bedingen eine Schwächung bis zum kompletten Ausfall der Immunreaktion **(primärer Immundefekt)**. Eine Immuninsuffizienz kann auch durch Erkrankungen außerhalb des Immunsystems hervorgerufen werden **(sekundäre Immuninsuffizienz)**. Die Folgen sind in jedem Fall eine erhöhte Abwehrschwäche und vermehrte Tumorhäufigkeit.

837 Die Therapie immunologisch bedingter Erkrankungen zielt auf eine Hemmung der spezifischen Immunreaktion ab. Sie wird erreicht entweder durch *Antigenelimination,* u. U. durch Desensibilisierung oder durch Hemmung der Folgereaktion *(antiphlogistische Substanzen, Mediatorantagonisten)*. Im Falle der Autoaggression wird die Immunantwort direkt unterdrückt *(Immunsuppression)*.

Kollagenosen

K. O. Vorlaender

838 Der **viszerale Lupus erythematodes,** auch Lupus erythematodes disseminatus (L.e.d.) genannt, tritt als akut oder chronisch verlaufende, nichtinfektiöse Erkrankung der Haut und des Gefäßbindegewebes in Erscheinung. Die *Hautveränderungen* des L.e.d. finden sich bevorzugt im Bereich des Gesichtes als Schmetterlingsexanthem (75 %) und sind in hohem Maße fotosensibel. Eine salizylrefraktäre Polyarthritis ohne Ankylosen ist eine weitgehend obligate Begleiterscheinung (60 %).

839 *Grundlage der viszeralen Ausdehnung* ist die Entwicklung einer Immunvaskulitis, wobei nur kleine Arterien und Arteriolen beteiligt sind. Charakteristisch sind Fibrinoidablagerungen in Form der „Zwiebelschalen-Arteriitis". Im Gegensatz zur Panarteriitis nodosa sind Nekrosen und thrombotische Gefäßverschlüsse selten. Klinische Charakteristika der *viszeralen Ausdehnung* des L.e.d. sind Lymphknotenschwellungen (58 %), Beteiligung seröser Häute (60 %), Perikardbeteiligung (25 %), gastrointestinale Symptome (20 %) und Beteiligung des Nervensystems (25 %) (s. a. Nr. 844 ff).

840 Die **Libman-Sacks-Endokarditis** mit wechselnder Symptomatologie führt nicht zum Klappenfehler; Beteiligung des Herzmuskels ist ebenso möglich wie eine Perikardbeteiligung. Die *Lupusnephropathie* als die folgenschwerste Organmanifestation bei L.e.d. erscheint vielfach unter dem Bild eines nephrotischen Syndroms und kann Spätstadien der Erkrankung fast monosymptomatisch beherrschen.

841 Unter der Vielzahl immunologischer Phänomene hat eine *Autoantikörperbildung gegen Doppelstrang-DNS* in Ergänzung zum Auftreten des L.E.-Zellphänomens entscheidende Bedeutung: Immunkomplexreaktionen durch DNS-Antikörper mit nachfolgender Komplementaktivierung sind pathogenetisch für die Entwicklung der *Immunvaskulitis* und damit für die viszerale Ausdehnung verantwortlich. Der obligaten, ebenfalls immunpathologisch bedingten *Leukozytopenie* stehen seltenere immunhämolytische Syndrome oder auch *thrombozytopenisch bedingte Blutungen* gegenüber.

842 Im **Verlauf des L.e.d.** treten *subakute Entwicklungen mit* tödlichem Ausgang innerhalb von 2–3 Jahren gegenüber *chronischen Entwicklungen* in Schüben und Remissionen zurück. Die prognostische Beurteilung richtet sich wesentlich nach dem Grad der Nierenbeteiligung.

843 Neuerdings wird unter der Bezeichnung eines **Pseudo-L.E.-Syndroms** ein Krankheitsbild beschrieben, das mit rezidivierenden Fieberschüben, Pleuritis, Endomyokarditis, Arthralgien und Myalgien sowie möglicher Nierenbeteiligung dem L.e.d. ähnlich ist. Im Gegensatz zu diesem spielen antinukleäre Faktoren oder DNS-Antikörper keine Rolle. Immundiagnostisches Kriterium ist vielmehr das Auftreten *antimitochondrialer Antikörper*. Möglicherweise handelt es sich um ein Arzneimittel-induziertes Krankheitsgeschehen, als dessen Grundlage wiederum eine Immunkomplexvaskulitis angesehen werden muß.

844 Auch in der *Pathogenese* der **Panarteriitis nodosa** kommt der Einlagerung von Antigen-Antikörperkomplexen in die Wand kleiner arterieller Gefäße entscheidende Bedeutung zu. Neuerdings gibt es Beweise dafür, daß diese Immunkomplexe in vielen Fällen durch das Hepatitis-B_S-Antigen ausgelöst werden. L.E.-Zellbildung fehlt, entgegengesetzt zum L.e.d. ist eine Leukozytose obligat. Spätfolge der immunpathologischen Reaktionen an Gefäßen sind intravasale Thrombenbildungen und Gefäßverschlüsse (s. a. Nr. 839).

845 Im *klinischen Bild* der *Panarteriitis nodosa* treten Hautveränderungen vergleichsweise zu anderen Kollagenosen zurück und finden sich häufig nur als knötchenartige Effloreszenzen, die von veränderten Gefäßen der Haut ausgehen. Eine entzündliche Gefäßbeteiligung der Skelettmuskulatur ist Ursache von Muskel- und Gliederschmerzen, Gelenkbeteiligung tritt bei der Panarteriitis weitgehend zurück. Die *für Panarteriitis nodosa (P.n.) typische Symptomentrias* besteht aus kolikartigen Leibschmerzen durch Mitbeteiligung intestinaler Gefäße (70 %) in Verbindung mit einer Polyneuritis (60 %) und einer Hypertonie als Folge einer Nierenbeteiligung, die in 80–90 % der Fälle zum Nierenversagen führt.

846 Die *klinische Immunologie der P.n.* ist durch gefäßgebundene Immunreaktionen mit intravasaler Thrombenbildung und Gefäßverschlüssen charakterisiert. Es gelang, das Australia-Antigen im Gefäßendothel und auch in den Glomerulumkapillaren nachzuweisen.

847 Die häufig perakute **Hypersensitivitätsangiitis** mit Vorherrschen abdomineller Symptome und polyneuritischer Erscheinungen, die **Wegener-Granulomatose** mit bevorzugter Lokalisation im Bereich der oberen Luftwege, auch die **Arteriitis temporalis** mit möglicher Ausdehnung auf zerebrale Gefäßgebiete, sind als besondere Formen entzündlicher Gefäßerkrankungen bei Kollagenosen klinisch abgrenzbar und mit überwiegender Wahrscheinlichkeit Folgen immunopathischer oder allergischer Reaktionen.

848 Die entzündlichen *Gefäßprozesse bei Kollagenosen* enden fast immer tödlich durch renale, kardiale oder zentralnervöse Versagenszustände, durch Blutungen oder durch Darmperforation. Erst die Einführung der immunsuppressiven Therapie hat Krankheitsverläufe über weit mehr als 2 Jahre hinaus erreichen lassen.

849 Die **progressive Sklerodermie** mit Beginn in der Peripherie der Akren führt zur Miterkrankung der Schleimhäute von Ösophagus, Magen und Darm, spart jedoch andere Organbeteiligungen weitgehend aus. Relativ häufig ist allerdings die Entwicklung interstitieller Lungenfibrosen (s. auch Nr. 415). Bei einer mittleren Verlaufsdauer von durchschnittlich 7 Jahren sind fibröse Verdickungen und Kontrakturen mit bizarren Stellungsanomalien unter dem Bild der *Sklerodaktylie* für die Progressionstendenz der Sklerodermie ebenso charakteristisch wie die Ausdehnung der Hautveränderungen auf Oberarme, Brust und Rücken.

850 Als Grundlage der progressiven Sklerodermie diskutiert man heute einen neurovaskulär induzierten und gesteuerten Krankheitsvorgang, der sich pathogenetisch auf das Verhältnis der einzelnen Kollagenfraktionen zueinander auswirken muß. Nur für die Dermatomyositis sind nicht selten akut einsetzende Verschiebungen enzymatischer Reaktionen charakteristisch.

851 Die Hautveränderungen der **Dermatomyositis** beginnen in den proximalen Anteilen des Stammes und breiten sich zentrifugal aus. Ödematöse Schwellungen der Periorbitalregion und eine Durchsetzung des Erythems mit weißlichen Flecken und Punktblutungen führen zum Bild der „weißfleckigen Lilakrankheit". Die ausgedehnte *Polymyositis* (80 %), zusammen mit einer nicht selten digitalisrefraktären *Myokarditis* hat die Krankheitsbezeichnung der Dermatomyositis begründet. *Viszerale Manifestationen* mit Ausnahme einer Beteiligung des Verdauungstraktes sind bei einer mittleren Verlaufsdauer von nur 1,5 Jahren relativ selten.

852 Die *Ätiologie* der Erkrankung ist unbekannt. In der Pathogenese spielen nicht selten akut einsetzende Verschiebungen enzymatischer Prozesse eine sicher ausschlaggebende Rolle. Die überdurchschnittlich häufige Kombination mit einer *malignen Neoplasie* läßt an die mögliche Beteiligung tumorinduzierter immunpathologischer Vorgänge denken. Autoantikörper richten sich ausschließlich gegen Muskelproteine.

853 Der Einsatz von Kortikosteroiden und von immunsuppressiv wirksamen Präparaten bis hin zu zytostatisch wirksamen Substanzen beherrscht die **Therapie** der entzündlich aktiven, vor allen Dingen progredienten Stadien des L. e. d. wie der Panarteriitis nodosa. In Remissionen haben sich vor allem beim L. e. d. Anti-Malariamittel bewährt. In der Behandlung der progressiven Sklerodermie werden neben der Kortikosteroidverabfolgung in entzündlich-aktiven Phasen neuerdings Progesteronpräparate zur Förderung des Abbaus löslicher Kollagenfraktionen empfohlen. In der Therapie der Dermatomyositis steht die Entfernung maligner Tumoren an erster Stelle. Immunsuppressiva sind kaum erfolgversprechend. Kortikosteroideinsatz begrenzt sich auf akute Krankheitsstadien.

Neurologie (Ausgewählte Kapitel)

J. Hirschmann

854 Die **spontane Subarachnoidalblutung** – meist im mittleren Lebensalter auftretend – erfolgt überwiegend nach Ruptur eines angeborenen *Hirnarterienaneurysmas* in der Regel an typischer Stelle im Bereich des Circulus Willisii.
Die **typische Symptomatik** ist gekennzeichnet durch schlagartig einsetzende, überdurchschnittlich heftige Kopfschmerzen, sofortige meningeale Symptome, häufig – nicht obligat – Bewußtseinsstörungen aller Grade (u. U. Sekundentod), zentrale vegetative Regulationsstörungen, zunächst blutigen, dann fleischfarbenen, schließlich xanthochromen Liquor.

855 **Hemikranien**, die stets auf derselben Seite auftreten, wobei es zu einer *Parese des Oberlides* kommt, weisen auf ein sackförmiges Aneurysma der A. communicans posterior oder der A. cerebri posterior, welches vorübergehend oder dauernd Druck auf den N. oculomotorius ausübt (absolute Indikation zur Angiographie).

856 Das **arterio-venöse Aneurysma,** eine angeborene Gefäßmißbildung, meist in der Gegend der Zentro-Parietal-Region (Konvolut wenig differenzierter Gefäße), führt im Beginn zu fokalen oder generalisierten zerebralorganischen Anfällen, erst später zu zerebralen Herdsymptomen und letztlich zu einer subarachnoidalen, meist aber intrazerebralen Blutung.

857 **Hypertonische Massenblutungen** – zu 80 % im Großhirn – beruhen auf Ruptur (Rhexisblutung) einer durch ein chronisches Hochdruckleiden jeder Art hyalin umgewandelten Arterienwand. Das Ereignis, mit einer Letalität von etwa 80 %, setzt plötzlich ein, in der Regel mit initialer hochgradiger Bewußtlosigkeit, Halbseitenlähmung, zentralen vegetativen Regulationsstörungen; Streckkrämpfe zeigen eine Blutung in die Ventrikel an.
Überlebt der Kranke, so bilden sich die durch die Blutung hervorgerufenen zerebralen Herderscheinungen – Hemiparese, Aphasien, Sensibilitätsstörungen, Hemianopsien – nur unvollkommen zurück.

858 Der *Begriff* **„Schlaganfall",** keineswegs ein einheitliches pathogenetisches Geschehen, kennzeichnet akute zerebro-vaskuläre Komplikationen zirkulatorisch bedingter Krankheitsbilder, die als zerebrale Gefäßinsulte bezeichnet werden.

Die Häufigkeit der zerebralen Gefäßinsulte ist folgende:
80 % akute Mangeldurchblutung infolge funktioneller Ischämie oder arterieller Thrombose,
5 % Thromboembolie, 15 % Massenblutungen.

859 **Hirninfarkte** werden hervorgerufen durch eine lang anhaltende Ischämie in einem bestimmten Gefäßbezirk.

860 Voraussetzung für das *Zustandekommen der arteriellen Thrombosen* ist eine Erkrankung der Hirngefäße, zu 80 % eine Arteriosklerose (auch Lues), für das *Zustandekommen der Embolie* ein Verschluß einer Hirnarterie durch ein Blutgerinnsel, das in den meisten Fällen vom Herzen ausgeht (Klappenprozeß, namentlich Mitralstenose).

861 *Die neurologische Symptomatik* der Infarkte bilden zerebrale Herdsymptome, die sich an das Versorgungsgebiet des betroffenen Gefäßes halten (typische zerebrale Gefäßsyndrome).

862 Die **intermittierende zerebrale Ischämie** ist die vorübergehende Abnahme der Durchblutung in einem umschriebenen Gefäßgebiet mit flüchtigen zerebralen Herderscheinungen.

863 *Die Pathogenese des ischämischen zerebralen Insultes* wird im wesentlichen von 4 Faktoren bestimmt:
a) Einschränkung der Autoregulation (sog. Bayliss-Effekt) durch Abnahme der Elastizität der extra- und intrakraniellen Arterienwände,
b) Mangeldurchblutung in dem distal einer Gefäßstenose befindlichen Durchströmungsgebiet,
c) Abfall des Systemblutdruckes,
d) zerebrale Embolien, abgestoßen von atheromatösen Plaques.

864 Da intermittierende zerebrale Ischämien oft Vorboten eines drohenden Gefäßverschlusses (Hirninfarkt!) darstellen, ist *sofortige Behandlung einzuleiten:* Herz- und Kreislauftherapie, Antikoagulantien, falls kein Hochdruck besteht, operative Beseitigung der Gefäßstenose, wenn technisch möglich.

865 Die **Migräne** ist ein funktioneller, intermittierender, meist halbseitiger, in die Stirn lokalisierter Gefäßkopfschmerz mit Übelkeit und/oder Erbrechen, wobei im Beginn Skotome mit szintillierendem Rand wahrgenommen werden können (ophthalmische Migräne).

866 Bei der **multiplen Sklerose** – Ätiologie unbekannt – entstehen verstreut im zentralen, auch peripheren Nervensystem Entmarkungsherde, wobei im frischen Schub entzündlliche perivaskuläre Infiltrate anzutreffen sind, die sich zurückbilden können oder unter Bildung von Gliafibrose vernarben.
Prädilektionsstellen für die Lokalisation der Entmarkungsherde sind: Sehnerven, Brücke mit Augenmuskelkernen, Kleinhirn, Pyramidenbahn, Boden des IV. Ventrikels, Hinterstränge.
Wegweisend für die **Diagnose** sind allein klinische Daten: multilokuläre neurologische Symptomatik, das Kommen und Gehen der Symptome, die Schübe und Remissionen, das Manifestationsalter (vorzugsweise 3. und 4. Lebensjahrzehnt).

867 *Der Verlauf* ist schubweise mit Remissionen, im weiteren Verlaufe – selten primär – chronisch-progredient.
Die **Prognose** der multiplen Sklerose ist um so ungünstiger zu stellen, je weniger sich die Tendenz zur Rückbildung der Schübe abzeichnet; es gibt keine kausale Therapie; die Krankheitsdauer schwankt in chronisch-progredient verlaufenden Fällen zwischen 10 und 15 Jahren.

868 Die **funikuläre Spinalerkrankung** entwickelt sich bei einer Reihe von Krankheitsprozessen, die zu einem Mangel an Vitamin B_{12} führen, vornehmlich der perniziösen Allgemeinerkrankung (Morbus Biermer-Addison-Castle) durch Fehlen des Intrinsic Factor (genuine Form) (s.a. Nr. 130).
Symptomatologisch finden sich im Beginn neben allgemeiner Schwäche und Mattigkeit quälende Parästhesien zumeist symmetrisch an den unteren Extremitäten, später fortschreitende Ausfälle von seiten der Hinterstränge und der zentralmotorischen Bahnen des Rückenmarkes („Pyramidenbahn").
Früherkennung, bevor sich gravierende neurologische Ausfälle entwickelt haben, ist eine unabdingbare Forderung, da die Erkrankung mit *Substitutionstherapie von Vitamin B_{12}* zum Stillstand gebracht werden kann.

869 Die **hepatolentikuläre Degeneration** (Morbus Wilson) beruht auf einer erheblichen Störung des Kupferstoffwechsels mit pathologischer Ablagerung von Kupfer in Leber, Hornhaut, Stammganglien, Nucleus dentatus des Kleinhirns.

Die **neurologische Symptomatik** ist charakterisiert durch extrapyramidale Bewegungsstörungen (akinetisch-rigides Parkinson-Syndrom, auch choreatische, athetotische und dystonische Hyperkinesen, Dysarthrie, Schluckstörung) und zerebellare Bewegungsstörungen (skandierende Sprache, „flapping-tremor", außerdem pathologisches Lachen und Weinen).

870 Das *neurologische Syndrom der* **hepato-portalen Enzephalopathie** (mangelnde Entgiftungsfunktion der Leber bei portokavalem Shunt) ist charakterisiert durch die Trias: psychische Veränderungen (emotionale Labilität, depressive Verstimmung, Nachlassen von Antrieb und Auffassung), „flapping-tremor" der Arme, abnormes Hirnstrombild.

871 Bei *akutem oder chronischem* **Nierenversagen** sowie bei der *Dialyse-Behandlung* sind neurologische und psychiatrische Symptome häufig: symptomatische Psychosen, Bewußtseinstrübung, epileptische Anfälle, flüchtige zerebrale Herderscheinungen infolge Durchblutungsstörungen, Polyneuropathien besonders bei chronischer Niereninsuffizienz (s. a. Nr. 909).

872 Bei der **Wernicke-Enzephalopathie** – auf Vitamin B_1-Mangel beruhend – vornehmlich als Folge eines chronischen Alkoholismus, kommt es zu spongiösem Zerfall des Gewebes mit Proliferation, Dilatation der Kapillaren und häufig petechialen Blutungen symmetrisch angeordnet im Höhlengrau des III. und IV. Ventrikels, um den Aquädukt, in den Corpora mamillaria, auch im Vestibularis- und Vaguskern.

873 Die **neurologische Symptomatik** besteht in Somnolenz, zerebellarer Ataxie, Nystagmus und Intentionstremor, inkompletter, symmetrischer äußerer und meist auch innerer Okulomotoriuslähmung, gelegentlich vertikaler Blickparese.

874 Der *Symptomenkomplex der* **Polyneuritis und Polyneuropathie** ist charakterisiert durch meist rasch sich entwickelnde, symmetrisch angeordnete schlaffe Paresen oder Lähmungen, Reflexabschwächung oder -aufhebung, sensible Ausfälle oder Reizerscheinungen und oft vegetative Symptome mit Veränderung der Gewebstrophik.

875 Die *Anordnung der neurologischen Symptome* entspricht nicht dem Versorgungsgebiet einzelner oder mehrerer peripherer Nerven, der Nervenplexus oder Nervenwurzeln, sie folgt eigenen Gesetzen, z. B. Tetraplegie-Syndrom, aszendierende Lähmung vom Landry-Typ, Schultergürteltyp.

876 Die wichtigsten der zahlreichen **Ursachen** sind folgende: exogene und endogene Intoxikationen, Ernährungsstörungen, Infektionen, allergische Reaktionen, Gefäßkrankheiten, ischämische Schädigung peripherer Nerven. In etwa 50 % bleibt die Ätiologie unbekannt („idiopathische Formen").

877 *Folgende Krankheiten führen besonders häufig zu Polyneuritiden* bzw. Polyneuropathien: Diabetes mellitus, chronischer Alkoholismus, Porphyrie, Periarteriitis nodosa, Thallium-, Arsen-, Blei-, Arzneimittelintoxikation (früher auch Diphtherie).

878 Bei der **Syringomyelie** – einer prozeßhaften Mißbildungskrankheit infolge dysraphischer Störung des Rückenmarkes – entwickeln sich im Rückenmarksgrau zunächst des Halsmarkes in der Nachbarschaft des Zentralkanals, der Basis der Hinterhörner und der Vorderhörner zystische Verfallshöhlen mit progressiver Gliose oder stiftförmiger Glioblastose.

879 **Neurologisch** finden sich dissoziierte Sensibilitätsstörungen, nukleäre schlaff-atrophische Paresen, vegetativ-trophische Störungen, spastische Erscheinungen besonders an den unteren Extremitäten; bei Befallensein des unteren Hirnstammes Hirnnervensymptome (Syringobulbie).
Das **Parkinson-Syndrom,** die häufigste extrapyramidale Bewegungsstörung, ist gekennzeichnet durch die Symptomentrias: Rigor – Tremor – Akinese.

880 **Pathologisch-anatomisch** finden sich Parenchymveränderungen mit Schwerpunkt in der Substantia nigra (Untergang der melaninhaltigen Zellen) infolge primärer Degeneration – Morbus Parkinson; einer erlittenen Encephalitis lethargica – postenzephalitischer Parkinsonismus; seltener infolge Mangeldurchblutung (Arteriosklerose, Narkosezwischenfall, Strangulation, CO-Vergiftung).
Rigor und Tremor werden durch stereotaktischen Eingriff günstig beeinflußt, die Akinese durch Substitution mit L-Dopa.

881 Das **choreatische Syndrom** ist charakterisiert durch unwillkürliche, rasche Zuckungen einzelner Muskeln oder Muskelgruppen mit Bewegungseffekt in verschiedenen Körperregionen, wobei es nicht zu nachfolgenden Kontraktionen des Synergisten kommt (Agonistenkontraktionen).

882 Bei der **Chorea Huntington,** einer dominant erblichen, progressiven Systemerkrankung mit schlechter Prognose, entwickeln sich häufig schon vor Einsetzen der Bewegungsstörungen psychische Veränderungen, wie Reizbarkeit, Enthemmung in affektiver und sexueller Hinsicht, schließlich fortschreitende Demenz. Pathologischanatomisch finden sich Schrumpfung des Caudatums und Putamens infolge Untergangs der kleinen Zellen; das Gehirn ist infolge Abbaus kleiner als normal.

883 Beim **Torticollis spasticus** wird der Kopf zur einen Seite gedreht, zur Gegenseite geneigt unter Anhebung der in Drehrichtung des Kopfes befindlichen Schulter infolge phasisch ablaufender, dystonischer, unwillkürlicher Kontraktionen des M. sternocleidomastoideus der einen, der Halsmuskulatur und des M. trapezius der anderen Seite.

Psychosomatik und Psychotherapie

H. Freyberger

884 Der **Psychosomatik** obliegen die *Diagnostik* und *Therapie* jener *seelischer* Faktoren, welche die Entstehung und Fortdauer *körperlicher* Erkrankungen mitbedingen. Der Psychosomatik obliegen ferner die *Diagnostik* und *Therapie* jener *seelischer* Reaktionen, die durch das Erleben einer *körperlichen* Erkrankung manifest werden.

885 Konversion bedeutet die Verwandlung *(Abwehr)* von – subjektiv – unerträglichen seelischen Inhalten in *körperliche* Symptome. Die Konversion beinhaltet den *Verdrängungsvorgang*, die *Abfuhr* der *affektiven* Erregungssumme und das *somatische Entgegenkommen*. Die Konversion ist die Folge eines *unlösbaren* **Konfliktes,** der – ausgehend von bestimmten Realitätserfordernissen – den Ausdruck des Widerstreites innerhalb des psychischen Apparates („Ich", „Es", „Über-Ich") darstellt.

886 Die verdrängten – d. h. aus dem Bewußtsein eliminierten – seelischen Inhalte erreichen *unbewußtes* Niveau und bedürfen auch in der Folgezeit der ständigen Abwehr („Gegenbesetzungsenergien"). Diese **Abwehr** verläuft nach Art einer *unbewußt-automatischen* Tätigkeit.

887 Die beiden relevanten **Triebqualitäten** des psychischen Apparates sind die *libidinösen* und die *aggressiven* Triebwünsche. Diese beiden Triebqualitäten zeigen während der frühen Kindheitsentwicklung ganz enge Verknüpfungen mit bestimmten *biologischen* Abläufen und spezifischen *Objektbeziehungen*.

888 Jene *biologisch-psychosozialen* **Entwicklungsschritte,** die ein Individuum während der ersten *fünf* Lebensjahre – in Abhängigkeit von seinen Elternfiguren – durchläuft, lassen sich umschreiben anhand der Stichworte *„oral"*, *„anal"* und *„infantil-genital"*.

889 Regression ist die *Reaktualisierung* von entwicklungsgeschichtlich *früheren* Triebqualitäten – insbesondere oralen und analen Triebwunschen – unter dem Einfluß von nicht-verarbeitbaren intrapsychischen *Konflikten* oder/und äußeren *Belastungen*.

890 Die Begriffe **„Narzismus"** und **„narzistisch"** beinhalten definitorisch die verschiedenen Zustände des *Selbstwertgefühls* („innere

Sicherheit", „Wohlbehagen"). Sofern das Selbstwertgefühl realitätsgerecht ist, spricht man von „gesundem" Narzismus; im umgekehrten Falle von *„narzistischer Störung"*, die sich im Dominieren eines übertriebenen Selbstgefühls oder eines übertriebenen Minderwertigkeitsgefühls äußert.

891 Neurosen heißen jene *pathologisch* veränderten Erleben und Verhalten, die zurückgehen auf eine – unbewußt verankerte – *ungelöste Konfliktdynamik* und die überformenden *Abwehrformationen*. Neurosen sind die Folge von Störungen bestimmter biologisch-sozialer Entwicklungsschritte während der frühen Kindheit.

892 Bei Konversionen in *vegetativ* regulierte Organe, die *symptomatologisch manifest* werden, spricht man von *„Organneurose"* oder **„psychosomatischer Störung"**. Sofern demgegenüber die Symptomatologie ausschließlich auf psychischem Niveau faßbar wird, liegt eine **„Psychoneurose"** vor.

893 Der Begriff **„Alexithymie"** beinhaltet das Unvermögen, *Gefühle* hinreichend *wahrzunehmen* und zu *beschreiben* sowie konflikthafte Inhalte zu *verbalisieren*. Es handelt sich um einen wichtigen *Dispositionsfaktor* im Hinblick auf die Entstehung und Fortdauer von *psychosomatischen* Störungen.
Der Alexithymie liegen folgende psychodynamische Prozesse zugrunde: *„depressiv getöntes Objektverlusterlebnis"*, *„narzistische Störung"*, *„oral-regressive Züge"*, *„Aggressionsabwehr"* und *„introspektive Einschränkung"*. Diese Prozesse faßt man unter dem Oberbegriff **„prägenitale Reifungsstörung"** zusammen, die eine spezielle Variante der neurotischen Fehlentwicklung ist.

894 Abhängigkeitswünsche („oral-regressive Züge"), die bei psychosomatischen Patienten eines der psychopathologischen Leitmerkmale darstellen, treten entweder deutlich nach außen hin zutage (*„manifeste Abhängigkeit"*) oder erfahren eine teilweise Unterdrükkung (*„Pseudo-Unabhängigkeit"*) oder werden fast total abgewehrt (*„scheinbar vollständige Unabhängigkeit"*).

895 Die **psycho-somatische Entwicklungslinie** läßt sich anhand folgender Stichworte kennzeichnen: *„nicht-verarbeitbares Objektverlusterlebnis"* ⟶ *„narzistische Kränkung* mit Zügen von *emotionaler Ohnmacht"* ⟶ *„unterdrückte (Frustrations-) Aggression"* ⟶ *„Erschöpfungsdepression"* ⟶ *(psycho-)somatisches Symptom*.

896 Das *psychodynamisch orientierte* **Interview,** das der *Psychoanalyse* modifiziert entlehnt wurde und sich durch bestimmte *assoziative* Techniken auszeichnet, stellt bei psychosomatischen Patienten die hauptsächliche Möglichkeit für die Herausarbeitung von (psycho-)*therapeutischen Anzeigen* dar.

897 Bei psychosomatischen Patienten betreffen die **Behandlungsmöglichkeiten** entweder *stationär-analytisch* orientierte Ansätze mit anschließender ambulanter Nachversorgung oder länger hingezogene *analytisch orientierte gruppentherapeutische* Modalitäten; ferner *ärztliche Gespräche* und die *supportive* Psychotherapie.

898 Jene körperlichen Störungen, die im täglichen Sprachgebrauch häufig als „psychosomatisch" bezeichnet werden, können auch *ausschließlich durch somatische* Faktoren *verursacht* werden. Deshalb hat jeder diagnostischen Festlegung in Richtung der Kategorie „psychosomatisch" eine gründliche somatische **Ausschlußdiagnostik** voranzugehen.

899 Eine psychosomatische Störung entsteht nur dann, falls neben bestimmten psychodynamischen Prozessen – vor allem Alexithymie und prägenitale Reifungsstörung – auch **genotypische Präformierungen** auf *somatischem* Niveau vorliegen; z.B. *Hypersekretion* des *Magensaftes* und *Autoimmunmechanismen*.

900 Dem **Ulcus duodeni** liegt manchmal psychodynamisch ein *Abhängigkeits-/Unabhängigkeitskonflikt* zugrunde, der auch eine *Unterdrückung* von *aggressiven* Triebwünschen beinhaltet, die ihrerseits zur *Stimulierung* der *Magensaftsekretion* beiträgt. *Psychotherapeutisch* kommen psychoanalytische Techniken und ärztliche Gespräche in Frage.

901 Der **Colitis ulcerosa** liegt evtl. psychodynamisch eine schwere *prägenitale Reifungsstörung* mit stark verfestigter *Alexithymie* zugrunde; insbesondere dominieren ausgeprägte Züge von *manifester Abhängigkeit*. Psychotherapeutisch kommen *supportive* Techniken in Frage.

902 Der **Adipositas** liegt evtl. psychodynamisch eine stärkere *prägenitale Reifungsstörung* zugrunde. Die vermehrte Kalorienzufuhr dient vor allem der *Abwehr* von Unlustaffekten (Depression, Trennungsangst und narzistische Kränkung). Die Arzt-Patient-Beziehung erfährt eine Erschwerung durch die *Verleugnungen* der

Fettsuchtkranken im Hinblick auf ihre gesteigerten Eßbedürfnisse. In psychosomatischer Sicht kommen therapeutisch *Selbsthilfe-Gruppen* und *Verhaltenstherapie* in Frage.

903 Der **Anorexia nervosa** liegt psychodynamisch ein verschärfter und prolongierter *Pubertätskonflikt* mit starken Ängsten vor den psychosexuellen Aspekten des Erwachsenenwerdens zugrunde. Trotz erheblicher Abmagerung besteht häufig eine fehlende Krankheitseinsicht, wodurch die Arzt-Patient-Beziehung beeinträchtigt wird. In psychosomatischer Sicht kommt zunächst eine *Sondenernährung* in Frage; späterhin – nach gelungener Wiederauffütterung – stehen psychoanalytische Techniken zur Diskussion.

904 Dem **Asthma bronchiale** liegt manchmal psychodynamisch insofern ein heftiger *Ambivalenzkonflikt* zugrunde, als ausgeprägtere Wünsche nach Abhängigkeit direkt verknüpft sind mit *entgegengesetzten* Wünschen nach zwischenmenschlicher Distanz. *Psychotherapeutisch* kommen – *im symptomarmen Intervall!* – psychoanalytische sowie *supportive* Techniken in Frage.

905 Der **Herzneurose** liegt psychodynamisch eine ausgeprägtere prägenitale Reifungsstörung zugrunde, die sich sowohl in Zügen der *manifesten Abhängigkeit* wie der *Pseudo-Unabhängigkeit* äußert. *Psychotherapeutisch* kommen Modifikationen der psychoanalytischen Technik sowie das supportive Vorgehen in Frage.

906 Bei den **funktionellen Abdominalbeschwerden** und dem **Hyperventilationssyndrom,** die jeweils anhand einer wohlcharakterisierbaren nicht-organischen Symptomatologie charakterisierbar sind, ergeben sich psychodynamisch ebenfalls Anhaltspunkte für eine deutlichere prägenitale Reifungsstörung. Zugehörige gesicherte *psychotherapeutische* Möglichkeiten liegen noch nicht vor.

907 Der **essentiellen Hypertonie** liegt psychodynamisch eine *Abwehr* von *aggressiven* Triebwünschen zugrunde, die ihrerseits mit einer solchen von *Abhängigkeitswünschen* verknüpft ist. Darüber hinaus wird ein – überkompensatorisches – *Leistungsstreben* faßbar. In psychosomatischer Sicht sollte man die antihypertensive Medikation mit einer kontinuierlichen psychologischen Führung verbinden.

908 Dem **Herzinfarkt** liegt oft psychodynamisch eine stärkere Abwehr von Emotionen und Gefühlen aller Art zugrunde, die ihrerseits überkompensiert wird durch ein zwanghaft-rigides *Leistungsstreben*. In psychosomatischer Sicht empfiehlt sich – zusätzlich zur somatischen Medikation – eine *psychologische Führung;* ferner anläßlich des Rehabilitationsprozesses nach Infarktmanifestation eine ergänzende *supportiv-psychotherapeutische* Betreuung.

909 Dauerdialysepatienten sind ein besonders instruktives Beispiel für die *sekundär-psychischen* Rückwirkungen infolge des Erlebens einer beeinträchtigenden Erkrankung. Die jeweilige Ausprägung dieser Rückwirkungen hängt nicht nur ab vom Ausmaß des *Dialysestresses* und dem Grad der *emotionalen Streßbewältigung*, sondern auch von der Intensität einer ergänzenden *Psychotherapie* (s. a. Nr. 871).

910 Psychopharmaka sollten bei psychosomatischen Patienten folgende *Leiteffekte* beinhalten: *„anxiolytisch", „sedativ* bis *schlafbahnend", muskelrelaxierend", „vegetativ-regulierend", antidepressiv"* und *„schmerzdistanzierend".*

Akute Vergiftungen

M. v. Clarmann

911 Die klassische deutsche Giftdefinition des Paracelsus lautet: „Alle Ding sind Gift und nur die Dosis macht, daß ein Ding kein Gift sei." Im strengen Sinne liegt eine **Vergiftung** nur dann vor, wenn Krankheitssymptome oder -zeichen bestehen. Die orale Aufnahme giftiger oder potentiell giftiger Substanzen bezeichnet man, wenn keine Vergiftungssymptome in Erscheinung treten, als *Ingestionsunfall*.

912 Der *Verdacht einer Vergiftung* muß erweckt werden, wenn Menschen plötzlich mit rasch zunehmenden Erscheinungen erkranken oder bewußtlos aufgefunden werden. Hierbei bietet der Kranke oft ein klinisches Bild, das man auch bei anderen Erkrankungen kennt. In diagnostisch unklaren Vergiftungsfällen empfiehlt es sich, mit einem Giftnotrufzentrum zu telefonieren. Die kostenlose Beratung durch einen in der Diagnostik und Therapie von Vergiftungen erfahrenen Kollegen kann in vielen Fällen eine wertvolle Hilfe bedeuten!

913 Die endgültige **Diagnose einer Vergiftung** stützt sich auf das *klinische Bild und den Nachweis der Giftaufnahme* bzw. -ausscheidung und ist im einzelnen zu präzisieren: Aus ihr müssen die einmalige oder chronische Zufuhr, die Art und Aufnahme des Giftes, der Schweregrad bzw. das Stadium der Vergiftung und die Ätiologie (z.B. Unfall oder Suizidversuch) klar hervorgehen.

914 Für die **Erstbehandlung akuter Vergiftungen** sind 5 Maßnahmen von besonderer Bedeutung: *Entgiftung – Antidotbehandlung – Elementarhilfe – Transport – Tatortbegehung und Asservierung*.

915 Die meisten körperfremden Stoffe werden im Organismus chemisch verändert. Je nach Toxizität der entstehenden Metaboliten spricht man hierbei von *Giftung* (z.B. bei Methanol oder Parathion) oder *Entgiftung* (z.B. Äthanol). Voraussetzung für eine wirksame Entgiftung ist die Beantwortung der Fragen: Wie wurde das Gift aufgenommen und wo befindet es sich?

916 Klinisch gibt es nur ein befriedigendes *Zeichen der wirksamen Giftentfernung* aus dem Magendarmkanal: das Erscheinen der gleichzeitig zugeführten Kohle in der dadurch schwarz gefärbten rektalen Entleerung. Die dazu benötigte Zeitdauer nennen wir „Kohlezeit".

917 In Laienkreisen herrscht vielfach die Ansicht, die Behandlung einer Vergiftung bestehe in der Gabe eines spezifischen Antidotes. Vor einer unüberlegten *Verabreichung von Antidoten* ist ebenso zu warnen wie vor einer Suche nach Inaktivierungsmitteln.

918 Aus der Beantwortung der Frage: „Woran stirbt der Vergiftete, wenn ihm nicht geholfen wird?", lassen sich die entsprechenden Elementarhilfsmaßnahmen zwangslos ableiten; denn das Erkennen der *Elementargefährdung* bedeutet auch in diagnostisch noch unklaren Fällen die Möglichkeit der sofortigen gezielten Therapie.

919 Die endotracheale *Intubation* des Kehlkopfes (Avicenna, 980–1037) ist nicht nur eine alte, sondern oft auch lebensrettende Maßnahme der Atemhilfe, die jeder Arzt ebenso beherrschen sollte wie die Beatmung.

920 Die wichtigsten Maßnahmen der *Kreislaufhilfe* sind bei Hypovolämie die sofortige Wiederauffüllung des Umlaufvolumens sowie beim Herz-Kreislauf-Stillstand die Wiederbelebung in 2 Phasen: 1. künstlicher Kreislauf durch Herzmassage, 2. Anregung der spontanen Herzaktion.

921 Bei Vergiftungen erspart *gezielte Soforthilfe* vor dem Transport manche Wiederbelebungsversuche in der Klinik.

922 Bei Vergiftungsverdacht ist immer geeignetes *Material zum Giftnachweis* sicherzustellen. In Frage kommen vor allem Urin (Gesamtmenge!) und Venenblut. Die Proben sind genau mit Namen, Zeit und Identitätskennzeichen zu signieren und die vorangegangene Medikation zu notieren.

923 Alle **Schlafmittel** wirken in höherer Dosierung länger und sind im allgemeinen in 15 bis 20facher Normdosis gefährlich. Hauptgefahren sind die durch die respiratorische Depression eingeleitete Hypoxydose und die damit zusammenhängende, gefürchtetste Komplikation, der irreversible *Schock*. Die bei protrahiert verlaufenden Schockformen zu beobachtende sogenannte Schocklunge wird bei Schlafmittelvergiftungen wegen der gleichzeitigen Bewußtlosigkeit oft als Aspiration verkannt.

924 Die Symptome und klinischen Zeichen der akuten Schlafmittelvergiftung sind in Abhängigkeit von Dosis und Zeit verschieden. Man teilt deshalb die *Schlafmittelvergiftungen* in *5 Stufen* oder Stadien ein.

925 Den größten Aufwand bei der *Therapie der schweren Schlafmittelvergiftung* erfordern die Freihaltung der Atemwege und die Sicherung eines ausreichenden Atemvolumens.

926 Bei *chronischen Schlafmittelvergiftungen* (Drogenabhängigkeit) ist mit Unfallhäufung, verwaschener Sprache, Ataxie, Nystagmus, Reflexstörungen und Thrombozytopenien sowie Anämien zu rechnen. Als Entzugserscheinungen können Schwächezustände, Angstgefühl, Delirium tremens und epileptische Krämpfe auftreten.

927 Kardinalsymptom der **Opiatvergiftung** ist die Atemdepression. Meist bestehen gleichzeitig Miosis, Erbrechen, Kopfschmerzen, Harn- und Stuhlverhaltung, später Zyanose und Kreislaufkollaps; durch Sauerstoffmangel kommt es zu Benommenheit, Koma, Areflexie und Atemlähmung. Bei Kindern finden sich gelegentlich nur Krämpfe.

928 Bei unruhigen **Alkoholvergifteten** ist die Anwendung sedierender Medikamente ebenso gefährlich wie das Unterlassen differentialdiagnostischer Untersuchungen.
Eine Banalisierung der Alkoholvergiftung und die *„Ernüchterung"* eines vermeintlich nur Betrunkenen in der Arrestzelle des nächsten Polizeirevieres hat sich schon bei manchem Patienten als dessen Todesurteil erwiesen.

929 Die Symptome der **CO-Vergiftung** lassen sich aus der eingeschränkten Transportfunktion des Blutes für Sauerstoff durch die reversible Blockierung des Hämoglobins, die zu einer starken Hypoxydose und u. U. sekundären, irreversiblen Schädigungen des Gewebes führt, zwangslos ableiten.

930 Besonders gefährdet sind CO-Vergiftete durch *Aspiration*, da sowohl Bewußtlosigkeit als auch Brechreiz zum Symptomenbild der Intoxikation gehören. Freimachen der Atemwege ist die erste Hilfe für den Bewußtlosen.

931 Eine **Rauchvergiftung** ist keine reine CO-Vergiftung. Potentiell handelt es sich hierbei zugleich um eine Reizstoffvergiftung mit lokaler Schädigung der Atemorgane. Nach mehrstündiger Latenz kann es zum Auftreten eines toxischen Lungenödems kommen.

932 Die Einatmung verschiedener **Metalldämpfe** bzw. -rauche kann ohne Lungenkomplikationen zu Fieber (Metalldampffieber) mit Müdigkeit, Gliederschwere, Schüttelfrost, Kopf-, Gelenk- und Muskelschmerzen führen. Eine besondere Therapie ist nicht erforderlich.

933 Fast alle **Lösemittel** können zu Rauschzuständen und Bewußtlosigkeit, viele nicht feuergefährliche Mittel auch zu parenchymatösen Leber- und Nierenschäden führen. Adrenalin und verwandte Kreislaufmittel sind wegen der Gefahr des Herzkammerflimmerns kontraindiziert.

934 Für schwere Vergiftungen durch **insektizide organische Phosphorverbindungen** ist die Trias: schnell auftretendes, krampfendes Koma, Miosis und Lungenödem typisch. Differentialdiagnostisch ist die starke Verminderung der Cholinesteraseaktivität des Blutes entscheidend.

935 Vergiftungen durch **herbizide Bipyridiliumverbindungen** zeigen nach charakteristischer Latenzzeit proliferative Zellwucherungen im Bereich der terminalen Bronchien und Alveolen, deren Symptome meist erst auftreten, wenn die anfänglichen toxischen Leber- und Nierenschädigungen bereits wieder in Rückbildung begriffen sind.

936 Bei Abdominalkoliken mit hartnäckiger Obstipation und eingezogenen Bauchdecken ist differentialdiagnostisch an eine **Bleivergiftung** zu denken: Biologischer Gradmesser für deren Schwere sind die δ-Aminolävulinsäure- und Koproporphyrin-III-Ausscheidung im Harn und die Anzahl der basophil punktierten Erythrozyten (Tüpfelzellen).

937 Leitsymptom der **Thalliumvergiftung** ist die schmerzhafte (!!) Polyneuritis. Wird die Diagnose erst in der 3. Krankheitswoche mit Beginn des Haarausfalles gestellt, ist die Prognose quoad sanationem zweifelhaft. Die radikale Giftentfernung steht an erster Stelle aller Maßnahmen.

938 Neben einer genauen Anamnese ist bei der Diagnostik von **Nahrungsmittelvergiftungen** besonders auf Latenzzeit, zeitliche Relation von Emesis und Diarrhoe, Fieber und Augensymptomen zu achten.

939 Die häufigste Nahrungsmittelvergiftung wird durch das hitzebeständige *Staphylokokkenenterotoxin* verursacht: Nach einer Latenz von etwa 3 Stunden explosive Diarrhoe meist ohne Fieber. Die Therapie beschränkt sich auf Kreislaufhilfe bzw. Ersatz der verlorenen Elektrolyte und Vermeidung von Erbrechen.

940 Bei **Pilzvergiftungen** sind alle weiteren Teilnehmer der Pilzmahlzeit mit in Behandlung zu nehmen, um jede weitere Giftresorption zu verhindern (erweiterte Giftentfernung). Pilzvergiftungen, deren Symptome 5 oder mehr Stunden nach der Mahlzeit auftreten, erfordern klinische Behandlung.

941 Die **Wasservergiftung** führt unter den Zeichen einer Hypotonie der Körperflüssigkeiten mit signifikantem Abfall von Natrium im Serum zu allgemeiner Schwäche, Unruhe, Apathie, Desorientiertheit, Reflexstörungen, Bradykardie, Papillenödem, Hirndrucksymptomen, epileptischen Krämpfen, Koma, u. U. zum Exitus.

942 Einzelne Komponenten der **Akuleatengifte** besitzen Antigencharakter: Bei hochgradiger Überempfindlichkeit gegen Immengifte (z.B. Bienen) können etwa 4–30 min nach einem einzigen Stich ein tödlicher Schock, das Vollbild des allergisch-anaphylaktischen Schockes oder die Entwicklung von Schockfragmenten eintreten.

Erkrankungen durch äußere physikalische Ursachen

H. Venrath

943 Die geringste Widerstandsfähigkeit gegen **Wärmeverlust** besteht während des Schlafes. Rascher Wärmeverlust im Schlaf bei starker Erschöpfung kann auch ohne extreme Kälteeinwirkung zum *Erfrierungstod* führen. Vorsicht bei Bewußtlosen. Rektaltemperatur messen!

944 Bei **Unterkühlung** rasche Aufwärmung auf Körpertemperaturen von 39–40° (heiße Getränke, Infusionen, Bad, heiße Tücher). Keine zentralen Analeptika wegen Steigerung der Krampfneigung!

945 Bei starker **Hitzeeinwirkung** mit großer Schweißabsonderung wegen Elektrolytverlust rasch Kochsalz zuführen; desgleichen bei *Hitzekrämpfen* (500 ml physiologische NaCl i.v.). Weitere Elektrolytzufuhr unter Kontrolle. Bei großer Wärmezufuhr und behinderter Wärmeabgabe tritt **Hitzschlag** auf, bei Einwirkung ultraroter Strahlen auf den menschlichen Körper ein **Sonnenstich**.

946 Bei **Hautverbrennung** von mehr als 15 % der Körperoberfläche intravenöse Volumensubstitution mit *Plasmaexpandern*. Beim Abschätzen der Verbrennungsfläche Neunerregel anwenden (9 % Kopf, 9 % Brust, 9 % Bauch, 9 % Rücken, Arme je 9 %, Beine vorn wie hinten je 9 %). Abdecken der verbrannten Stellen mit sterilen Tüchern. Keine Herz- oder Kreislaufmittel!

947 Bei **Höhenkrankheit** neben Sauerstoffgabe Zusatz von 5 % CO_2, da die Höhenkrankheit überwiegend auf eine *Hyperventilationsalkalose* zurückzuführen ist.

948 Ursache der **Caissonkrankheit** ist die Freisetzung gelösten Stickstoffs bei zu raschem Druckabfall. Optimale Therapie ist die Rückbringung in Druckkabine mit langsamer Depression (für je 3 Atü 70 min Ausschleusungszeit).

949 Älteren Menschen, wie Patienten mit Herz- und Lungenschäden, mit Trommelfelldefekten sowie Adipösen, ist das **Sporttauchen** zu verbieten.

950 Werden **Schallintensitäten** von 60–70 Phon überschritten, ist mit irreparablen **Hörschäden** zu rechnen. Flugzeugmotore erzeugen in ca. 10 m Abstand 120–130 Phon!

951 Grundsätzlich vor Berühren des **Elektrostromverletzten** Stromkreis unterbrechen. Bei Verdacht auf Stromschäden nach Strommarken suchen. Bei **Herzstillstand** infolge Einwirkung elektrischen Stroms, Herzmassage und künstliche Beatmung. So rasch wie möglich Defibrillation und Infusion von TRIS- oder Bicarbonatlösung zur Pufferung der Azidose, die oft Kammerflimmern unterhält (s. a. Nr. 241).

952 60% vom **Blitz Getroffener** überleben. Schäden durch Blitzverletzung sind solchen durch elektrische Stromenergie gleichzusetzen und entsprechend zu behandeln.

953 Bei Einwirkung **offener wie geschlossener radioaktiver Strahler** (z.B. Reaktorzwischenfall), wobei die Strahlendosis nicht abschätzbar ist, hat man sich grundsätzlich so zu verhalten, als läge die Dosis im kritischen Belastungsbereich; diese beträgt bei Ganzkörperbestrahlung beim Menschen um 200–300 r.

Die *strahlenempfindlichen Gewebe* sind die Mausergewebe, d.h. Gewebe mit hohem Zellumsatz und hoher Teilungsrate: Keimdrüse, hämotopoetisches Gewebe, Schleimhäute des Magen-Darmtraktes, Anhangsgebilde der Haut.

954 Dauerbelastung mit kleinen **Strahlendosen** von 1–10 r pro Tag zeigen infolge Kumulation statistisch gesichert Strahlenschäden.

Da ein **chemischer Strahlenschutz** noch nicht existiert, schützen gegen ionisierende Strahlen nur die strenge Einhaltung der Strahlenschutz-Vorschriften und Abstand vom Strahler.

Internistische Behandlung von Tumorleiden

R. Gross

955 Die **Chemotherapie** der Tumorleiden (Zytostase) – allein oder kombiniert mit Operationen und verschiedenen Formen von Bestrahlung („Stahl und Strahl") – hat derzeit die folgenden *Indikationen:* generalisierte Tumorleiden oder allgemeine Metastasierung, Unmöglichkeit einer Bestrahlung von der Haut oder vom betroffenen Organ her, Persistenz allgemeiner Tumorsymptome nach Bestrahlung oder Operation, evtl. Sicherheitskuren nach Operation oder Röntgenbestrahlung (sogen. *„adjuvante Chemotherapie")* dazu: Immunsuppression bei bedrohlichen, anderweitig nicht zu beherrschenden Autoaggressionskrankheiten und Abstoßung transplantierter Organe.

956 Die **moderne Behandlung** strebt mehr und mehr auch bei nicht mehr radikal operablen Tumoren eine operative Verkleinerung der Herde an, gefolgt von sinnvoll kombinierter Bestrahlung und (oder) Chemotherapie an („combined modality").

957 Die meisten derzeitigen Zytostatika hemmen die Proliferation auch rasch sich erneuernder normaler Gewebe und weisen nur eine oft *dosisabhängige relative Selektivität* gegenüber allen oder bestimmten Tumoren auf. **„Nebenerscheinungen"** müssen daher in gewissem Umfang in Kauf genommen werden. Andererseits rechtfertigt nur der Gewinn „lebenswerten Lebens" den Einsatz.

958 Die wichtigsten **unerwünschten Wirkungen** der Zytostatika sind: Hemmung der normalen Blutbildung, Beeinträchtigung der Infektabwehr, hämorrhagische Enterokolitis, hämorrhagische Zystitis, Haarausfall, Nagelveränderungen, Urikämie oder (bei Knochenherden) Hyperkaliämie, Gefahr der Sterilität, teratogener oder mutagener Schäden, Gefahr kanzerogener Wirkungen.

959 In der **Hämatopoese** sind in absteigender Reihe gegen Zytostatika empfindlich: Lymphozytopoese, Granulozytopoese, Thrombozytopoese, Erythrozytopoese. Eine mäßige Leukozytopenie (von 2000–4000/cmm) ist ein Indiz voller Ausschöpfung der individuellen Toleranz, Leukozytenzahlen unter 2000/cmm oder Granulozytenzahlen unter 1200/cmm zwingen zur Unterbrechung der Behandlung.

960 Die z.Z. benutzten Zytostatika gehören überwiegend zu folgenden Gruppen: 1. **Alkylierende Substanzen** mit einer oder mehreren reaktiven („alkylierenden") Gruppen; 2. **Antimetaboliten**, die kompetitiv die De-novo- oder Resynthese von Nukleoproteiden hemmen (Purinanaloge, Pyrimidinanaloge, Aminosäurenanaloge, Koenzymanaloge); 3. **Hemmstoffe pflanzlicher Herkunft.** Die letzteren wirken z.T. als Metaphasen- oder Spindelgifte auf die Mitose selbst, die meisten übrigen auf die Synthesephase (Verdoppelung) von Nukleoproteiden. 4. Substanzen unterschiedlicher chemischer Konstitution und Wirkungsmechanismen **(„Sonstige")**. Sie greifen meist in **die** Nukleoproteidsynthese oder inaktivieren die Nukleoproteid-Makromoleküle.

961 Kombinationen verschiedener Zytostatika sollen die Entwicklung einer Resistenz verhindern und die therapeutischen Wirkungen addieren oder potenzieren, ohne die unerwünschten Effekte („Nebenwirkungen") zu steigern. Grundlage ist der verschiedene Angriffspunkt einzelner Zytostatika. Die **Polychemotherapie** mit 3, 4 oder mehr Substanzen ist heute bei den akuten Leukosen, malignen Lymphomen und bei den meisten soliden Tumoren die Methode der Wahl.

962 Bei der häufig kurzen Halbwertzeit der Zytostatika im Organismus und bei der Empfindlichkeit meist nur einer Phase im Reduplikationszyklus der Zelle ist das **„Timing"**, d.h. die zeitgerechte Anwendung, von großer Bedeutung.

963 Bei der **Teilsynchronisation** werden die sich asynchron teilenden Tumorzellen erst in einer Phase vorübergehend arretiert und dann bei gleichzeitigem Wiedereintritt in die Teilung zeitgerecht von einer zytociden Substanz oder Kombination getroffen.

964 Eine Hauptquelle der **Resistenz** sind neben der Tumormasse die aktuell nicht teilenden, aber potentiell teilungsfähigen Zellen (sogenannte G_0-Phase).

965 Für die Einleitung einer Remission der **akuten Leukämie** werden meist Dreier- und Viererkombinationen aus Prednisolon, Vincristin, 6-Mercaptopurin, Daunorubicin oder Cytosin-Arabinosid in standardisierter Sequenz (Dosen nach kg Gewicht oder m^2 Körperoberfläche) gegeben, für die Erhaltungsbehandlung Prednisolon, 6-Mercaptopurin und intermittierende Dosen von Methotrexat. Eine

Dauerbehandlung oder Reinduktionsbehandlung (wie zu Beginn) sind erforderlich.

966 Chronische Myelosen sprechen etwa gleich gut auf Milzbestrahlungen (jeweils 300 bis 500 rad, evtl. kombiniert mit wenigen Ganzbestrahlungen von z.B. 5–20 rad) und auf die besonders im myeloischen System wirksamen Präparate Busulfan („Myleran") oder Dibrommannit („Myelobromol") oder 6-Mercaptopurin („Purinethol") an. Busulfan ist auch das Mittel für eine Langzeiterhaltungsbehandlung.

967 Bei Lymphosarkomatosen und chronischen Lymphadenosen (in neuerer Terminologie: **Non Hodgkin-Lymphome** niedrigeren oder höheren Malignitätsgrades) kommen für größere Herde oder Drüsenpakete die Röntgenbestrahlung, für den leukämischen Prozeß als solchen in erster Annäherung Chlorambucil („Leukeran") oder kleine fraktionierte Ganzbestrahlungen in Betracht. Prednisolon kann in kleinen Dosen die Behandlung unterstützen, in Dosen über 100 mg täglich bei Einzelfällen eine Remission herbeiführen.

Präventiv-medizinische Gesichtspunkte bei inneren Krankheiten

W. Bolt und P. Schölmerich

968 Die **Präventivmedizin** hat 3 Aufgaben.
1. Suche nach *krankheitsauslösenden* Faktoren und deren Ausschaltung beim individuellen potentiellen Patienten *(primäre Prävention)*.
2. Erfassung von *initialen Krankheitssymptomen* und deren Beseitigung oder Milderung *(sekundäre Prävention)*.
3. Vermeidung von *Krankheitsrezidiven* durch besondere Verfahren der *Rehabilitation* und Ausschaltung von krankheitsfördernden Faktoren *(tertiäre Prävention)*.

969 Grundlage der *Präventivmedizin* ist die Erfassung epidemiologischer Daten über Krankheitsentstehung und -verbreitung. Als Ergebnis epidemiologischer Studien lassen sich für eine Reihe von Krankheiten sog. *Risikofaktoren* definieren (Herzinfarkt, Bronchialkarzinom, Leberzirrhose).

970 Als **Risikofaktoren** für die Entstehung der Gefäßsklerose gelten Hypercholesterinämie, Zigarettenabusus, Hypertonie, Diabetes mellitus, Gicht und Adipositas. Für die Organmanifestation der Gefäßsklerose haben die Risikofaktoren unterschiedliche pathogenetische Bedeutung.
Das Vorhandensein mehrerer *Risikofaktoren* beim gleichen Individuum potenziert das *Erkrankungsrisiko*, wie an Langzeitstudien (z.B. Framingham-Studie) nachgewiesen wurde.

971 Eine Ausschaltung der *Risikofaktoren* durch Senkung eines gesteigerten arteriellen Druckes, Einstellung eines Diabetes mellitus, Senkung des Cholesteringehaltes im Serum, Gewichtsabnahme, Beendigung des Zigarettenabusus führt nachweisbar zur Verminderung der Erkrankungshäufigkeit an Organkomplikationen der Gefäßsklerose.

972 Durch eine Reduktion des *Zigarettenkonsums* ist auch die Erkrankungshäufigkeit an *Bronchialkarzinom* deutlich zu verringern. Exraucher haben ein mit zunehmendem Abstand vom Zeitpunkt der Beendigung des Zigarettenrauchens sich verkleinerndes Erkrankungsrisiko.

973 Die **sekundäre Prävention** wird durch *Früherfassung von* Krankheitssymptomen wirksam. Sie ist imstande, bei bösartigen Tumoren durch Frühoperation Heilung zu bringen, bei rheumatischen Erkrankungen, chronischer Bronchitis und zahlreichen anderen Krankheiten durch Frühbehandlung schwerere Auswirkungen der Krankheiten zu verhindern.

974 *Primäre und sekundäre Prävention* kann durch systematische **Vorsorgeuntersuchungen** wirksam werden. Die Beteiligung der Bevölkerung an solchen Vorsorgeuntersuchungen ist noch enttäuschend gering. In diesem Bereich hat der Arzt *gesundheitserzieherische Funktionen,* die eine Änderung der Lebensführung potentieller Patienten erreichen sollte.

975 Die **tertiäre Prävention** stellt eine Rezidivprophylaxe oder die Vermeidung von Komplikationen bei manifester Erkrankung dar, z. B. nach einem Herzinfarkt. Hierbei vermögen körperliches Training, Fettrestriktion, Gewichtsabnahme, Normalisierung des erhöhten Blutdruckes und emotionale Entlastung die Reinfarktquote zu vermindern. Die Wirksamkeit der *tertiären Prävention* steht gleichfalls in enger Beziehung zur Motivation der Patienten, die durch Gruppenbehandlung, psychologische Beratung und Gesundheitsaufklärung gefördert werden kann.

Grundlagen und Praxis der Begutachtung in der Inneren Medizin

H. Leithoff

976 Krankheit ist kein isoliertes medizinisches Problem. Sie berührt in starkem Maße die Rechtssphäre eines Menschen. Zur Klärung streitiger rechtlicher Verhältnisse ist der Arzt als **Sachverständiger** aufgerufen.

977 Der Patient benötigt in gewissen Phasen seines Lebens das richtig abgefaßte ärztliche **Gutachten** ebenso wie das Medikament. Der Arzt sollte daher die Gutachtenerstattung ebenso erlernen und beherrschen wie die Diagnostik und die Therapie.

978 Der Arzt soll aufgrund seiner Sachkunde und Erfahrung den Verwaltungsorganen, den Gerichten, Versicherern und Versicherten helfen, die Wahrheit zu erkennen und eine möglichst gerechte Entscheidung zu treffen. Er muß wissen, daß er *im rechtlichen Bereich als Sachverständiger nur die* **Funktion eines Beraters** hat. Das Recht der Entscheidung steht ihm nicht zu.

979 Es geht primär beim Gutachten für den Arzt nicht um das Wohl des Probanden, sondern um die **Wahrheit.** Der Arzt, der wider besseres Wissen ein falsches Zeugnis über den Gesundheitszustand seines Patienten zur Vorlage bei einer Behörde oder bei einer Versicherungsgesellschaft ausstellt, kann mit Freiheitsentzug bis zu 2 Jahren bestraft werden.

980 Die Pflicht zur **Unparteilichkeit** und **Sorgfalt** ist dem Sachverständigen kraft Gesetzes auferlegt. Ihre Beachtung muß er auf Verlangen des Gerichts mit dem Eid bekräftigen.

981 Vor der Erstattung eines Gutachtens ist zu prüfen, ob nicht die **ärztliche Schweigepflicht** verletzt werden könnte. Grundsätzlich darf der Arzt das Geheimnis seines Patienten nur preisgeben, wenn dieser ihn von der Schweigepflicht entbunden hat oder eine Rechtspflicht zur Offenbarung besteht.

982 Eine Schweigepflicht besteht dann nicht, wenn der Arzt im Verlauf eines gerichtlichen Verfahrens jemanden auf Anordnung des Gerichts oder der Ermittlungsbehörde zu untersuchen hat.

983 Der niedergelassene Arzt ist grundsätzlich nicht *zur Erstattung von Gutachten verpflichtet*. Er kann jedoch für sein Fachgebiet jederzeit vom Gericht und von der Staatsanwaltschaft zum Sachverständigen bestellt werden. Dies begründet die **Verpflichtung, ein Gutachten zu erstatten**. Eine solche Verpflichtung kann auch durch ein Vertrags- oder Anstellungsverhältnis begründet werden.

984 Vor Gericht kann der *Sachverständige* sein **Gutachten** aus denselben Gründen wie ein Zeuge seine Aussage **verweigern** (nahe Verwandtschaft, **Selbstbezichtigung** bei wahrheitsgemäßer Aussage). Bei Besorgnis der **Befangenheit** des Sachverständigen (Freundschaft oder Feindschaft zu dem Untersuchten) oder mangelnder Sachkunde kann der Sachverständige von der Verpflichtung zur Gutachtenerstattung durch das Gericht entbunden werden.

985 Das juristische **Kausalitätsdenken** unterscheidet sich vom naturwissenschaftlich geprägten Kausalitätsdenken des Mediziners. Der Arzt ist um eine möglichst wertungsfreie Kausalität bemüht. Demgegenüber ist der Kausalitätsbegriff des Juristen von der rechtlichen Funktion geprägt.

986 Den rechtlichen Bedürfnissen entsprechend existieren deshalb in den einzelnen Rechtsgebieten unterschiedliche **Kausalitätstheorien.**

987 Im **Strafrecht** gilt die **Bedingungstheorie.** Eine Handlung wird dann als kausal für einen Erfolg angesehen, wenn sie nicht hinweggedacht werden kann, ohne daß der Erfolg entfiele. Alle Bedingungen, die zum Erfolg beigetragen haben, sind kausal und haben gleiches Gewicht. Man spricht deshalb auch von der **Äquivalenztheorie.**

988 Im **Zivilrecht** gilt die **Adäquanztheorie.** Nicht jede Bedingung, die den Erfolg herbeigeführt hat, begründet eine Haftung, sondern nur die, die nach allgemeiner Lebenserfahrung auch hierfür geeignet ist. Ein außergewöhnlicher, völlig unnormaler Ablauf des Geschehens gilt nicht als kausal und begründet keine Haftung, weil die Ursache dem Erfolg nicht adäquat ist.

989 Im **Sozialrecht** gilt die **Theorie der wesentlichen Bedingung.** Das im Strafrecht geltende Prinzip der Gleichwertigkeit aller Bedingungen ist verlassen zugunsten einer Wertung. Unter den konkurrierenden Bedingungen ist die auszuwählen, die für den Geschehensablauf wesentlich und somit richtungweisend war.

990 Der **Beweiswert der medizinischen Aussage** hat in den einzelnen Rechtsgebieten unter Umständen verschiedenes Gewicht. Dies führt dazu, daß das gleiche Gutachten z. B. in der Sozialgerichtsbarkeit zur Bejahung des Zusammenhanges und im Strafverfahren unter Umständen zur Verneinung eines solchen Zusammenhanges führen kann.

991 Im Strafrecht muß der Nachweis des Kausalzusammenhanges im allgemeinen durch den Sachverständigen mit Gewißheit oder zumindest mit **an Sicherheit grenzender Wahrscheinlichkeit** erbracht werden. Im Sozialrecht genügt dagegen schon die **einfache Wahrscheinlichkeit.** Sie liegt vor, wenn mehr Argumente für als gegen einen Zusammenhang sprechen.

992 Das Gutachten wird in der Regel für medizinische Laien erstattet. **Sprache und Stil** müssen dem Rechnung tragen. Die Darlegungen müssen *knapp und verständlich* sein. Sie sollen es den Beteiligten ermöglichen, den Sachverhalt zu erfassen, kritisch zu bewerten und sich eine eigene Meinung aufgrund der Darlegungen des Sachverständigen zu bilden.

993 Auch das **freie Gutachten,** ob mündlich oder schriftlich vorgetragen, muß eine *äußere und innere Ordnung* erkennen lassen. Wiederholungen und Auslassungen werden dadurch leichter vermieden, der Sinnzusammenhang besser erkennbar.

994 Aus dem Gutachten muß hervorgehen, von wem es kommt, an wen es gerichtet ist, von wem es handelt und wann und wo es erstattet wurde. Irrwege und irrtümliche Zuordnung werden vermieden, wenn das Aktenzeichen des Auftraggebers und die Kenn-Nummer der eigenen Registratur stets angegeben werden.

995 Eingangs ist die **Fragestellung** wörtlich zu zitieren. Sie muß gedanklich während des ganzen Gutachtens stets gegenwärtig sein.

996 Der Sachverständige soll die **Anamnese** gründlich erheben und dem Patienten geduldig zuhören. Mitteilenswert im Gutachten ist jedoch nur das, was für die Beweisfrage von Bedeutung ist. Das gleiche Prinzip gilt für die Befunderhebung. Nur so gelingt es, die Fülle der für den Laien gleichwertigen Daten überschaubar zu machen und die wesentliche Entwicklung in einer **Längsschnittanalyse** herauszuarbeiten.

997 Die **Klagen** des Patienten sollen nach Möglichkeit **wörtlich** zitiert, auf keinen Fall sofort unter Weglassung der Formulierung des Patienten in medizinische Diagnosen umgesetzt werden. Subjektiv geäußerte Beschwerden und objektiv zu erhebender Befund müssen streng voneinander getrennt werden.

998 *Vorgeschichte und Befunde* sollten logisch und in ihrem zeitlichen Ablauf so geordnet werden, daß sie den Kundigen zur **Diagnose** hinführen. Bei Mehrdeutigkeit der Befunde sind die differentialdiagnostischen Möglichkeiten zu erwähnen. Es ist zu begründen, warum man sich für eine entscheidet.

999 Bei der *Auseinandersetzung mit abweichenden Äußerungen von Vorgutachten* darf das **sachliche Argument nicht in Werturteile** umgemünzt werden. Nicht der Vorgutachter, sondern das Beweisthema ist zu beurteilen. Es ist schließlich zu bekennen, mit welchem Grad von Sicherheit die eigene Auffassung vertreten wird und ob sie der **herrschenden Lehrmeinung** entspricht.

1000 Das Gutachten ist mit einer **Zusammenfassung** seines wichtigsten Ergebnisses abzuschließen. Es handelt sich dabei nicht um eine Kurzfassung des Gutachtens. Die **Beantwortung** der eingangs gestellten **Beweisfrage** genügt.

Sachverzeichnis

Vorbemerkungen: Die Zahlenangaben hinter den Stichworten beziehen sich auf die Merksatznummer. Bei den einzelnen Merksätzen finden sich ggf. Querverweise auf andere Merksätze zum gleichen Stichwort.

Die Laute ä, ö, ü, äu stehen an den Stellen, die ihnen nach der Schreibweise ae, oe, ue und aeu zukommen. Zusammengesetzte Ausdrücke, die unter dem ersten Wortbestandteil nicht gefunden werden, sind unter dem zweiten zu suchen, z.B. *symptomatische Anämie* unter *Anämie*. Mehrgliedrige Stichwörter, bei denen die nosologische Charakterisierung vom ersten Wortglied getragen wird (z.B. *Hypertonische Massenblutung* oder *Nephrotisches Syndrom*), wurden in der normalen Wortfolge belassen und entsprechend alphabetisch eingeordnet.

Abdominalbeschwerden, funktionelle 906
Abhängigkeitswünsche 894
Abwehr, psychosomatische 886
Adams-Stokes-Anfall 239
Adenoviren 77
Adipositas, Psychodynamik 902
Adrenogenitales Syndrom, kongenitales 703
– –, spätes weibliches 703
Akromegalie 594, 603
Akroosteolyse 809
Akrozyanose 369
Akuleatengifte 942
Akutes Abdomen 502
Alastrim 82
Aldehydprobe, umgekehrte 574
Aldosteron 639
Aldosteronismus, sekundärer 649
Aldosteronsekretion, Regulation 642
Aldosteronüberproduktion 640
Alexithymie 893
Alkalireserve 721
Alkalose 717 ff
–, metabolische 719

–, respiratorische 718
Alkaptonurie 556, 561
Alkoholhypoglykämie 515
Alkoholvergiftung 928
Alkylierende Substanzen 960
Allele, mutierte 14
Altersdiabetes 669
Alveolitis, exogen allergische 424
–, fibrosierende 425
Amenorrhoe, primäre 699
Amyloidniere 755
Anämien, aplastische 139
–, hämolytische 133
–, –, erbliche 138
–, –, hereditäre nichtsphärozytäre 566
–, megaloblastische 589
–, sideroachrestische 140
–, Ursachen 123
Anamnese, Aufbau 3
Anamnestische Reaktion 148
Androkortikoide 638
Andrologie 687 ff.
Aneuploidie 22
Angina abdominalis 466
– pectoris-Anfall 245

Angina Plaut-Vincenti 72
Angiokardiographie 218
Angiolopathie, diabetische 368
Angiopathien 359 ff.
–, diabetische 664
–, Einteilung 359
Anorexia mentalis 649
– nervosa 684
– –, Psychodynamik 903
Antibasalmembran-Antikörper 737
Antigen 28, 828
Antigen-Antikörper-Komplement-Komplexe 736
Antikörper 28, 146, 829
–, antimitochondriale 843
–, mobile 146
–, sessile 146
Antikörperbildung 147
Antikörpermangelsyndrom 149
Antimetaboliten 960
Anurie 727
Aortenisthmusstenose 294 ff.
Aortenklappenfehler, operative Therapie 272
Aortenklappeninsuffizienz 256, 268, 269
Aortenklappenstenose 265 f.
Aortenstenose, angeborene 293
–, relative 269
Apexkardiographie 218
Aplastisches Syndrom 139
Arachnodaktylie 576
Arbo-Viren 88
Arteriitis temporalis 847
Arteriosklerose 361 f
Arthritis, rheumatoide 803
Arthrosen 815
Ascaris lumbricoides 47
Asbestose 428
Asthma, allergisches 414
– bronchiale, Psychodynamik 904
–, Intrinsic 418
Atemmechanik, Störungen 400
Atemruhelage 401

Auffrischungsimpfungen 148
Augenveränderungen, diabetische 662
Ausschlußdiagnostik, somatische 898
Autoaggression 835
Autoantikörper, antithrombozytäre 194
Autoimmunkrankheiten 174
Autosensibilisierung 835
Avitaminosen 583 ff.
AV-Block 239
AV-Knoten 235
AV-Überleitungsstörungen 237
A-Welle (Trikuspidalstenose) 273
Azidose 717 ff.
–, diabetische 668
–, metabolische 719 f., 724
–, renale 748
–, respiratorische 718
Azoospermie 689

Backwash ileitis 472
Bakterien 42
–, anaerobe 63
Bakteriurie 729
–, asymptomatische 747
Bakteroides-Gruppe 64
Banti-Syndrom 173
Barrsche Körperchen 12
Bartter-Syndrom 649
Bauchspeicheldrüse 494 ff.
Bayliss-Effekt 863
BCG-Impfung 116
Begleitmyokarditiden 314
Begleitpleuritiden 104
Begutachtung 976 ff.
Beinvenenthrombose 383 ff.
Besenreiservarizen 372
Beta-Laktamantibiotika 34
Beulenpest 58
Bilharziose 48
Bilirubin 517
Bilirubinämie, posthepatitische 522

Sachverzeichnis

Blasen-Bilharziose 48
Bleivergiftung 936
blind-loop-Syndrom 459
Blindsacksyndrom 468
Blitzschlag 952
B-Lymphozyten 827
Blue bloater 410
Blutbild, buntes 157
–, embryonales 155
–, Linksverschiebung 153
Blutbildende Organe, Neoplasien 163
Blutbildung, extramedulläre 155
Blutdruck, Normgrenzen 332
Blutdruckmessung 208
Bluteosinophilie 156
Boosterung 148
Borrelia 71
Bronchialasthma 416 ff.
Bronchialkarzinom 430 ff.
Bronchiektasen 420
Bronchiolitis, akute 406
Bronchitis, bakterielle, Erreger 408
–, chronische 407 ff.
Bronchopneumonie 443
Bronchoskopie 398
Brucellose 59
Brustschmerzen, pleurale 396
Bronzediabetes 666
Budd-Chiari-Syndrom 536
B-Zellinsuffizienz 494
B-Zelltumoren 512

Caissonkrankheit 948 f.
Canicola-Fieber 73
Cataracta diabetica 662
Chemotherapeutika, Angriffspunkte 34
Chemotherapie, adjuvante 955
–, unkritische 35
Chlamydien 41
Chlostridien 66
Cholera 62
Cholezystitis, akute 554

Chorea Huntington 882
Choreatisches Syndrom 881
Chorionkarzinom 773
Chromosomenaberrationen 11 ff.
– und Stoffwechselstörungen 24
Chronisch-venöse Insuffizienz 379
Ciliophoren 44
Climacterium virile 690
CO_2-Partialdruck 722
CO-Vergiftung 929
Colitis ulcerosa 471 ff.
–, –, Psychodynamik 901
colony forming units 144
Coma diabeticum 668
–, –, Therapie 676
– hepaticum 523
combined modality 956
Conn-Syndrom 648
Cor pulmonale 445 ff.
Courvoisiersches Zeichen 553
Coxsackie-Viren 90
Cushing-Syndrom 636, 646

Darm-Bilharziose 48
Darmerkrankungen, gefäßbedingte 466
Darmflora, normale 32
Darmtuberkulose 465
Dauerdialyse-Patienten 871, 909
Dehydration, extrazelluläre 710
–, hypotone 711
–, hypertone 709
–, isotone 710
Dermatomykosen 43
Dermatomyositis 851 ff.
Diabetes hepatogener 666
– insipidus 605
– – renalis 750
– mellitus 655 ff.
– –, asymptomatischer 658
– –, chemischer 659
– –, Diagnostik 670
– –, extrapankreatischer 652
– –, klinischer 660

Diabetes mellitus, latenter 658
– –, manifester 660 ff.
– –, potentieller 657
– –, subklinischer 659
– –, suspekter 658
– –, Therapie 673
–, renaler 562
Diabetesformen, sekundäre 666
Diabetesprophylaxe 677
Diabetestyp, juveniler 669
Diagnostik, pränatale 24
Diarrhoe 479
Diastolischer Dip 328
– Galopp 261
Dickdarmadenome 475
Dickdarmdivertikel 469
Dickdarmdivertikulitis 469
Dickdarmerkrankungen 460 ff.
Dickdarmpolypen 475
Diphtherie 65
Dolichostenomelie 576
Dominanz 15
Ductus Botalli apertus 287
Dünndarmdivertikel 468
Dünndarmerkrankungen 460 ff.
Dünndarmtumoren 467
Duodenaldivertikel 468
Duodenalerkrankungen 448 ff.
Dumping-Spätsyndrom 515
Durchblutungsstörungen, funktionelle 365
Durchfall 479
Durstgefühl 713
Drumsticks 12
Dyspnoe 208
Dysproteinämie 150
– und Purpura 198
Dysurie 727
– bei Männern 768

ECHO-Viren 91
Eisenbestand 125
Eisenmangel 126
–, Therapie 127

Eisenmangelanämie 125
Eisenmenger-Reaktion 296
Eisenspeicherkrankheit 532
Ein-Gen-Ein-Enzym-Hypothese 556
Ein-Gen-Eine-Polypeptidkette-Hypothese 559
Einflußstauung, obere 326
Elektrokardiogramm 212 ff.
– und Herzrhythmusstörungen 236
– bei Hypertrophie des rechten Ventrikels 215
–, intrakardiales 218
– bei ischämischen Kardiomyopathien 246
– – Mineralstoffwechselstörungen 216
– – Perikarditiden 323
Elektrolythaushalt, Störungen 706 ff.
Elektrostromverletzungen 951
Embolie 380 ff.
Embryopathia diabetica 657
Endokarderkrankungen 297 ff.
Endokarditis, bakterielle 301 ff.
–, rheumatische 298
Enteritis, akute 460
– regionalis 461
Enterobakterien, fakultativ pathogene 55
Enteropathie, cholerheische 485
–, exsudative 489 ff.
Entgiftung 915
Entwicklungsschritte, biologisch-psychosoziale 888
Enzymaktivität, reduzierte 16
–, veränderte 16
Enzymdefekte, genetisch bedingte 702
Enzymopathien, hereditäre 555 ff.
EPH-Gestose 757
Epididymitis 773
Epitheloidzelltuberkel 117
Epstein-Barr-Virus 81, 519

Erbgang, monofaktorieller 19
—, multifaktorieller 19
Erbleiden, autosomal dominante 13
—, — rezessive 14
—, empirische Risiken 23
—, genetische Beratung 23
Erysipel 53
Erythema nodosum 119
Erythermalgie, primäre idiopathische 370
—, sekundäre 370
Erythrämie 143
Erythrozyten 122
—, Lebensdauer 132
Escape-Phänomen 640
Erwachsenendiabetes 669
Extramedulläres Syndrom 155

Fäkalurie 776
Fallotsche Tetralogie 290
Fanconi-Syndrom 750
Farmerlunge 424
Favismus 21, 565
Feldfieber 73
Felty-Syndrom 808
Feminisierung 638
—, Syndrom der testikulären 694
Fernrohrfinger 809
Fettleber 547
Fettsucht 678 ff.
—, Psychodynamik 902
Fieberbronchoskopie 398
Fibroadenie der Milz 173
Fibrinolyse, intravasale 189
Fieber, rheumatisches 801 ff.
—, — und Herzklappenfehler 300
—, Typ Pel-Ebstein 160
Flagellaten 44
Flecktyphus 74
Foetor hepaticus 542
Folsäuremangel 589
Fruktoseintoleranz 563
Funikuläre Spinalerkrankung 868

Galaktosämie 16, 563
Galle, lithogene 550
Gallensäurekonjugation, bakterielle 488
Gallensteine 550 ff.
Gametogonie 45
Gardner-Syndrom 475
Gastrinom 509
Gastritis, akute 453
—, chronische 453
Gefäßinsulte, zerebrale 858
Gefäßverschluß, arterieller akuter 385
Gegenbesetzungsenergie 886
Gehirn, arteriovenöse Aneurysmen 856
Gelbsucht 517
—, Ursachen 518
Gelenkerkrankungen 799 ff.
Gen, dominantes 15 f.
—, mutiertes 13
—, rezessives 15 f.
Genetische Beratung 23
Genotypische Präformierung 899
Genprodukt 16
Genwirkung, additive 19
Gerinnung, disseminierte intravasale 188
Gewebseosinophilie 156
Gicht 557, 578 ff.
—, chronische 581
Gichtanfall 580
Gichtniere 582
Gigantismus, hypophysärer 595, 602
Glomerulosklerose, diabetische 753
Glomerulonephritis, akute 734 ff.
—, chronische 739 ff.
—, minimal proliferierende 741
—, perakute 738
—, rapid progrediente 738
—, subakute 738

Glukose-6-Dehydrogenase-Mangel 565
Glukose-6-Phosphatdehydrogenase 21
Glukosurie, renale 750
–, –, familiäre 562
Glukokortikoidausfall 637
Glukokortikoidsekretion, Regulation 641
Glykogenspeicherkrankheiten 564
Glykosideffekt 223
Glykosidempfindlichkeit 227
Glykosidtherapie 222 ff.
Gonadendysgenesie 697, 699
Goodpasture-Syndrom 737
Granulation, toxische 153
Granulozytopenien 171
Granulozytopoese 145
Grippe 83
Grippeschutzimpfung 84
Gutachten, ärztliches 977 ff.
Gynäkomastie 698

Hämatemesis 558
Hämaturie 771
Hämochromatose 532
Hämodialyse 764
Hämoglobin 122
Hämoglobinopathien 135
Hämolyse, lienale 134
– nach Malariamitteleinnahme 21
Hämolysine 42
Hämophilien 179 ff.
Haemophilus influenzae 61
Hämorrhagische Diathesen 175 ff.
Hämostase 175
Haptene 828
Haptenisierung 828
Harnsteinprophylaxe 780
Harntraktanomalien 769
Harnwegsinfekte, fieberhafte 766
– bei Frauen 767
Hautverbrennungen 946
Heberdensche Knoten 817

Heinzsche Innenkörperchen 565
Hemikranien 855
Hepatitiden 519 ff.
Hepatitis, chronische 524
–, fulminante 523
–, rezidivierende 523
Hepatolentikuläre Degeneration 898
Hepatoportale Enzephalopathie 870
Hepatorenales Syndrom 545
Herbizidvergiftung 935
Hermaphroditen, echte 693
Herpes-Virus-Gruppe 78
Herpes zoster 79
Herxheimersche Reaktion 35
Herz, Auswurfleistung 207
–, Druckbelastung 203, 256
–, ejection fraction 205
–, enddiastolisches Volumen 206
–, Reizbildungsstörungen 237
–, Sauerstoffmangelzustände 244
–, Schlagvolumen 205
–, Überleitungsstörungen 238
–, Untersuchungsmethoden, spezielle 218
–, Volumenbelastung 203, 255, 262, 268
Herzerkrankungen, rheumatische Diagnostik 299
Herzfehler, angeborene 277 ff.
Herzgröße 217
Herzinfarkt 248 ff.
–, akutes Krankheitsbild 249
–, Psychodynamik 908
–, Rehabilitation 252
–, Risikofaktoren 248
–, Therapie 251
Herzinsuffizienz, Definition 200
–, Klinik 219
–, Therapie 220 ff.
Herzkatheterismus 218
Herzklappenfehler, erworbene 253
–, funktionelle 254

Herzklappenfehler, organische 254
Herzklappeninsuffizienz, relative 255
Herzklappenstenose, funktionelle 255
Herzmuskel, Druckanstiegsgeschwindigkeit, mittlere 207
–, diastolischer Tonus 207
–, Energiebildung 204
–, Energiespeicherung 204
–, Energieverwertung 204
–, Kontraktionsgeschwindigkeit 207
–, Stoffwechsel 204
Herzmuskelerkrankungen, ischämische 244 ff.
–, –, passagere 250
Herzmuskelinsuffizienz 201 f.
Herzmuskelnekrose, Enzymkontrolle 247
Herzneurose, Psychodynamik 905
Herzrhythmusstörungen 233 ff.
–, Einteilung 236
–, Therapie 240
Herzschlagvolumen 205
Herzschrittmacher, physiologischer 233
Herzschrittmachertherapie 243
Herzspitzenstoß 208
Herzstillstand 241, 951
–, Elektrotherapie 242
Herztamponade 320
Herztöne 209 f.
Herztraumen 330
Herztumoren 330
Herzvolumen 217
Herzzeitvolumen 206
Heterozygotentest 15 f.
Heterozygotie 13
high output failure-Syndrom 350
Hilusdrüsentuberkulose 102
Hirnarterienaneurysmen 854
Hirninfarkte 859 ff.
Hirsutismus 638

Hissches Bündel 235
Hitzeschäden 945
Hitzschlag 945
Hodenhochstand 691
Höhenkrankheit 947
Hörschäden 950
Homogentisinsäureoxydase 561
Homozygotie 14
Homozystinurie 560
Hormonale Substitutionstherapie 705
Hospitalismus, klassischer 50
–, neuer 50
Hyaloronidasen 42
Hydroa aestivale 573
Hydrozele, akute 770
Hypercholesterinämie 567
–, familiäre 569
Hyperinsulinismus, perniziöser 512
Hyperkalziämie bei Plasmozytom 170
–, Differentialdiagnostik 628
Hyperkalziurie 170
Hyperlipidämie, familiäre fettinduzierte 570
Hyperlipoidämien, primäre 567
–, sekundäre 568
Hyperparathyreoidismus 624 ff.
–, autonomer 625
–, primärer 627
–, regulativer 625
–, sekundärer 591, 625, 629
–, tertiärer 629
Hypersensitivitätsangiitis 847
Hypersplenismus 538
Hypertension, pulmonale 444 ff.
Hyperthyreosen 615 ff.
–, Symptomatik 617
–, Therapie 618
Hypertonie, arterielle 331 ff.
–, –, Ätiologie 334
–, –, chronische 331
–, –, Formen 333
–, –, Komplikationen 335

Hypertonie, arterielle,
  Pathogenese 334
–, –, sekundäre 336
–, –, Therapie 338
–, essentielle, Psychodynamik 907
–, renovaskuläre 752
Hypertonische Massenblutung 857
Hyperurikämie 578 ff., 754
–, familiäre 557
–, sekundäre 579
Hyperventilationsalkalose 947
Hyperventilationssyndrom 906
Hypervitaminosen 584
Hypoaldosteronismus 650
Hypoglycaemia factitia 514
Hypogonadismus 696
Hypokalziämie, Ursachen 633
Hypophysenhormone 593
Hypophysenvorderlappen,
  Tumoren 594
Hypoparathyreoidismus 631
Hypophosphatasie 16
Hypopituitarismus 596
Hypospadie 769
Hypothalamus-Hypophysen-
  System 593 ff.
Hypothyreose, angeborene 613
–, erworbene 614
–, primäre 614
–, sekundäre 614
Hypotonie, arterielle 340 ff.
–, –, Formen 341
–, orthostatische 345
–, primäre 342
–, symptomatische 244
Hypovitaminosen 583 ff.
Hypoxämie, arterielle, Ursachen
  405

Ikterus 517
Immundefekt, primärer 836
Immunglobuline 829
–, pathologische 150, 169
Immuninsuffizienz, sekundäre 836

Immunität, aktive 33
–, Definition 28
Immunkoagulopathien 186
Immunkomplexe, präformierte 833
Immunopathien 816 ff.
–, Therapie 837
Immunreaktionen 830 ff.
–, humorale 832
–, periphere 171
–, zelluläre 832
Immunsuppression 149
Immunthrombozytopenie 157
Immuntoleranz 834
Immunozyten 827
Inborn errors of metabolism 555
Infektanfälligkeit, hohe 154
Infektionskrankheiten, kontagiöse
  30
–, nichtkontagiöse 30
Influenza 83
Infundibuläre hypertrophische
  Aortenstenose 309
Ingestionsunfälle 911
Innenschichtnekrose (Herzmuskel)
  246
Innenschichtschädigung (Herz-
  muskel) 246
Insektizidvergiftungen 934
Insulinome 512
Intelligenzdefekte und Chromo-
  somenaberrationen 11
Intersexformen und Gonadende-
  generation 697
Intersexualität 692 ff.
Interview, psychodynamisches 896

Jejunaldivertikel 468
Jugularvenenpuls bei Trikuspidalstenose 273

Kachexie 683
Kalium, intrazelluläres 715
Kaliummangel 715
Kalziumhomöostase 622

Sachverzeichnis

Kammerflimmern 241
–, Sofortmaßnahmen 241
Kardiomyopathien, Definition 306
–, entzündliche 314 f.
–, Formen 307
–, hypertrophische 309
–, kongestive 311
–, primäre 307
–, restriktive 312
–, sekundäre 313
–, Therapie 316
Katheterismus, unsteriler 778
Kayser-Fleischer Ring 533
Keuchhusten 60
Killer cells 828
Kinderlähmung 89
Klinefelter-Syndrom 695
Knochenerkrankungen 781 ff.
–, konstitutionelle 793
Knochenmarkinsuffizienz 155
Knochentumoren 796 ff.
Knochenverlust, physiologischer 781
Koagulase 42
Koagulopathien 178
Koarktation 294
Körpersollgewicht 679
Körperwasser 706
Kollagenase 42
Kollagenosen 838 ff.
Kolon, irritables 470
Kolonkarzinom 476 ff.
Koma, hypophysäres 599
Konduktorinnen 17
Konflikt 885
Konversion 885
Kortisol 635
Kortison 635
Krankenuntersuchung, kardiologische 208
–, physikalische 6
– und Therapiekontrolle 2
–, zielführende 1
Krankheiten, übertragbare 25 ff.

–, –, Abwehrmechanismen 27
–, –, kontagiöse 30
–, –, nichtkontagiöse 30
–, –, Schutzreaktionen 28
Krankheitserreger, Ausbreitungsmodus 29
–, Pathogenität 26
Kreatininphosphokinase 16
Kreislaufschock, Definition 346
Kreislaufzusammenbruch 241
–, Sofortmaßnahmen 241
Kretinismus 613
Kryptorchismus 769
Kupferspeicherkrankheit 533

Laboratoriumsmethoden, rheumatologische 800
Laboratoriumsuntersuchungen 8
–, allgemeine 9
–, spezielle, Indikationen 9
Lähmung, aszendierende 875
Laktoseintoleranz 563
Leber, Ausscheidungsfunktion 516
–, Synthesefunktion 516
Lebererkrankungen 516 ff.
Leberfunktionsprüfungen 516
Leberkoma 542
–, endogenes 543
Lebernekrose, akute 523
Leberpuls, positiver 208
Leberschäden, toxische 526 ff.
Lebertumoren 546
Leberzirrhose 528 ff.
–, hydropische 545
–, kardiale 535
–, primär biliäre 534
Leptospira 71
Leptospirosen 73
Leukämie, akute, Therapie 965
Leukosen 163
–, akute 164
–, – unreifzellige 165
–, lymphoidzellige 164
Leukozidine 42

Leukozytopenie 153
–, immunpathologische 841
Leukozytose 152
Leukozyturie, sterile 777
Libman-Sacks-Endokarditis 840
Linksherzerweiterung 262
Linksherzinsuffizienz 219
Links-Rechts-Shunt 278
Lipidnephrose 741
Lipodystrophie, intestinale 464
Lösungsmittelvergiftung 933
Looser-Milkman-Zonen 577
low resistance syndrom 154
Lunge, Anatomie 395
–, Rundherde, Differential-
diagnostik 107
Lungenaspergillose 429
Lungenatmung 395
Lungenbiopsie 398
Lungencandidiasis 429
Lungenembolie 387
Lungenemphysem 409 f.
–, Hauptformen 410
–, obstruktives 407
–, Röntgendiagnostik 411
Lungenerkrankungen, berufliche
426 f.
Lungenfibrose, idiopathische 425
Lungenkrankheiten 394 ff.
Lungenödem, alveoläres 439
–, interstitielles 438
–, Therapie 440
–, Ursachen 437
Lungenpest 58
Lungentuberkulose 95 ff.
–, Ablauf 97
–, bakteriologisch geschlossene 110
–, – offene 110
–, Chemotherapie 111
–, –, präventive 116
–, Chemoprophylaxe 116
–, chirurgische Therapie 114
–, Frühkaverne 105
–, Frühinfiltrat 105

–, Infektionsprophylaxe 116
–, kavernöse 105
–, Komplikationen 102
–, Kortikoidtherapie 113
–, Primärinfektion 97
–,Primärkomplex 101
–, Prognose 115
–, Reaktivierung 98
–, Resistenz des Organismus 96
–, Symptomatik 109
–, Tuberkulom 107
–, Verlauf 95
–, Verlaufsformen 99
–, zirrhotische 108
Lupus erythematodes disseminatus
838
– –, viszeraler 838 ff.
Lupusnephropathie 840
Lymphadenose, chronische 164,
168
–, Therapie 967
Lymphogranulomatose 158
–, Blutbild 159
–, Fiebertyp 160
–, Klassifikation 161
–, Prognose 161
–, Therapie 162
Lymphoretikuläre Zellen, kompe-
tente 151
Lymphosarkomatosen, Therapie
967
Lymphotoxine 830
Lymphozytophthise 154
Lymphozytose 152

Magen, early cancer 457
–, Syndrom des operierten 459
Magenblutung, große 458
Magenerkrankungen 448 ff.
–, Diagnostik 452
–, Symptomatik 451
Magenkarzinom 456
Magersucht 683 ff.

Sachverzeichnis 217

Makroglobulinämie Waldenström 169
Malaria 45
Malassimilationssyndrom 482 ff.
Maldigestion 484
Mangelanämien, Ursachen 124
Marfan-Syndrom 576
Markeosinophilie 156
Masern 85
Mauriac-Syndrom 667
McCune-Albright-Syndrom 794
Meckelsches Divertikel 468
Mediastinoskopie 399
Medikamentenanamnese 4
Megaloblasten 131
Megalozyten 131
Melaenea 158
Ménétrier-Syndrom 453
Meningitiden 68
–, sekundäre 69
Mesenterialinfarkt 466
Metalldampffieber 932
Metalldampfvergiftung 932
Migräne 865
Mikrozirkulationsstörungen bei Schock 351
Miliartuberkulose 103
Milztumoren 173
Minimal changes glomerulonephritis 741
Mißbildungen und Chromosomenaberrationen 11
Mitralklappeninsuffizienz, Folgen 256
–, Hämodynamik 260
–, Therapie, operative 264
Mitralklappenstenose, Therapie, operative 264
Mitralklappenöffnungston 210
Mitralklappenstenose, Auskultation 258
–, Hämodynamik 257
Monarthritis, rezidivierende 578
Mono-Test 157

Mononucleosis infectiosa 81
Monosaccharinintoleranz 563
Morbus Addison 644
– Bechterew 812 ff
– Biermer-Addison-Castle 868
– Boeck 117
– Cushing and Polyglobulie 141
– Crohn 461 ff.
– Kahler 169
– Kimmelstiel-Wilson 663, 753
– Osler 535
– Recklinghausen 788
– Weil 73
– Wilson 869
Multiple Sklerose 866 f.
Mumps
Mundflora 31
Muskeldystrophie 16
–, erworbene 822
Muskelerkrankungen 820 ff.
Muskelkatergefühl 823
Muskelphysiologie 820
Muskelschwund, Ursachen 822
Myalgien 821
Myastenisch-myalgisches Syndrom 823
Mycoplasma pneumoniae 40
Myelomniere 756
Myeloproliferierende Syndrome 167
Myelosen, chronische 164
–, –, Nachweis 167
Mykobakterien, atypische 100
Mykoplasmen 40
Myelosen, chronische, Therapie 966
Myogelosen 821
Myokarditis 314
–, digitalisrefraktäre 851
Myopathien 820 ff.
Myopathien, Therapie 825

Nahrungsmittelvergiftungen 938 ff.
–, Ursachen 57

Narzismus 890
Natrium, extrazelluläres 707
Nebennierenmarkerkrankungen
 651 ff.
Nebennierenrindenadenome 647
Nebennierenrindenerkrankungen
 634 ff.
Nebennierenrindenhormone 635
Nebennierenrindeninsuffizienz,
 iatrogene 645
—, primär globale 644
—, sekundäre 645
Nebennierenrindenkarzinome 647
Nebenschilddrüsenadenom 626
Nebenschilddrüsenerkrankungen
 622 ff.
Neoplasma und Chromosomen-
 aberrationen 22
Nephritis, interstitielle 749
Nephropathie, diabetische 663
Nephrotisches Syndrom 732 ff.
Neumutationen 13
Neunerregel 946
Neurologie 854 ff.
Neuropathien, diabetische 665
Neurosen 891 ff.
Neutralfettvermehrung 568
Niere, Ausscheidungsfunktionen
 725
— bei Diabetes mellitus 753
—, endokrine Funktionen 725
—, Funktionsdiagnostik 730
—, genetische Störungen 750
— bei Gicht 754
Nierengefäßerkrankungen 751
Niereninsuffizienz 760 ff.
—, terminale zirkulatorische und
 Leberzirrhose 545
Nierenkrankheiten 725 ff.
Nierenstilabriß 775
Nierentransplantation 765
Nierenversagen, akutes 759 ff.
Nikotinamidmangel 587

Non-Hodgkin-Lymphome,
 Therapie 967

Ödem 714
Ösophagusvarizen 539 ff.
Obstipation 480
—, habituelle 481
Obstruktives Syndrom 397, 404 ff.
Oligozoospermie 688
Oligurie, funktionelle 758
Ophthalmopathie, endokrine 616
Opiatvergiftungen 927
Organmykosen 43
Organneurose 892
Ornithose 75
Osteoarthronosen 815
Osteodystrophia deformans
 Paget 790 ff.
— fibrosa generalisata 788 ff.
Osteogenesis imperfecta 784
Osteomalazie 785 ff.
— des Erwachsenen 577, 591
Osteomyelosklerose 167
Osteopathien, metabolische 781
Osteopetrosis Albers-Schönberg
 795
Osteoporosen 782
Osteosarkom 798

Panarteriitis nodosa 839, 844 ff.
Panhypopituitarismus 597
Pankreaserkrankungen, entzünd-
 liche 499 ff.
Pankreasfunktion, exokrine 494
Pankreasinsuffizienz 494
Pankreaskarzinom 505
Pankreastumoren, hormonprodu-
 zierende 507
Pankreatitis, akute 502
—, chronische 504
Panzytopenien 171
Paraleukoblastose 165
Paraneoplastische Syndrome 174

Paraproteinämie 150
– und Purpura 198
Parathormon 622
Parkinson-Syndrom 879 f
Paul-Bunnel-Test 157
Pellagra 587
Penetranz, fehlende 15
Pentosurie, essentielle 562
Periarthritis humeroscapularis 816
Perikard 317
Perikarditis, akute 321
–, chronische 326
–, chronisch kompressive 329
–, fibrinöse 319
Perikardtumoren 330
Perikarditiden 318 ff.
–, EKG-Befunde 323
–, Ursachen 325
Peritonealdialyse 764
Pfortaderhochdruck 537 ff.
Pest 58
Peutz-Jeghers- Syndrom 467, 475
Phäochromozytom 651 ff.
Pharmakogenetik 21
Phenacetin-Niere 777
Phenylketonurie 16, 560
Philadelphiachromosom und chronische Myelose 167
Phlebothrombose 377
Phonokardiographie 218
Phosphatdiabetes 577
Phosphoaethanolamin und Hypophosphatasie 16
Pickwickier-Syndrom 680
Pilzkrankheiten 43
Pilzvergiftungen 940
pink puffer 410
Plasmaproteine 150
Plasmazelleukämie 169
Plasmozytom 797
–, isoliertes 169
–, Prognose 170
Pleuraempyem 436
Pleuraergüsse 435

Pleuritis exsudativa 104
PLT-Gruppe 41
Pneumaturie 776
Pneumokokken 54
Pneumokoniosen 427
Pneumonie, atypische 70
–, infektiöse 421
–, lokalisierte 422
–, primär atypische 40
Pneumothorax 433
Pocken 82
Pollakisurie 727
– bei Männern 768
Poliomyelitis 89
Polyarthritis, serumnegative 808
–, atypische 808
–, chronische 803 ff.
–, –, Therapie 811
Polyarthrose 817
Polycythaemia vera 142, 167
Polyglobulie 141
Polymyositis 851
Polyneuritis 874 ff.
Polyneuropathien 874 ff.
Polyurie 727
Porphyria cutanea tarda 573
Porphyrie, akute intermittierende 574
–, erthrozytopoetische 573
–, kongenitale 573
Portokavale Anastomose 541
Posthepatitissyndrom 522
Prägenitale Reifungsstörung 893
Präleukämie 166
Präventivmedizin 968 ff.
Proteinurie 731
Protothrombinsyntheseverminderung und Vitamin-K-Mangelresorption 592
Protoporphyrie, erythrozytopoetische 573
Protozoen 44
Pseudohermaphroditen 693

Pseudohermaphroditismus masculinus 700
Pseudohypoparathyreoidismus 632
Pseudomonaden 55
Pseudopubertas praecox 704
Pseudo L.E.-Syndrom 843
Psittakose 75
Psittakose-Lymphogranuloma venereum-Trachom-Gruppe 41
Psoriasis und Polyarthritis 809
Psychopharmaka 910
Psychosomatik 884 ff.
Psychosomatische Entwicklungslinie 895
Psychosomatische Störungen 892
Psychotherapie 884 ff.
Pubertas praecox 794
Pulmonalklappeninsuffizienz, organische 275
Pulmonalstenose, isolierte 292
Pulsation, epigastrische 259
Pulsuntersuchungen 208
Pure red cell aplasia 139
Purkinjesches Bündel 235
Purpura 193
– bei Dysproteinämien 198
– – Paraproteinämien 198
– Schönlein-Henoch 197
– bei Thrombozytopenien 193
Pyelonephritis, akute 743
–, chronische 744 ff.
Pylorussyndrom 455

Rabies 93
Rauchvergiftung 931
Raynaud-Syndrom, primäres 366
–, sekundäres 367
Rechtsherzinsuffizienz 219
Rechts-Links-Shunt 280
Regression 889
Resistenz, unspezifische 27
Restriktives Syndrom 397, 402 f.
Retikulohistiozytäres System 144
Retikulozyten 122

Retinopathia diabetica 662
Reye-Sheehan-Syndrom 596
Rezessivität 15
Rhizopoden 44
Rickettsien 39
Riesenwuchs, proportionierter 602
Risikofaktoren 970 ff.
Röteln 94
RS-Virus 87
Rubeosis iridis 662

Saccharoseintoleranz 563
Säure-Basen-Verhältnis 716 ff.
Salmonellen 56
–, Infektionsformen 56
Salzverlustniere 748
Sarkoidose 117 ff.
–, Diagnostik 120
–, Stadien 118
–, Therapie 121
–, Verlaufsformen 119
Schilddrüsenentzündungen 619
Schilddrüsenerkrankungen 607 ff.
Schilddrüsengeschwülste 621
Schilddrüsenhormone 607
Schilddrüsenkrankheiten, Funktionsdiagnostik 609
Schizogonie 45
Schlafmittelvergiftungen 923 ff.
Schlaganfall 858 ff.
Schlammfieber 73
Schmerz, degenerativ-rheumatischer 799
–, entzündlich-rheumatischer 799
Schnupfen 92
Schock 346 ff.
–, Auslösungsmechanismen 347
–, kardiogener 314, 349
–, septischer 350
–, Therapie, Stufen 354 ff.
–, Überwachung 353
–, Verlauf 353
Schockniere 759
Schwartz-Watson-Test 574

Sachverzeichnis

Schweigepflicht, ärztliche und Begutachtung 981
Sekretin-Pankreozym-Test 495
Selbstwertgefühl 890
Sertolizell-Syndrom 689
Silikose 428
Simmondssche Krankheit 569
Sinusknoten 234
Sjögren-Syndrom 810
Sklerodermie, progressive 849 ff.
Smoldering leukaemia 166
Sonnenstich 945
Spannungspneumothorax 434
Speicherkrankheiten 154
Speiseröhrenerkrankungen 448 ff.
Spinalerkrankung, funikuläre 129
Spirochäten 71
Spondylitis ankylopoetica 812 ff.
Spontanabort und Chromosomenaberrationen 11
Spontanhypoglykämien 514
Sporogonie 45
Sporozoen 44
Spulwurm 47
Stammvarizen 373
Standardbikarbonat 721
Staphylokokken 49
Stauungszeichen bei Phlebothrombose 377
Steatorrhoe 494
Stillsches Syndrom 808
Stoffwechselblocks 558
Stoffwechselkrankheiten, hereditäre 555 ff.
Strahlenbelastung 953 f.
Strangurie 727
Streptokinase 42
Streptokokken 51
–, hämolysierende 52
Streß-Situationen 643
Struma, blande 610 ff.
–, endemische 611
– lymphomatosa 620
–, sporadische 611

Subarachnoidealblutung, spontane 854
Syphilis 71
Syringomyelie 878 f.
Systemerkrankung, granulomatöse 117
–, immunologische, Nierenbeteiligung 742

Target-Zellen 137
Teilantigene 828
Teleangiektasie, hereditäre 535
– Rendu-Osler 196
Tetanus 67
Tetraplegie-Syndrom 875
Thalassämien 136
Thalliumvergiftung 937
Therapiekontrolle 2
Therapie, vorläufige 10
Therapieversuch, diagnostischer 10
Thrombasthenie 192
Thromboembolie der Lunge 441 ff.
Thrombophlebitis, oberflächliche 376
–, tiefe 377
–, –, Therapie 378
Thrombose 380 ff.
–, arterielle, Prophylaxe 389
–, Definition 380
– par effort 396
–, koronare 392
–, Therapie 391
–, venöse 382
–, zerebrale 393
Thrombozythämie, essentielle 167
Thrombozytopathien 191
Thrombozytopenie, idiopathische 193
–, immunologisch bedingte 194
Thrombozytopenien 171 ff.
– und hämorrhagische Diathesen 190
Thymushyperplasien 174
Thymustumoren 174

Thyreoiditis, chronische lymphomatöse 620
T-Lymphozyten 827
Tollwut 93
Tophus 581
Torticollis spasticus 883
Toxoide 33
Toxoplasmose 46
Tracheobronchitis, akute 406
Transient ischemic attacks 393
Transportdefekte, hereditäre 557
Treponema 71
Triebqualitäten 887
Trikuspidalinsuffizienz, organische 274
Trikuspidalöffnungston 273
Trikuspidalstenose 273
Triplo-X-Frauen 701
Trisomie 24
Tuberkulinprobe 110
Tumoren, braune 788
Tumorleiden, internistische Behandlung 955 ff.
Turner-Syndrom 699

Ulcus duodeni, Psychodynamik 900
– –, Ursachen 455
– ventriculi, Komplikationen 454
– –, Ursachen 454
Unterkühlung 944
Uretersteinkolik, akute 774
Urinbefund, pathologischer 728
Urogenitalsystem 766 ff.
–, Mißbildungen 769
Urogenitaltuberkulose 777
Uropathie, obstruktive 766

Variola major 82
Varizen, Definition 372
–, retikuläre 373
–, Typen 373
Varizenstripping 374
Venektasien, intradermale 373
Venenerkrankungen 371 ff.

Venenstauung 208
Venenthrombose, tiefe, Therapie 390
Ventrikelseptumdefekte 285
Verbrennungen 946
Verdauungsphasen 483
Vererbung, geschlechtsgebundene 17
–, multifaktorielle 18
Vergiftungen, akute 911 ff.
–, –, Erstbehandlung 914 ff.
Vergiftungsverdacht 912
Verner-Morrison-Syndrom 510
Verstopfung 480
Vesikulointestinale Fistel 776
Vibrio cholerae 62
Viren 37
–, animale, Wirkungen 38
–, lymphotrope 157
Virilismus 638
Virozyten 157
Virchowsche Trias 381
Virulenz 26
Virusenzephalitiden 88
Virushepatitis 519 ff.
Vitamin-A-Mangel 585
Vitamin-B_1-Mangel 586
Vitamin-B_{12}-Bedarf 128
Vitamin-B_{12}-Behandlung 130, 868
Vitamin-B_{12}-Mangel 129, 590
Vitamin-D-Mangel 591
Vollantigene 828
Volumenmangelschock 348
Vorhofseptumdefekte 282 ff.
Vorsorgeuntersuchungen 974

Wärmeverlust 943
Wasserhaushalt, Störungen 706 ff.
Wasservergiftung 941
Wegener-Granulomatose 847
Wenckebach-Blockierung 238
Wernicke-Enzephalopathie 872 f.
Whipplesche Krankheit 464
– Trias 512

Wilsonsche Krankheit 533
Windpocken und Herpes zoster 79
Wirbelsäulenerkrankungen, degenerative 818
Wundrose 53

X-Chromatin 12
X-Chromosomen 12
XY-Syndrom 701

Y-Chromatin 12

Zerebrale Ischämie, intermittierende 862
Zieve-Syndrom 548
Zöruloplasminfraktion 533

Zollinger-Ellison-Syndrom 453, 508
Zuckerintoleranz 563
Zwergwuchs, hypophysärer 600
Zwiebelschalen-Arteriitis 839
Zwillinge, eineiige 20
–, zweieiige 20
Zwillingsdiagnostik 20
Zyanose bei angeborenen Herzfehlern 281
–, periphere 208
–, zentrale 208
Zystinurie 557, 575
Zytomegalie-Virus 80, 519
Zytostase 955
Zytostatika 960 ff.
–, Nebenwirkungen 957 ff